U0226220

PPP：医疗基础设施与服务提供的创新与责任

Public Private Partnerships for Health Infrastructure and Service Delivery: Innovation and Responsibility

陈　龙◎著

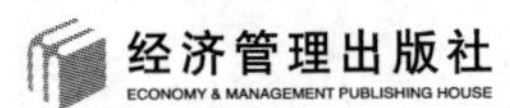

图书在版编目（CIP）数据

PPP：医疗基础设施与服务提供的创新与责任 / 陈龙著. —北京：经济管理出版社，2017.7
ISBN 978-7-5096-5111-7

Ⅰ. ①P… Ⅱ. ①陈… Ⅲ. ①政府投资—合作—社会资本—应用—医疗保健事业—研究—中国 Ⅳ. ①R199.2

中国版本图书馆 CIP 数据核字（2017）第 095589 号

组稿编辑：宋　娜
责任编辑：杨国强　张瑞军
责任印制：黄章平
责任校对：赵天宇

出版发行：经济管理出版社
　　　　　（北京市海淀区北蜂窝 8 号中雅大厦 A 座 11 层　100038）
网　　址：www. E-mp. com. cn
电　　话：（010）51915602
印　　刷：玉田县昊达印刷有限公司
经　　销：新华书店
开　　本：720mm×1000mm/16
印　　张：22.75
字　　数：385 千字
版　　次：2017 年 7 月第 1 版　　2017 年 7 月第 1 次印刷
书　　号：ISBN 978-7-5096-5111-7
定　　价：98.00 元

序

近20年来，公私合作（Public-Private Partnership，PPP）在全球盛行，由于这个来自基础设施建设领域的融资协议可以在短期内为老牌的公立医院打造光鲜亮丽的现代化大楼而得到政府的青睐。PPP是公共部门与私营部门为提供公共服务而建立起来的各种协议和长期合作关系。PPP不但被运用在医疗领域，还被运用于公共卫生、药物研发和医疗保障等领域，此时的PPP已经不仅仅是一个融资工具，而成了一个提供公共服务的政府治理工具。在高收入国家，如英国、澳大利亚和加拿大，政府通过PPP引入私营部门来控制工程预算和施工进度，并通过私营部门运营设施提供优质高效的服务。在中高和中等收入国家，如印度、南非和巴西，政府运用PPP获得社会资本的专业技术改善公立医院的临床服务质量和水平，为低收入人群提供医疗服务。

2014年，中国财政部发文推广“政府与社会资本合作模式”（PPP的中国版本）用于基础设施建设，以服务新型城镇化发展战略。2015年，国务院将PPP推广到所有公共服务领域，并将其提升至“稳增长、促改革、调结构、惠民生、防风险”的战略意义高度，致使学界将2015年称为“PPP元年”。中国政府使用PPP不仅是为了缓解政府财政压力，更重要的是采用PPP构建起一套有别于传统政府单边供给的“共治”机制。在医疗供给领域，PPP有利于实现多元化办医格局，可以满足群众多层次、多样化的医疗需求，为公立医院带来法人治理结构和现代化的人力资源管理，从而提高服务质量和效率。

截至2016年10月，财政部PPP中心“全国PPP综合信息平台项目库”的项目数量已达上万个，总投资额12万亿元。在医疗卫生领域，入库项目共466个，占总项目比为4%。项目投资额亿元，占总投资额的2%。现阶段，PPP在医疗卫生领域的应用主要集中在医疗基础设施和服务的提供上，设施类型包括综合性医院、专科医院、老年病医院、急救中心、临床医学研究中心、药物研究中心、康复中心、智慧医疗、全科医生培养基地、艾滋病关爱中心、体检中心、传染病防治中心、医疗废弃物处置设施和太阳能配套设施等，服务主要为非临床服务和非临床支持服务。项目运行方式以BOT为主，回报方式以使用者付费和可行性缺口补助两项为主，入库项目表现出了设施种类多、规模大、城市多、农村少等特点。

本书共八章，第一章介绍了PPP的创新价值、潜在的优点和缺点，并提出了“创新有多大，责任就有多大”的核心观点。第二章回顾了PPP的沿革，梳理理论依据和运行机制。第三章介绍了国外医疗基础设施与服务提供的经验与教训，及给中国带来的启示。第四章分析了中国医疗服务供给体制改革的历程、现状与困境，并阐述了PPP给医疗服务供给改革带来的机遇。第五章回顾了中国医疗服务领域的公私合作改革探索，并提出中国医疗服务PPP供给存在的规制陷阱及其规避建议。第六章梳理总结中国PPP医疗项目的现状与特点，结合专家咨询和问卷调查论证PPP医疗项目的动机、风险分担、关键成功因素、潜在问题、项目绩效评估和对策建议，并提出促进PPP医疗项目健康发展的规制设计。第七章以现有规范性指导政策为蓝本，分析了PPP医疗项目运作的重要环节分析。第八章对全书进行了总结。

PPP已经正式进入了医疗领域，不管伴随而来的是收益还是风险，医疗主管部门只能积极面对，尽快制定医疗领域的PPP配套政策以促进收益规避风险，从而提高政府卫生治理能力，掌握未来医疗事业发展的主动权。

目　录

第一章 PPP的创新与责任

公共部门与私营部门合作提供公共服务并不新鲜，但自从有了PPP这个专有概念后，“合作”成了一个备受争议的话题。支持者认为引入私营部门的专业技术和管理经验能够降低运营成本，提高效率；反对者认为公共部门直接贷款的利率比私营部门低，合作多此一举。如果将这两个观点都发挥到极致，那么市场上所有的商品都应该交给私营部门经营，包括公共产品；另外，市场上所有的融资活动都应该交给公共部门。显然，读者又会产生质疑。

PPP被大部分学者看好，根本在于PPP的创新价值。利用PPP去提供多种医疗卫生基础设施和服务本身就是一种创新。更为关键的是，PPP的激励机制会促使公共部门和私营部门去创造出更多的“附加价值”，也就是相对于传统政府采购所不能创造的价值，即在“适当的时候既采用私营部门的创新成果和商业智慧，同时又保留了公共部门对基础设施网络进行规划、协调和监管的控制权”。

与此同时，伙伴关系不仅要求合作双方互相信任、互相协作和互相负责，同时还要向共同服务的对象——社会大众负责。在不久的未来，PPP将造就一批“超级医院”，笔者乐观其成。但是，游戏的规则应是：创新有多大，责任就有多大。

各国政府采用 PPP（Public-Private Partnership）这个概念描述、规范和管理公共部门与私营部门的合作是近 20 年来的事。2014 年，我国政府正式发文开始推广使用 PPP 模式提供公共服务，短短几年，进入财政部 PPP 中心“全国 PPP 综合信息平台项目库”的项目数量已达上万个，总投资额达 12 万亿元。在医疗卫生领域，截至 2016 年底，入库项目共 466 个，占总项目比例为 4%。投资额 2171 亿元，占总投资额的 2%。现阶段，PPP 在医疗卫生领域的运用主要集中在医疗基础设施和服务的提供，设施涉及医疗卫生机构的类别包括：综合性医院、专科医院、老年病医院、妇女儿童保健中心、社区卫生院、疾控中心、急救中心、临床医学研究中心、药物研究中心、康复中心、智慧医疗、全科医生培养基地、艾滋病关爱中心、体检中心、传染病防治中心、医疗废弃物处置设施和太阳能配套设施等。从这些入库项目的广泛运用看，社会资本带来的资金和技能，为中国的医疗服务供给带来了美好的前景，PPP 在医疗基础设施和服务的提供上大有所为。

一、健康期望与创新

今天的医疗基础设施和服务的内涵及外延已经发生了巨大的变化，最根本的动因来自人们对健康期望的变化。人类从没有像今天一样对个人健康如此渴望，因为这是一个以发展与和平为主题的世界，人们对健康的期望值远远超过从前。健康事业也从关注疾病向关注患者转变、从关注诊疗向关注预防和康复转变、从关注医疗设施向关注健康环境转变，这一切已经超出了过去传统的一所门诊或一栋住院大楼能提供的时空限制，医疗基础设施和服务的提供不仅要具备诊治功能，还需要提供给整个社会一个大的健康环境，从药品到食品、从身体到心理、从医院到社区、从社区到办公环境，无处不需要一个健康的环境。可见，未来的健康事业并不单纯是医疗机构的事业，而是全社会的事业，这就要求我们大胆地解放思想，建构新的理论，改革体制和机制，为满足更高的健康期望去积极创新。

二、创新是 PPP 的重要价值

PPP 是指公共部门与私营部门在公共服务领域建立的一种长期合作关系。从 PPP 宽泛的概念中很难看清 PPP 的创新价值，也很难对 PPP 的本质有深入的认识。大多反对 PPP 的观点是站在 PPP 仅仅是一个融资工具的立场上，甚至连使用 PPP 的地方政府有时也都只看重 PPP 的融资作用，认为 PPP 就是政府因财政困难才不得已而使用的工具，而 PPP 的创新价值往往被忽视。为了更好地理解 PPP 的创新价值，先看 6 个具体案例。这些案例来自能源、水务、医疗和卫生领域。

案例 1　中国来宾 B 电厂项目

该项目是中国第一个国家级批准的 BOT 项目，私营部门负责包括两台火电机组的电厂二期项目投资、融资、设计、建设、采购、经营、维护和移交，项目期限为 18 年。1995 年，大地桥公司代表广西政府向全球发出合作邀请，1997 年融资基本完成，项目公司由法国电力国际与通用电气阿尔斯通按照股东协议分别出资 60%和 40%组成广西来宾法资发电有限公司。广西电力局与项目公司签订购电协议。该项目是中国政府批准的第一个 BOT 试点项目，中央及地方政府给予了项目极大的支持，包括担保和激励措施，如购电担保、燃料供应担保、外汇兑换担保、税收优惠等[①]。

案例 2　澳大利亚阿德莱德水务项目

该项目是一个水务项目，私营部门负责管理、运营和维护南澳大利亚阿德莱德地区的原供水及污水处理厂、水网和污水管网，具体包括 6 个水处理厂，4 个污水处理厂和污水再利用厂，服务人口约 110 万，南澳大利亚水务公司负责获取收入、管理客户关系、管理集水区与制定服务标准。南澳大利亚水务公司对基础设施拥有所有权，并控制资本支出。1994 年，开始资格审核，1995 年联合水务公司中标，当时公司由两大股东组成：威立雅水务公司和泰晤士水务公司，各占 47.5%的股权，之后威立雅水务公司收购了泰晤士水务公司股份，占股 95%。政府采用 PPP 的目的是降低运营成本、提高服务水平、促进水务产业在南澳大利亚的发展。项目为政府水务公司节省了近 2 亿美元，增加了 7.2 亿美元的出口，建立了世界级的研发中心，改进了污水处理技术[②]。

① 欧亚 PPP 联络网：《欧亚基础设施建设公私合作（PPP）案例分析》，王守清等译，辽宁科学技术出版社 2010 年版。

② 财政部政府和社会资本合作中心：《国外 PPP 案例选编》，中国商务出版社 2014 年版。

案例 3　南非艾伯特·卢图利酋长中央医院项目

艾伯特·卢图利酋长中央医院位于德班市梅伟尔，是一所中央三级护理医院，私营部门负责提供所有非临床服务。2000 年，开始资格审核，2001 年，Impilo 联合体中标，期限 15 年。项目由政府以年度单一付费，按每月分期方式支付给联合体。联合体中，西门子医疗系统负责提供自动化医疗设备和服务；德雷克和斯卡尔公司负责设备的管理、洗衣房和餐饮服务；奥地利 AME 国际控股公司负责信息技术支持。合同到期后，设备移交政府①。

案例 4　中国江苏如东县中医院 PPP 项目

江苏省如东县中医院 PPP 项目分为两期，一期为医疗中心项目，采取 TOT 模式，政府将已经基本完工的一期项目交给项目公司运营。项目公司负责除核心医疗之外的包括药品供给、医疗器具设备采购、物业、食堂、超市、停车场及其他后勤等方面的所有事务的运营管理，并同时获得相应的运营收益。二期为养老康复中心项目，拟建成具有中医特色的“医养结合”的中高档综合养老社区，总建筑面积不小于 10 万平方米，计划总投资暂定 7亿元，首期 2 亿元。项目采用 DBOT 模式，建设资金由项目公司筹集、支付，在运营阶段，项目公司则负责整个项目以及除一般医疗、日常护理、定期体检外的所有的养老服务的运营管理，并获得运营收益。

案例 5　宁夏利通区回医药研究创业基地项目

宁夏利通区回医药研究创业基地项目由回医回药研创中心和园区道路两个子项目组成，项目总投资 29200 万元。回医回药研创中心建筑面积 35000 平方米，用地面积 112 亩；园区道路项目包括南北向一条主干道和东西向四条干道，总长 5780 米。主要建设内容包括医疗、研发、生产和保健等建设用房，给排水，强弱电，消防监控，电力系统，网络系统，园区道路等。项目建成后形成国内最大的集生产、研发、医疗、保健为一体的回医药研创中心平台。项目采用 BOT 模式运行，合作期 20 年，项目注册资本金 9000 万元，占总投资的 30%，由社会资本和政府指定的机构（利通区融通城乡建设投资有限公司）共同出资，其中社会资本出资 7500 万元，

① 财政部政府和社会资本合作中心：《国外 PPP 案例选编》，中国商务出版社 2014 年版。

占注册资本金的83.3%，融通公司出资1500万元，占注册资本的16.7%，其余20000万元由社会资本方解决。

案例6　印度Avahan“呼吁行动”艾滋病预防项目

该项目由盖茨基金会与印度政府在印度艾滋病高危社区共同合作开展，项目涉及了多重伙伴关系：政府与国际基金合作、政府与非政府组织合作、政府与私营部门合作以及它们之间各自的多重合作关系。项目于2003年启动，分为多个阶段实施，首先是调查现状，了解高危社区的性工作者、男男性行为者以及变性人的数量、分布和网络关系。之后，是建设基础设施并提供服务，如出租安全场所，即收容中心。在这些场所对其进行防控干预，如宣传防控知识、咨询检测、发放安全套、提供安全针头、基本诊治、提供社会支持等。项目第三年，实现了覆盖面和质量规模目标，并营造了迫切关注艾滋病预防和反歧视的氛围。[①]

从以上案例看出，公共服务领域，也就是市场和政府功能划分很清楚的那些应该由政府提供的领域。公共部门在提供服务的过程中遇到了困难，可能是资金困难，可能是管理困难，可能是设备困难，更可能是政府天生就能力不足的领域，如个人健康干预，因为涉及个人隐私。政府向社会资本方寻求合作的目的就是解决这些困难，实现创新。例如，案例1，实现了外资运营国家水利设施的创新；案例2，通过合作利用私营部门的技术实现了污水处理技术的创新；案例3，实现了医院设备的更新换代，实现了服务创新；案例4，引入投资参与政府力推的“医养结合”政策，符合政府期望，是政府最愿意看到的创新；案例5，尽管还是基础设施建设，但是体现了PPP在设施类型上的多样性；案例6，实现了对艾滋病高危人群的健康干预，这些创新正是PPP真正的价值[②]。

为什么说创新是PPP的重要价值，因为PPP这个合约设计的激励机制会促使政府和社会资本方通过创新而创造更多的价值，这种价值不仅是资金回报，还有其他被双方更看好的附加价值。本书主要讨论的医疗基础设施和

---

① 勒夫贝尔：《创新卫生伙伴关系——多元化的外交》，郭岩译，北京大学医学出版社2014年版。

② 案例6超越了基础设施范围，项目合作更看重的是服务，从全球范围看，PPP已经完全超越了硬设施的限制。在中国，类似案例5的模式也在进行中，如铜仁市碧江区艾滋病关爱中心PPP项目。

服务的提供领域，主要体现为：政府看中的是弥补财政对新增资源投入的不足、多元办医格局的实现、工程建设不超预算、医疗市场竞争机制的形成、地区医疗水平的提高、新医疗技术和药物的运用等。公立医院看中的是更为自主的决策机制、更灵活的人力资源管理机制，伴随新设施、新技术、新设备、新药物、新诊疗平台引进带来的新顾客。社会资本方看中的是企业社会责任的履行、集团公司市值的增加、综合投资带来的资金安全效应等。而获益的不仅是这些部门，还有当地的广大群众。

在医疗基础设施和服务提供领域，PPP 的本质在于政府资源及市场资源在数量、禀赋上的优势互补，是一种非常有效的与激励相容的合约安排。PPP 强调共治的理念，政府具有的最大优势在于统一协调的资源配置能力，但这种能力往往会忽视价格机制和市场竞争发挥的作用，因此，政府需要与社会资本方进行合作。政府与社会资本方的合作更多是发挥了杠杆作用，通过税收、土地、经营权等一系列的激励来撬动社会资本方的资金、技术和经验，共同为提供公共产品而服务。同时，整个过程在政府的监管下进行，有效地避免了社会资本方形成新的垄断。

PPP 的基本程序是：资源控制权的转移，社会资本方建设项目，政府定义项目运营的基本特征、性质、范围，社会资本方在一定时期内运营、提供公共服务，所有权或部分所有权最终归于政府。政府的动机是减少负债，增加投资、风险转移、提高服务质量；社会资本方的动机是提供一体化服务，追求规模效应，获得长期稳定的回报，并通过承担社会责任，完成使命，获得更好的口碑，实现更大范围的融资。政府在这其中扮演积极角色，承担起促进、监管、协调生产的“掌舵”作用，通过委托、授权、特许经营等形式让社会资本方参与到公共服务和产品的供给中。

是什么推动了公私合作的发展？达霖·格里姆赛和莫文·刘易斯认为，PPP 有基本的吸引力，即公私合作把公共部门与私营部门的方法结合应用于基础设施的开发中。纯粹的基础设施公共途径有自身的问题：官僚主义的干预、政治介入和干预、缺乏新的投资资金、设施管理和维护薄弱等。而完全的市场竞争也会产生失灵，包括自然垄断的存在、信息不对称的存在、公共物品供应不足的存在等。在这种情形下，公私合作寻求从这两种极端中找到一种平衡，在适当的时候既采用私营部门的创新成果和商业智慧，同时也保留公共部门对基础设施网络进行总体规划、协调和监管的控制权[①]。

三、PPP 医疗项目的潜在优点与缺点

近 20 年来，世界各国都面临着医疗费用增长带来的筹资压力和老龄化带来的医疗服务压力。对于经济持续下行的国家而言，这一趋势的最终结果就是医疗卫生系统的财务可持续性受到威胁。面对这种威胁，政府除了需要更重视预防、早期发现疾病和促进健康生活方式的解决方案之外，还需要改变医疗卫生治理的方式，在医疗基础设施和服务的提供上考虑来自私营部门的力量[②]。

（一）PPP 医疗项目的潜在优点

PPP 在各国得到广泛的运用，与其优点有密切的联系，下文是近期一些重要的研究成果综述。巴里·多德斯韦尔（Barrie Dowdeswell）总结 PPP 医疗项目的优点包括：

（1）弥补公共部门财力的不足。PPP 能帮助政府在较短时间内通过私营部门筹集资金新建、改建大批公立医院，全面改善医院就诊条件和就医环境。

（2）提高了投资效率。由于任何超出预算的成本和时间都由私营部门承担后果，因此能从机制上有效遏制在传统公共投资中普遍存在的超预算、工程逾期、机制不灵活等弊端。

（3）合作双方各自分担了最适合分担的风险。公共部门承担土地使用风险和政策风险，而公立医院的投资、设计、建设以及建筑物的长期运营等风险从政府部门转移到私营部门。

（4）提高了建筑质量，并提高了维护保养的服务水平。私营部门提供的维护保养服务必须达到公立部门提出的服务标准后才能获得费用。

伊琳娜·尼科利奇（Irina A. Nikolic）等认为公共部门可以从 PPP 获益，包括：

（1）减少政府财政支出。

① ［英］达霖·格里姆赛、［澳］莫文·K. 刘易斯：《公私合作伙伴关系：基础设施供给和项目融资的全球革命》，济邦咨询公司译，中国人民大学出版社 2008 年版。

② 世界卫生组织：《第十二个工作总规划：不仅为疾病之消除》，2013 年。

（2）有效降低成本。投资、建设和长期的运营维护紧密结合的方式，迫使私营部门从整个周期出发而考虑总成本，使医院建筑的建设成本、运营成本和维护保养成本得到有效控制，建筑质量得到保障。

（3）获得私营部门的专业技术和经验。私营部门的专业技术和经验可促进建设成本的降低、缩短时间、提高功能设计，私营部门的高效管理模式可以改善建筑和设施的管理。

（4）风险可以通过两个部门而减少和分担①。

大卫·莱尔德（David Laird）等研究了加拿大医院案例后总结得出：

（1）PPP 的应用表明除了传统的医疗基础设施采购外还有新的选择，同时也是一种新的运营方法。即 PPP 不仅可以提供新的医疗基础设施，还可以提供医疗服务本身。这是缓解加拿大公立医院医护人员短缺的一个特色方法。

（2）PPP 并不代表公共部门推卸责任和风险。根据加拿大卫生法，公立医院治理和医疗保险都得到了应有的尊重。即法律允许在公立医院之外也覆盖公费医疗。

（3）PPP 将风险分配到了最适合承担的一方。

（4）由于各个环节都统一整合，包括设计、建设、运营都是由一个企业聘请最优秀的专业人才完成，因此，项目在行业中是具备“现代化”水平的。由于合作关系的长期性，有连带关系的财团会对医院给予更多的关照，保证好的激励机制，让医院得到更好的发展。

（5）更重要的是，PPP 为社会提供了此时最急需的医疗基础设施和医疗服务，并且在预算的范围内。因此，它不但没有损害群众的价值观，还是一种可以持续发展的医疗模式②。

杰夫瑞·巴尼斯（Jeffrey Barnes）等认为 PPP 的优点包括：

（1）提高效率。效率是合理投入，最大产出。公共部门可以通过协调资源配置而获得最大的产出，如在没有卫生资源的地方，公共部门可能要自己投入建设医疗机构，包括人员和设备，同时监督运营。但是，如果私人医疗

① Irina A. Nikolic，“Harald Maikisch，Public-Private Partnerships and Collaboration in the Health Sector：An Overview with Case Studies from Recent European”，The World Bank，2006，pp.1-27.

② David Laird，George Langill，“A Public/Private Partnership：The Royal Ottawa Hospital Experience”，*Healthcare Quarterly*，Vol.8，No.4，2005.

机构已经存在，公共部门只需要去协调和整合这个片区的资源提供公共服务，这样能避免重复投入和资源浪费。

（2）实现了可持续发展。医疗卫生服务的可持续发展，依赖稳定的税收贡献，但不幸的是，许多贫穷国家的财政增长速度往往不及人口增长带来的健康需求增长速度。通过 PPP 不但解决了资金困难，还能带来稳定的收入维持医疗服务自身的发展。

（3）增加股本。几乎所有公共部门利益相关者都承认股权在成功提供医疗保健上是一个关键指标。在许多国家，包括一些最贫穷的国家，私人医疗机构是穷人医疗保健的首选的情况下，PPP 在帮助了这些机构提高医疗服务质量的同时也帮助了穷人通过医疗保险获得高质量的服务[①]。

詹姆斯·巴洛（James Barlow）等认为 PFI 医疗项目的优点是：

（1）使临床提供者更专心于临床服务，不用管理和维护基础设施。

（2）对于政府和医疗卫生机构，PPP 被视为因受到预算或其他因素限制而导致资金短缺时的解决方案。

（3）PFI 的一个根本原则就是风险可被公共部门和私营部门分担。理论上，风险被分担到可以被更好控制的那一方，或者控制在最小的风险溢价中。同时，由于要控制风险，当事人会更加有动力去提高效率。[②]

（二）PPP 医疗项目的潜在缺点

除了支持 PPP 的声音外，也有机构和个人对 PPP 持反对意见。国际可持续发展研究所（IISD）在其 2012 年的 PPP 报告中提出 PPP 存在以下潜在缺点。同时，一些文章中也有相似的观点：

（1）更高的成本。首先，银行或财团给私营部门的贷款利率可能会高过给政府的利率。其次，在招标和谈判过程中，支付给律师及会计师事务所的费用可能会抵销之后项目设计及施工节省的费用。最后，转移给私营部门的风险，私营部门会要求政府给予担保。

（2）降低了竞争。首先，由于投标成本和交易的复杂性、长期性提高了

① Jeffrey Barnes，“Abt Associates，Designing Public-Private Partnerships in Health”，USAID，2011，7，p.2.

② James Barlow，Jens Roehrich，Steve Wright，“Europe Sees Mixed Results from Public-Private Partnerships for Building and Managing Health Care Facilities And Services”，*Health Affairs*，Vol.32，No.1，2013，pp.146-154.

参与 PPP 项目的门槛，一些私营部门被挡在门外，减少了政府的选择性。其次，由于给予私营部门独家经营权，可能会造成新的垄断，降低竞争。

(3) PPP 合同过于复杂。

(4) 能力和经验的积累需要一段时间。一些部门使用 PPP 时并没有经验，需要时间积累，并且如果过度地依赖第三方的经验，则公共部门和私营部门很难积累自己的经验。

(5) 合同的刚性、僵化问题。由于追求稳定性和安全性，合同随着时间的推移会显得僵化，在突发情况下，很难确定责任归属，同时后人必须遵守之前定下的合约而不能应景更改。由于缺乏灵活性，可能会阻挡私营部门的投资热情，因此需要一定的激励手段。

(6) 延误带来的恶性循环。可能的项目建设延误，会导致 PPP 项目不得不重新回到谈判桌，而且会导致更多的恶性循环，如群众反对和政治争论。

(7) 更高的消费价格。高成本可能导致比政府供给更高的消费价格。

(8) 双重税收。如果私营部门被征税，则由于公共部门不缴税，因此一般消费者会担心被双重收税。

(9) 透明度和问责遭到削弱。由于要获得私营部门的经营信息比较困难，所以会削弱透明度和问责[①]。

此外，还有一些观点。杰弗里·巴恩斯（Jeffrey Barnes）等认为：PPP 导致或加剧资源配置不当。由于大城市容易得到私营部门的青睐，所以 PPP 比较容易吸引到私营部门建设大型医院，从而换取公共部门的许可。公共部门还会为其解决人员配备或技术支持，因为这些项目可以获得政治欢迎，但是这些资源流向了大城市和高端医疗消费市场，而初级医疗市场和农村却很难获得[②]。詹姆斯·巴洛等在批评 PFI 时，还强调由于缺乏一种有效的将临床、护理部门和基础设施维护部门统一起来的激励机制，会导致整体绩效的不理想[③]。

---

① Samuel Colverson & Oshani Perera, "Harnessing the Power of Public-Private Partnerships: The Role of Hybrid Financingstrategies in Sustainable Development", Summit Consulting Group & IISD, 2012, 12.

② Jeffrey Barnes, Abt Associates, Designing Public-Private Partnerships in Health, USAID, 2011, 7, p.2.

③ James Barlow, Jens Roehrich, Steve Wright, "Europe Sees Mixed Results from Public-Private Partnerships for Building and Managing Health Care Facilities And Services", *Health Affairs*, Vol.32, No.1, 2013, pp.146-154.

四、创新有多大，责任就有多大

从中国财政部PPP中心的综合信息平台的库项目中，我们可以看到动辄就是上千张的床位和10亿元以上的投资规模的医院。按照现阶段新医改约束公立医院规模扩张的宗旨看，只有PPP才能有这样的创新。PPP将造就一批“超级医院”，笔者乐观其成。然而，不管这些医院是定位为公立医院，还是民营医院，大多都会定位为非营利性医院。定位为非营利性医院，将获得更多的税费优惠，但同理，也应该承担对等的责任。

PPP具有创新的禀赋，但并不一定会被用在“正道”上，因此，要对其进行规范。PPP最令人担心的就是社会资本的逐利动机会不会推高个人的医疗费用支出，原有的公立医院的公益性会不会受到影响。这个问题的关键在于非营利性的监管上。目前，我国大部分非营利性医院在履行非营利功能上并不理想，这与非营利性规制设计的不足有关。非营利性的内涵非常多，非营利性不代表不盈利，不盈利就会亏损，就会倒闭。非营利性的核心本身也不在于利润的高低，而在于承担了多少公益性、福利性的事业，如承担了多少基本医疗服务和基本公共卫生服务，提供了多少次救灾、援外、支农、支边、支援社区任务；减免低收入人群的医疗费用达到多少，治愈了多少医疗救助的病患。

PPP将造就超级英雄，超级英雄要承担超级责任。如何承担超级责任，笔者引入了“举证倒置”的假设进行规制分析。简单而言，要取得非营利性医院的地位就必须举出自己“非营利性”的事实。医院每年都要将自己“非营利性”的事实向社区居民公布，向消费者公布，让消费者和“对手医院”（营利性医院）进行监督。一旦消费者和“对手医院”提出质询，政府作为出资方或财政补助方就要督促医院进行解释，解释不清楚，医院将面临取消“非营利性”的资格，财政部门将对医院进行惩罚性征税。如果政府不作为，消费者和“对手医院”可以向法院起诉，控告政府非法补助。政府和非营利性医院都将面临起诉。这样的立法规制，将把监督成本转移给医院，让免税和免费（行政收费）实现“物有所值”，如果将监管的举证责任交给政府，政府作为出资人或主管部门，监管成本将让纳税人被变相“双重征税”（参见第六章第三节）。

五、PPP 在全球卫生治理中的创新

本书将核心研究范围囿于医疗基础设施与服务的提供，其他卫生治理的伙伴关系没有列为主要研究对象，此处稍加介绍以作区别。PPP 的运用并不局限于各民族国家内部的公共部门与私营部门的合作，它还被用来理解全球卫生治理中新的伙伴多元化。在全球卫生治理中，传统的双边和多边组织在全球卫生治理中扮演着重要的角色。世界卫生组织（WHO）和世界银行是全球基金的理事会成员之一，它们与联合国开发计划署一样是传统的卫生治理合作伙伴。伴随着 21 世纪的到来，千年发展目标要求在卫生、教育和筹资领域要有比其他目标更为创新的伙伴关系。

这种创新体现在参与主体、法律地位、治理方式、管理、政策特权、各自的贡献和角色等的多样性[①]。全球健康研究机构的维迪斯（Roy Widdus）认为，PPP 一般被界定为一系列的合作协议，范围包括与私人合作的单一产品到与联合国代理机构或非营利组织合作的项目[②]。被引用最多的是英国伦敦大学卫生和热带医学学院肯特·巴斯（Kent Buse）对 PPP 的定义：它是一个超越国界的合作协议，其中有三个组成部门：公司和/或协会，还有政府组织，是以实现公共卫生的目标而达成的分工合作协议[③]。

2008 年，由援助方和被援助国家签署了一个《阿克拉行动议程》，该议程意识到要改变治理方式，整合成包容度更高的伙伴关系。该议程中提出：援助是要为发展建立伙伴关系。这种伙伴关系只有当其完全利用所有发展行为体的能力、技术和经验时，才能发挥出最高效率，无论是双边还是多边援助方，全球性基金、公民社会组织或是私营部门[④]。

在这个创新型卫生伙伴关系中，全球性基金、公民社会组织和私营部门发挥了重要的作用。在卫生治理方面，私人基金会在融资方面的影响与日俱

---

① WHO，http：//www.who.int/trade/glossary/story077/en/.

② Roy Widdus，“Public-private Partnerships for Health Require Thoughtful Evaluation”，Bulletin of the World Health Organization，2003，4.

③ Kent Buse，G.Walt，“Global Public-Private Partnerships：Part I-a New Development in Health?”，Bulletin of the World Health Organization Print Version，Bull World Health Organ，Vol.78，No. 4，2000.

④ 勒夫贝尔：《创新卫生伙伴关系——多元化的外交》，郭岩译，北京大学医学出版社 2014 年版。

增。这种影响主要体现在早期对世界卫生组织的支持，以及创立全球疫苗免疫联盟和全球抗击艾滋病、结核病和疟疾基金等全球项目的关键作用，包括洛克菲勒基金会、福特基金会和近期的盖茨基金会。自从艾滋病流行以来，公民社会组织以其众多的形式——从积极分子组织，到服务直接提供者，到基层自助网络——在保障地方、国家和全球层面的卫生、资金、治理和人权政策变革方面发挥着至关重要的作用。私营部门在全球卫生治理中也扮演了重要角色。私营部门以四种不同的方式参与全球基金合作：现金或实物捐赠；实施全球基金支持的项目；以对社会负责任的方式提供商品和服务；充当全球和国家良政的公共提倡者和贡献者。其中，值得一提的是“红色产品”（RED）项目。2006 年，由摇滚音乐家 Bono 和积极分子 Bobby Shriver 制定了私营部门消费者营销计划，其想法是通过销售带有红色商标的流行品牌产品支持全球基金。伙伴中的私营部门包括运通、苹果、匡威、戴尔、盖普、霍尔马克、微软、星巴克以及近期的博格步和耐克。销售这些产品的利润中，50%的利润直接流向全球基金。2009 年 2 月，筹集了 1.4 亿美元用于支援非洲 4 个国家，卢旺达、莱索托、加纳和斯威士兰的艾滋病病毒携带者和艾滋病患者的预防、治疗和关爱服务[①]。更多的例子可以参考表 1–1。表中的这些机构，多数将 PPP 作为自己的使命。

表 1–1 卫生伙伴关系的典型代表

目标	伙伴关系
药物开发	全球结核病药物开发联盟（GATBDD）；国际艾滋病疫苗倡议组织（IAVI）；疟疾药物事业会（MMV）和疟疾疫苗倡议（MVI）
健康保健产品的普及	全球根除脊髓灰质炎行动（GPEI）
协调全球机制	全球疫苗免疫联盟（GAVI）；全球营养改善联盟（GAIN）
加强健康服务	卫生政策和系统研究联盟
群众宣传和教育	杀菌剂发展联盟
质量管理和规制	防伪药品联盟

资料来源：Sania Nishtar（2007）。

① 勒夫贝尔：《创新卫生伙伴关系——多元化的外交》，郭岩译，北京大学医学出版社 2014 年版。

中国也在创新型卫生伙伴关系中获益。2002 年，全球疫苗免疫联盟（GAVI）承诺在未来 5 年内向我国提供约 3.15 亿元（3800 万美元）的资金，用于采购新生儿预防接种所需的乙肝疫苗和注射器材。这些经费，相当于我国西部 12 省份和其他省国家级贫困县用于采购乙肝疫苗和注射器材所需总金额的 50%。2013~2016 年，中默项目（二期）获得默克基金会支持 600 万美元，在四川省、重庆市和福建省的部分地区开展艾滋病人发现和治疗服务。

第二章 PPP的沿革、理论与机制

从公共管理学的角度看，PPP突破了传统公共管理理论的研究范式，突破了政府与市场对立的观点，成为治理时代的一个工具，它代表着当代政府职能的转变和国家治理能力的提高。

关于公共部门与私营部门合作提供公共服务这个社会现象，可以从公共产品理论、公共选择理论、新公共管理理论、治理理论和激励规制理论去解释和评价。这些理论的发展，丰富了医疗设施和服务可由政府供给也可由市场供给的观点。过去，医疗设施和服务以政府供给为主的国家代表，如英国、加拿大和澳大利亚正在搞民营化改革，以市场供给为主的美国却在力推全民医疗保险改革。可见，政府与市场对立的观点正在发生变化。

对于如何成功达成PPP协议，如何确保PPP提供产品的优质高效，合作双方如何实现互相信任、互相协作和互相负责的伙伴关系，现代经济学理论、公共管理学理论都有各自的解释。包括委托—代理理论、激励规制理论、政府再造理论、以结果为导向的绩效管理理论等。PPP是新治理口袋中的一支利箭，能不能将其用好，在于使用者的能力和经验。

第一节 PPP 的时代环境及起源

公私合作并不是新事物，在西方国家，一些传统的公共事业，如街灯照明、电力供应、电话电报、有轨电车等都是由私营部门在获得政府许可或特许权之后创办的[①]。1984 年，时任土耳其总理的图尔古特·厄扎尔（Turgut Ozal）首次将 BOT 运用于土耳其公共基础设施的私有化过程中后，引起了世界各国的广泛关注和应用，这种方法在 20 世纪 90 年代被统称为 PPP。最早使用这个概念的是英国财政部，英国财政部当时这样认为：为使英国面对 21 世纪的挑战，一些项目由政府自己管理是最好的，但在许多情况下，私营部门技能的参与却为实现更好的资金价值开拓了光明的前景。公共部门和私营部门技能的结合将越来越成为不可或缺的理想模式[②]。

一、公共服务治理的时代变革

20 世纪 70 年代，以英美为代表的高收入国家在经历了 1973~1975 年的经济危机后，出现了经济“滞胀”、通货膨胀、失业严重和生产停滞。1978~1979 年的冬天，英国国内出现了一连串的工业纠纷和大罢工，使市政服务陷入停顿，史称“不满足的冬天”。“不满足的冬天”使工党政府的声望急挫。当时英国经济陷入混乱状态，政府财政赤字高筑，通货膨胀率达到近 27%，失业率也持续上升，而且存在巨额的国债。1978 年，美国加利福尼亚州的选民投票通过了第 13 号提案，把地方的财产税减少一半。人们在通货膨胀和公共服务不佳的现状下继续推动抗税运动。1982 年，各州和地方政府已经失去了将近 1/4 的来自联邦的经费[③]。在这种社会背景下，1979 年，

---

① 余晖、秦虹：《公私合作制的中国实验》，世纪出版集团、上海人民出版社 2005 年版。

② “Partnerships for Prosperity—A New Framework for the PFI”，HM Treasury，1997，11.

③ ［美］奥斯本、盖布勒：《改革政府——企业家精神如何改革着公共部门》，周敦仁等译，上海译文出版社 1996 年版。

撒切尔政府开始了大规模的国有企业（SOE）民营化[①]、公共部门精简改革。在美国，各州和地方政府领导人在巨大的财政压力下别无选择，开始制定出一些“其他选择”向社会提供公共服务，政府开始重塑其花钱最多的公共服务系统，如教育卫生保健和福利救济。1983年，里根政府签署了“一揽子”社会福利改革计划，削减了一些社会保障项目，尤其是“随意性”的社会福利开支，用于解决当时出现的联邦财政危机。为了解决这场经济危机，英美两国采取了空前的改革，并在继任政府的推动下不断地完善，这场公共部门变革不仅是关于政府角色以及政府与公民关系方面的变革，更是一场公共服务提供的时代变革。其具体体现在以下几个方面。

（一）理论变革

20世纪70年代，一些保守主义经济学家认为，政府本身恰恰是限制经济增长与经济自由的经济问题。即较小规模的政府通过提高经济效益可以提高社会总体福利；不是由政府通过官僚机构强制人们从事各种活动，而是由市场利用“自由”或“选择”等概念取代政府的“农奴制”，市场机制在任何方面都具有更多的优势[②]。而与此相伴的是凯恩斯主义经济思想及其在政府中重要的作用式微，因为各国都在努力解决第一次石油危机带来的滞胀与其他经济问题。整个社会开始接受新的经济理论，这些理论被称为“新古典主义经济学”或“经济理性主义”，其认为应更多地运用市场机制来制定政策和提供公共服务。这些理论包括：公共选择理论、委托—代理理论、交易成本理论和激励规制理论等。在公共管理理论的研究上，新公共管理理论、治理和新治理理论的逐步完善，为解释PPP这个社会现象提供了新的思路。治理主体多元化，治理工具网络化，治理方式民营化为解释PPP提供了更有力的支撑。

（二）公共部门变革

公共部门在20世纪80年代受到了自身国内公众的大量抨击，这与西方国家在此之前推行的国有化运动有关，许多公共产品和服务被收归国家提供。批评主要体现在三个方面：一是公共部门的规模过于庞大，浪费了过多的稀缺资源。政府组织公共部门进行生产和提供，效率远不如市场生产和提

① 民营化（Privatization）对应的概念是国有化（Nationalization）。在民营化之前，英国经历了两次国有化浪潮，法国经历了三次国有化运动。

② ［美］欧文·E.休斯：《公共管理导论》，中国人民大学出版社2007年版。

供。二是政府过多地介入，行政指令过多干预公共部门科学决策。三是官僚制越来越成为一种不受欢迎的组织形式。因此，为了改变政府的管理方式，很多国家开始了变革。对于规模过大，西班牙、意大利、德国和瑞典开始削减政府和公共部门经费。对于过多介入，英国将过去由公共部门从事的活动开始向私营部门回归。尽管民营化一开始引起了很多争论，但之后，开始被一些国家接受，如新西兰、澳大利亚等。对于官僚制，变革的典型代表是美国。1992 年，克林顿（Clinton）当选美国总统，他对公共部门改革表现出巨大的兴趣，并将改革任务交给副总统戈尔（Gore）实施。戈尔在其改革报告中列出了四项基本原则：一是削减烦琐、拖拉的办事程序，从人人为遵守规则而负责的体制向人人为实现结果而负责的体制转变；二是顾客至上；三是授予下属取得结果的权力；四是回归本元，“产生一个花费少、效果好的政府”。同时，戈尔在报告中还引证了英国、新西兰和澳大利亚的革新措施。

（三）私营部门变革

20 世纪 60 年代以来，信息技术革命使私营部门的经营环境和运作方式发生了很大的变化，同时西方国家经济的长期低增长又使得市场竞争日益激烈，私营部门，特别是企业面临着严峻挑战。面对这些挑战，私营部门只有在更高水平上进行一场根本性的改革与创新，才能在低速增长时代增强自身的竞争力。在这一时期私营部门的管理出现了目标管理、多样化、Z 理论、零基预算，价值分析、分权、6S 管理、质量圈、追求卓越等管理思想和方法，为私营部门变革提供了工具。与此同时，随着私营部门的不断壮大，一些跨国集团规模空前强大起来，它们不仅关注自身的专业优势，更主张强强联盟，通过联盟不但增加了融资能力，更使得一个综合项目的获得成为可能。例如，为了获得澳大利亚新南威尔士州的皇家北岸医院改造项目，这些公司组成巨大的财团向公共部门投标。例如，五家投标集团中，以 Plenary 集团为首组建的医疗集团，包括了德意志银行、自动化国际巨头霍尼韦尔、设计中国水立方的建筑设计公司 PTW、国际物业管理公司夜莺停车管理公司和专营医疗餐饮服务的 Medirest 公司。这些财团的联合，主要是获利，但更重要的是获得市场份额，扩大经营的业务，增加市值，获得更多的投资。与此同时，这些大型企业越来越多地参与承担社会责任，参与到公共产品和服务的提供中，通过参与不但可以获取合理的回报，还能够获得公众的认同和赞赏，进一步地提升自己的价值观和品牌形象。

（四）全球化与公私合作

全球化是一个过程，涵盖了人类和非人类活动在跨国及跨文化整合过程中的原因、历程和结果①。不管全球化是利是弊，其已经成为一个时代的特征。公共服务的民营化从某些方面看，就是回应经济全球化的一个概念，这个概念建立在全球化带来的竞争基础之上。面对经济发展的全球化，公共部门与私营部门受到了来自更大范围的竞争压力。为了更好地适应环境的变化，为了通过提供公共服务而获得发展的空间，公共部门和私营部门正在以某种方式进行合作，从而使公私部门的界限不断地被突破和融合。这种界限的突破和融合主要体现在两个方面：一方面是资金的融合，不管是国有企业面向社会募股，还是国有企业和私人企业相互入股，双方不断渗透到对方之中；另一方面是专业技术的融合，过去由公共部门垄断的尖端技术，现在正被私营部门所掌握，私营部门掌握的，也正在被公共部门所利用。

二、PPP 的起源和发展

在没有使用 PPP 规范性描述公私合作之前，公共部门与私营部门合作提供公共服务已经存在。达霖·格里姆赛和莫文·刘易斯认为 PPP 最早的原型是私营部门投资公路和水利工程②。其中，英国的早期收费公路被认为是“建设—运营—移交”（BOT）体系的前身。1706 年，英国第一个所谓的“收费公路信托”成立，并促成了上百个法案通过，使得收费公路推广到了英格兰全境，成立这些机构收取费用的目的是用于新建公路、改建公路和平时的养护。随着社会的发展，公路收费越来越受到群众的质疑，认为这是将穷人的财富向富人转移的工具。进入 19 世纪 20 年代，铁路开始出现，公路承担的运输量下降，群众也开始强烈提出取消公路收费。1858 年，爱尔兰用地方税代替了通行费，1865 年苏格兰也取消了通行费，英格兰的收费信托机构也随之逐渐消失。到了 19 世纪 80 年代，英国公路系统基本回归公有。但是，这并不代表私人投资基础设施的结束，因为竞争总是促成更快的发展。公路在

① Al-Rodhan, Nayef R.F. and Gérard Stoudmann, “Definitions of Globalization: A Comprehensive Overview and a Proposed Definition”, GCSP, 2006.

② ［英］达霖·格里姆赛、［澳］莫文·K. 刘易斯：《公私合作伙伴关系：基础设施供给和项目融资的全球革命》，济邦咨询公司译，中国人民大学出版社 2008 年版。

取消收费的同时，新的交通工具开始出现：地铁和有轨电车。这些交通工具起初都是私营部门在获得特许建设权后进行建设的，但运营一段时间后，由于竞争压力和市场预测不足导致最终被政府接管，慢慢过渡成了公有。

除了公路的 PPP，19 世纪英国工程师查德威克（Chadwick）提出地方污水处理和卫生服务可以采用特许经营的方式改进效率；另外，荷兰在 19 世纪的供水部门主要由私人企业控制。在 20 世纪初期，英美国家的绝大部分公共服务都是由私营部门提供的。私营部门运营提供实施不久，人们发现以私营部门为主的公共服务供给模式存在一些问题，如偏远地区设施缺乏、服务价格高、质量差等，同时，随着社会各阶层的收入提高，对公共基础设施和服务的需求越来越大，小规模的私人供给模式已经满足不了实际需求。到了 20 世纪中期，英美等工业国家的公共部门和地方政府开始承担为社会提供公共服务的大部分责任。第二次世界大战之后，西方国家普遍奉行凯恩斯主义宏观经济政策的主张，对经济生活进行全面的行政干预，纷纷建成福利国家。20 世纪 50 年代和 70 年代，英国出现了两次国有化浪潮①，国家逐步接管了原来由私营部门提供的公共事业。但是，国有化的同时带来了很多问题，财政压力加大，缺乏竞争，效率低下，因此，政府的公共管理模式和服务模式受到了群众的质疑，变革越来越被认为是唯一的选择。

20 世纪 70 年代到 80 年代，西方国家开始了民营化②（Privatization）改革。通过将国有企业部分出售、全部出售或关闭等方式来降低国有经济占国内生产总值的比重，这项改革几乎涉及所有政府垄断部门③。萨瓦斯认为民营化的理论基础是由米尔顿·弗里德曼（Milton Friedman）奠定的。而彼得·德鲁克在 1969 年提出了“重新民营化”（Reprivatize）的建议。当时的英国首相撒切尔夫人（Margaret Thatcher）强有力地推动了民营化进程，英国燃油公司、英国飞机制造公司、英国石油公司、国家货运公司、有线无线公司、英国电信公司、英国航空公司等都进行了改革。民营化改革伊始，就遭到了公共部门雇员的强烈反对，但是，随着民营化改革的不断发展，单一的民营化方法开始转变为竞争性招标（Compulsory Competitive Tendering）、业

① 国有化浪潮是第二次世界大战后，一些国家在左翼政党执政期间将一些私人资产或私人企业不同程度地收归国有的过程。私人资产或企业还可以指州（市）级政府所有的资产或企业。

② Privatization 也被译为“私有化”。

③ 余晖、秦虹：《公私合作制的中国实验》，世纪出版集团、上海人民出版社 2005 年版。

务外包（Contracting Out）和私人融资倡议（PFI），于是，一个较“民营化”更少引起争议的词“PPP”正逐渐地被普遍接受[①]。20世纪90年代，PPP概念正式被英国财政部提出，继而同时期在进行民营化改革的美国、法国、澳大利亚、加拿大、德国等国家纷纷响应，几乎都设立了专门的政府机构来推动PPP发展，其应用范围不但覆盖了传统的基础设施建设（道路、桥梁、隧道、港口、轨道交通、垃圾处理等），还发展到了监狱建设、学校、医院、国防等更广泛的领域。

联合国欧洲经济委员会（UNECP）2007年的报告认为，各国PPP的发展可以分为三个阶段，不同的阶段面临不同的任务和挑战。2012年欧洲PPP专业技术中心（EPEC）公布了欧洲PPP 2003~2012年的基本数据，[②] 在这期间，欧洲每年PPP平均交易规模是1.46亿欧元。2007年达到顶峰值，2010年后趋于平缓。按2012年上半年的部门类别统计看，交通部门所占比例最大，达到整个市场的49%，约2.9亿欧元，其次是教育部门。2012年，英国政府提出“PPP新方式”（New Approachto Public Private Partnership），简称PF2（Private Finance 2），实现了PPP模式的自我革新[③]。除了欧洲在印度、南非、巴西等国，PPP的发展也十分迅速。

三、PPP的定义

PPP是民族国家的政府为了更好地描述、使用和规制“公共部门与私营部门共同参与生产和提供物品和服务的任何安排”而赋予的统一称谓，尽管它是英国财政部的发明，却是在“界定”早已存在的活动，是理论发展和实践积累的结果。PPP在不同的领域、不同的国家和组织有不同的定义，不同的具体类型，因为各国使用PPP在于解决不同的实际问题。尽管PPP有很多不同的定义和类型，但其内涵却是一致的，即公共部门与私营部门通过分工合作，在提供公共服务上进行创新，这种创新可能为分工创新、制度创新

① [美] E. S. 萨瓦斯：《民营化与公私部门的伙伴关系》，周志忍等译，中国人民大学出版社2002年版。

② “Market Update Review of the European PPP Market First Half of 2012”，European PPP Expertise Centre Market Update H1，2012.

③ 李明哲：《评英国PFI改革的新成果PF2》，《技术经济》，2013年第32期。

或技术创新。其核心价值是发挥出两个部门各自的优势，在提供服务的过程中实现创新。

联合国发展计划署（UNDP）对PPP的定义是：PPP是指政府、营利性企业和非营利性组织基于某个项目而形成的相互合作关系的形式。通过这种合作形式，合作各方可达到比预期单独行动更有利的结果。合作各方参与某个项目时，政府并不是把项目的责任全部转移给私营部门，而是由参与合作的各方共同承担责任和融资风险。

联合国培训研究院对PPP的定义是：PPP是涵盖不同社会系统倡导者之间的所有制度化合作方式，目的是解决当地或区域内的某些复杂问题。PPP包含两层含义：一是为满足公共产品需要而建立的公共和私人倡导者之间的各种合作关系；二是为满足公共产品需要，公共部门和私营部门建立伙伴关系进行的大型公共项目的实施[①]。

经济合作与发展组织（OECD）认为，PPP是政府部门与私营部门之间的协议，使政府提供公共服务和私营部门追求利润协调一致，其效果主要取决于向私营部门转移风险的程度[②]。欧盟委员会对PPP的定义是：PPP是指公共部门和私营部门之间的一种合作关系，其目的是为提供传统上由公共部门提供的公共项目或服务[③]。

澳大利亚《PPP指南》（2008）中的PPP定义是：公共部门与私营部门签订长期合作协议，由私营部门代表、支持政府提供基础设施和相关服务。私营部门通常负责基础设施的建设和整个寿命期内的维护[④]。美国PPP国家委员会对PPP的定义是：PPP是介于外包和民营化之间并结合了两者特点的一种公共产品提供方式，它充分利用私人资源进行设计、建设、投资、经营和维护公共基础设施，并提供相关服务以满足公共需求[⑤]。加拿大PPP国家委员会对PPP的定义是：PPP是公共部门和私营部门之间的一种合作经营关

---

① Benjamin Perez, "PPP for Sustainable Development", New York: United Nations Institute for Training and Research (UNITAR), 2002.

② "Public-Private Partnerships—In Pursuit of Risk Sharing and Value for Money", OECD, 2008.

③ "Guidelines for Successful Public Private Partnerships, Directorate General Regional Policy", European Commission, March, 2003.

④ National PPP Guidelines Overview, 2008, Infrastructure Australia, http://www.infrastructureaustralia.gov.au.

⑤ The National Council for PPP, USA, "For the Good of the People: Using PPP to Meet America's Essential Needs", 2002.

系，它建立在双方各自经验的基础上，通过适当的资源分配、风险分担和利益共享机制，更好地满足事先清晰界定的公共需求[①]。

中国政府将PPP定义为：政府采取竞争性方式择优选择具有投资、运营管理能力的社会资本，双方按照平等协商原则订立合同，明确责权利关系，由社会资本提供公共服务，政府依据公共服务绩效评价结果向社会资本支付相应对价，保证社会资本获得合理收益[②]。

个人研究者中以研究民营化著称的萨瓦斯（E. Savas）的界定被引用得最多。萨瓦斯认为，PPP是指公共和私营部门共同参与生产和提供物品和服务的任何安排，甚至宗教和非营利组织也参与到合作中来[③]。鲍法德（Bovaird）认为，只要是公共部门和非公共部门共同提供的公共服务，则可被称为PPP[④]。克那格汉（Kernaghan）认为，PPP是指为实现共同目标和互惠互利，公共部门与私营部门权力共享、共同经营、维护及信息共享而形成的合作关系。皮乐逊和麦克彼德（G.Peirson，P.Mcbride）认为，PPP是指公共部门与私营部门之间签订长期合同，由私营部门实体来进行公共部门基础设施的建设或管理，或由私营部门实体代表一个公共部门实体（利用基础设施）向社会提供各种服务的一种模式。阿姆斯特朗（Armstrong）认为，PPP是一种“合作关系”，包括合同安排、联合、合作协议和协作活动等方面，通过这种合作关系来促进公共政策和计划的实行。

从以上界定可以看出，每个机构使用这个概念都含有对公私合作行为进行规范的目的。不管公共部门试图怎样和私营部门进行合作，都应该被纳入一个范畴进行规范，不管公私两部门如何在分工和提供服务上创新，都应该有一个总的概念设计。从这个逻辑出发，就能更好地理解PPP与私人融资倡议（PFI）、特许经营（Concession）和政府购买服务的关系，也能更好地理解每个政府在不同时期对PPP具体模式进行规制的限定了。

---

① “The Canadian Council for PPP”，http：//www.pppcouncil.ca/resources/about-ppp/definitions.html.

② 参见《国务院办公厅转发财政部发展改革委人民银行关于在公共服务领域推广政府和社会资本合作模式指导意见的通知》国办发〔2015〕42号。

③ ［美］E. S. 萨瓦斯：《民营化与公私部门的伙伴关系》，周志忍等译，中国人民大学出版社2002年版。

④ Bovaird T.，“ Public-Private Partnerships：From Contested Concepts to Prevalent Practice”，*International Review of Administrative Science*，2004.

四、PPP 的类型

联合国欧洲经济委员会将 PPP 分为两大类，一类是将公共部门与私营部门合作的所有形式制度化了的 PPP，另一类是各种 PPP 合同。前一类包括了特许经营和 PFI，后一类则包括 9 种 PPP 合同。其他国际组织，例如国际货币组织（IFM）、经济合作与发展组织（OECD）、世界银行等都有不同的分类。各国也有不同分类，英国将 PPP 主要分为资产出售、更广泛的市场、股份出售、伙伴关系公司、PFI、合资、政策伙伴等。

PPP 一般有三大类：业务外包、特许经营类和私有化类。三大类下面又有不同的运作方式。业务外包类一般是指公共部门将自己所承担的一项或几项业务外包给私营部门，公共部门为购买这部分业务而付费。私营部门管理或维护现有基础设施，而不注入新的资金或进行升级改造，或者说，私营部门提供了一些设施，但不是基础设施，不是固定资产上的投资，就可以理解为外包类。有时候也会比较复杂，因为有的设施还涉及了固定资产的问题，如新建的停车场。特许经营类需要私营部门参与部分或全部投资，之后通过收取使用费用来获得回报，这个使用费既可能来自政府，也可能直接来自消费者。而私有化类是公共部门与私营部门通过一定的契约关系，将公共部门负责的公共项目的所有权部分或全部转让给私营部门。私有化需要私营部门负责全部投资，并靠自己经营维护来收回投资成本，它与特许经营不同的是项目的所有权永远归私营部门。

在这些类别下，各国根据自己的需要，又细分不同的运作方式。美国有建设—拥有—运营（BOO）、建设—移交—运营（BTO）、建设—拥有—运营—移交（BOOT）等 12 种不同的运作方式。加拿大工业部将其分为 10 种类型。细分这些类型主要依据是私营部门的任务分工。从任务分工上界定合作的模式有助于直观地掌握合作的全过程，同时政府也能通过类型准入来对 PPP 进行规制，以符合使用国的政治、经济和社会环境考量。

（一）业务外包类

业务外包是指为了提高公共资金投资项目的效率或质量，公共部门与私营部门签订的服务合同、管理合同、建设合同、维护合同、设备合同、混合合同和租赁合同等。例如，建设、IT 系统、消毒、餐饮、人力资源管理、药品采购等合同。外包与特许经营的区别在于一般特许经营类项目需要社会资本进行项目建设的融资。外包项目通常是公共部门或医院方基于可使用性付费。如表 2–1 所示。

表 2–1　业务外包项目类型及特征

类型		含义	合同期限	资产归属	存量/新建
模块式外包	服务外包	医院以一定费用委托私营部门代为提供某项公共服务，如设备维修、洗涤等	1~3 年	公共部门	存量
	管理外包	医院以一定费用委托私营部门代为管理某公共设施或服务，如物业、停车等	1~3 年	公共部门	存量
整体式外包	DB（设计—建设）	私营部门按照公共部门规定的性能指标，以事先约定好的固定价格设计并建设基础设施，并承担工程延期和费用超支的风险	不确定	公共部门	新建
	DBM（设计—建设—维护）	医院承担经营责任，社会资本承担设计、建造和维护设施的责任	不确定	公共部门	存量
	O&M（委托运营）	私营部门代为经营和维护医院基础设施并提供非临床服务，医院向私营部门支付一定费用	5~8 年	公共部门	存量
	DBO（设计—建设—运营）	社会资本负责设计、建设和运营基础设施	8~15 年	公共部门	新建

资料来源：杨卫东（2016）。

（二）特许经营类项目

特许经营类项目是指经营者被特许经营指定的设施和服务，这个设施既可能是已经完工的，也可能是需要经营者负责新建的，之后，私营部门还要负责设施的运营、维护和征收服务费用等。运营商负责部分或全部投资。资产的所有权在特许经营期间都在公共部门一方。特许经营类是现阶段 PPP 医疗卫生项目采用最多的运行方式，其中又以 BOT 模式最多，如表 2–2 所示。

表 2–2　特许经营类项目类型及特征

类型		含义	合同期限	资产归属	存量/新建
BOT	BLOT：建设—租赁—运营—移交	私营部门先与公共部门签订长期租赁合同，由私营部门在公共土地上投资、建设基础设施，并在租赁期内经营该设施，通过向用户收费收回投资获得收益，合同结束后将设施移交公共部门	20~30 年	公共部门	新建

续表

类型		含义	合同期限	资产归属	存量/新建
BOT	BOOT：建设—拥有—运营—移交	私营部门在获得公共部门授予特许权后，投资、建设基础设施，并通过向使用者收费来收回投资获得收益。在特许期内拥有设施的所有权，期限结束后移交给公共部门	20~30 年	项目公司	新建
TOT	LUOT：租赁—更新—运营—移交	私营部门租赁已有的医疗基础设施，经过翻新、扩建后经营该设施，租赁期满后移交给公共部门	8~15 年	公共部门	存量
	PUOT：购买—更新—运营—移交	私营部门购买已有基础设施，经过翻新、扩建后经营设施，在经营期间内拥有所有权，合同结束后移交公共部门	8~15 年	项目公司	存量
ROT	重构—运营—移交	公共部门将既有设施交给私营部门，由后者负责运营管理以及改扩建的资金筹措、建设和运营，期满后移交公共部门	15~30 年	项目公司	存量
DBTO	设计—建设—移交—经营	私营部门先垫资建设基础设施，完工后以约定好的价格移交给公共部门，公共部门再将设施以一定的费用回租给私营部门，由私营部门经营，目的是避免所有权的更迭带来的责任及复杂的手续问题	25~30 年	公共部门	新建
DBFO	设计—建设—投资—经营	私营部门建设基础设施，公共部门根据合同约定，向私营部门支付一定费用并使用该设施，同时由原公立医院提供临床服务，私营部门提供非临床服务	20~25 年	项目公司	新建
RCP	资源—补偿—项目	私营部门负责融资、设计、建设、运营维护，并在期满后移交公共部门，同时，公共部门以对项目投资进行补充的方式给项目公司提供一定资源（如土地、矿产或药品供应），进行高收益项目的建设和经营，确保其获得合理回报		设施归公共部门，补偿归私营部门	新建

资料来源：杨卫东（2016）。

（三）私有化类项目

私有化指将公共基础设施的所有权转移或出卖给私营部门，同时包括所有风险。私有化类项目需要私营部门负责项目全部投资，在公共部门监督下，通过向使用者收费来收回投资和收益。由于私有化项目的所有权归私营部门所有，因此私营部门承担的风险相较其他类型最大。其中具有代表性的是 BOO 模式，一般项目没有期限，但在医疗卫生项目中，也会设置期限，一般时间较长。如表 2–3 所示。

表 2–3　私有化类项目类型及特征

类型		含义	合同期限	资产归属	存量/新建
私有化	PUO：购买—更新—运营	私营部门购买现有基础设施，经过翻新扩建后经营设施，拥有该设施产权。与公共部门签订的协议中，注明保证公益性条款，受公共部门监督和管理	永久	私营部门	存量/新建
	BOO：建设—拥有—运营	私营部门投资、建设并永久拥有和经营基础设施，与公共部门签订的协议中，注明保证公益性条款，受公共部门监督和管理	永久	私营部门	新建
	股权转让	公共部门将现有基础设施的一部分所有权转让给私营部门，但公共部门一般仍会处于控股地位，双方共同承担风险	永久	社会	存量
	合资兴建	公共部门和私营部门共同出资新建基础设施，私营部门通过持股方式拥有设施，通过选举董事会成员对设施进行管理，公共部门一般处于控股地位	永久	私营部门和公共部门	新建

资料来源：杨卫东（2016）。

第二节　PPP 的理论解释

医疗基础设施在广义上被认为是与公众健康相关的公共服务，这是本书的一个基本假设。阿玛蒂亚·森（Amartya Sen）指出，健康是使人类生活体现价值的基本潜能之一，它既是发展的目标，也是发展的手段，基本的医疗卫生服务是保障人们获得健康的权利①。政府是不是这个公共服务的提供主体、是否存在其他提供主体，是单一主体提供还是多元主体提供？本节通过公共产品理论、公共选择理论、新公共管理理论和治理理论进行分析，试图用这些理论解释医疗基础设施与服务提供的公私合作趋势。

① 石国亮、张超等：《国外公共服务理论与实践》，中国言实出版社 2011 年版。

一、公共产品理论

关于政府是否应该提供医疗基础设施和服务的话题直到今天尚在讨论之中，一个国家应不应该向公民提供免费的医疗基础设施和服务主要受各国政治、经济、文化及技术因素所影响。从当今世界各国的医疗卫生体制可以看出，因为受这几个因素的影响，各国的医疗提供制度、医疗财政制度、医疗产业制度和公共健康制度各不相同。主张政府应该免费提供医疗基础设施和服务的理论支撑之一，就是公共产品理论。然而，医疗产品远比其他公共产品的属性复杂得多，如整形美容服务是一种私人产品，而流行病防治又被看成是公共产品。尽管公共产品理论本身也在不断发展完善，但其解释力有所下降。

（一）公共产品理论概要

公共产品理论是用来描述一类收费困难、应该由政府来提供的产品或服务，最早可以追溯到 18 世纪末期的亚当·斯密（Adam Smith），他认为有一类产品“虽然可能在极大程度上对整个社会有益，然而就其性质来说，它们的利润却永远也不可能支付给任何个人或少数人，所以也不能指望任何个人或少数人去建设或维护它们”①。虽然，斯密极力宣扬市场作用，但他也认识到市场不能解决所有问题，所以他认为这类产品应该由君主提供。此后，萨缪尔森（Samuelson）的两篇著名论文——《公共支出的纯理论》和《公共支出理论图解》成为公共产品的经典支撑理论。他将公共产品定义为“每个人对这种产品的消费，都不会导致其他人对该产品消费的减少”。这个概念被称为“纯公共产品”。随着这个概念的发展，人们发现它并不能完全解释公共产品的复杂性。公共选择学派代表布坎南（James Mcgill Buchanan）则进一步将纯公共产品扩展为俱乐部产品与公共资源，其中在以列举方式罗列的俱乐部产品中就包含了公用事业产品②。

萨缪尔森认为，公共产品有如下两个特征：一是非排他性，即不能把未满足公共产品供给者提出的条件的潜在使用者排除在使用者的范围之外；二

---

① ［美］亚当·斯密：《国富论——国民财富的性质和起因的研究》，谢祖钧等译，中南大学出版社 2003 年版。

② 刘燕：《公共选择、政府规制与 PPP：文献综述》，《浙江社会科学》，2010 年第 6 期。

是非竞争性，即一个人对公共产品的消费不会导致其他人消费公共产品数量和质量的减少与降低。公共产品的非排他性和非竞争性导致公共产品消费上的“搭便车”现象，也决定了政府提供是最理想的制度安排。自萨缪尔森提出公共产品概念以来，公共产品理论得到了极大的发展，人们对公共产品的分析和理解也不断深化，公共产品的内涵更加宽泛，人们认识到诸如纯公共产品、俱乐部产品、公共资源、优效品、准公共产品等一系列围绕公共产品展开的相关概念，并明确了公共产品与外部性、产权之间的联系。

（二）医疗服务供给的政府干预原理

市场失灵的产生是因为没有政府干预的情况下，纯公共产品的供给通常将低于有效数量，因此需要政府干预来弥补供给不足。这是经济学采用需求和供给理论进行分析的结果。然而，大部分医疗服务并不具备纯公共产品的属性，于是，一部分学者将目光对准医疗服务的外部性、垄断性和信息不对称。

与纯公共产品和准公共产品不同，另外一组产品由那些存在第三方影响的产品组成，这就被称为外部性。当第三方受到另一方消费或生产某种产品的影响时，外部性就产生了。相对于社会有效产量而言，一个竞争性的市场往往会制造过多的污染物品，这种产品被称为负的外部性。市场价格无法反映外部成本。相反，对产生有利的正的外部性产品，竞争性市场往往会供给不足[①]。例如治愈一个“非典”病人，社会的收益不仅包括了患者的个人收益，还因他的康复减少了传染源，防止了疾病在社会上的大面积扩散。当然，值得一提的是，私人的健康收益并不是外部性，由于个人生产率因为健康而提高的收益主要归于个人，因而，对医疗基础设施和服务的消费对生存率的影响不是外部性。

垄断势力也是市场失灵的经典例子。垄断者降低产量至竞争性水平之下，其索取的价格将超过生产的边际成本，减少的产量以及价格与边际成本之间的差距一起导致福利损失。那么，在不存在政府失灵的情况下，政府通过价格管制在理论上可以减少由垄断带来的福利损失[②]。在一些人口稀疏和分散的地区，医疗机构处于自然垄断地位，因为市场需求不大，市场提供供给的动力不足，再加上重复建设医疗的成本高，因此，很容易造成垄断。另

---

①② ［美］舍曼·富兰德等：《卫生经济学》，中国人民大学出版社 2011 年版。

外，大型医疗设备或技术需要高投入，在这种情况下，往往会形成少数几家实力雄厚的医疗机构寡头垄断的市场结构[①]。

医疗服务具有信息不对称特征。一是医生和患者之间存在信息不对称。凭借着巨大的信息优势，由加上医疗服务往往关系健康和生命，患者缺乏搜寻最低价格的意愿和能力，医院方可以轻易地通过诱导消费来提高自己的收益。二是医院与保险方之间的信息不对称。针对不同的保险计划，医院方往往可以通过病症升级、诱导病人过度检查等方式，让保险方承担不必要的成本。三是保险体制下保险方与患者也存在信息不对称。由于保险公司为了获利，往往将高风险的投保人拒绝在外，而选择低风险的投保人，如老年人和已经患有慢性疾病的人，这些人无法获得好的医疗保险服务，加剧了医疗服务的市场失灵。四是医疗服务的高成本导致公平的损失。由于医疗行业的特殊性，由市场决定的价格往往会将低收入人群拒之门外，导致医疗服务的公平损失。

通过上述分析，医疗服务存在市场失灵，政府需要进行必要的干预。政府进行干预的形式通常有几种：商品税和补贴、公共供给、转移支付和监管。其中公共供给支撑了政府供给医疗基础设施和服务的观点。

（三）医疗服务产品的多元性导致的多元供给

为了弥补传统的依靠非竞争性和非排他性研究的局限，近年来一些学者应用制度经济学的分析来研究产品和服务的属性，首先是产品属性与不同制度安排之间的联系，其次是不同种类的制度安排对产品与服务效率的影响。由此引入两个重要的划分标准：市场的可竞争程度、产品（或服务）的质量与效率的可测度性程度。

该理论认为完美的可竞争市场一般具有两个特点：一是自由进入和退出。一方面，市场不存在严重的进入障碍，不存在已有企业的限制；另一方面，当企业退出时，也不存在沉没成本，不会因退出而损失原先的投入。二是不存在资产的专用性问题。潜在的进入者不存在技术上的劣势，也不必承担额外的进入成本。由此看医疗服务产品，专业的医疗技术和声望是阻止潜在竞争者进入市场的壁垒，降低了市场的可竞争程度。

产品（或服务）的可测度性是指给定一项产品或服务，人们能够识别和

---

① 李玲、江宇等：《中国公立医院改革——问题、对策和出路》，社会科学文献出版社2012年版。

观察到其产出水平或是服务绩效的程度。产品（或服务）的可测度水平高，说明这种产品（或服务）的绩效易于观察、测度和报告。但是，大多数的医疗服务具有信息不对称的特点，因此其产出水平和服务绩效一般难以测度。与之相关的消费者、代理人或是政策制定者由于处于信息劣势的地位，难以有效地判定其所享用的产品或服务的质量和效率水平。张鹏将传统的分类标准以及市场的可竞争程度和产品的可测度性结合，给医疗卫生产品公私属性做了一个渐进分析谱系，如图 2-1 所示。

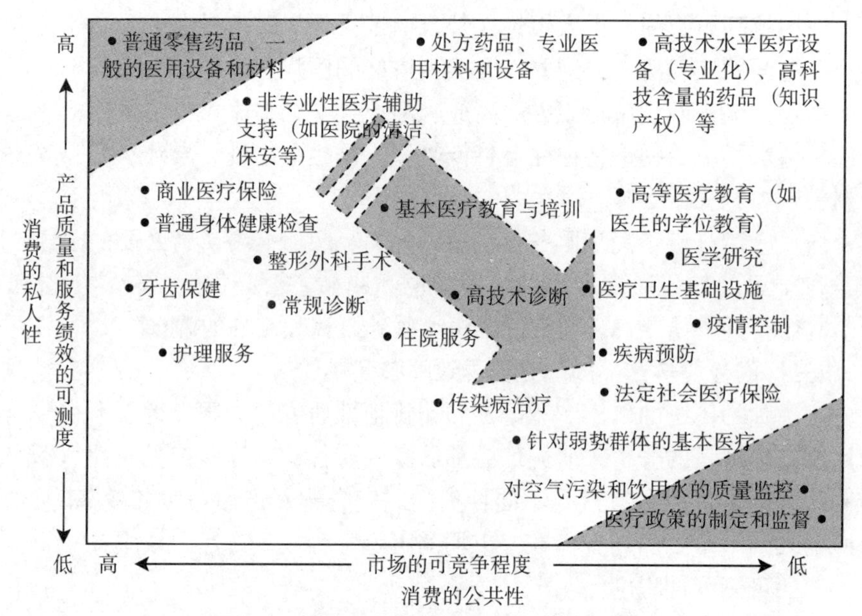

图 2-1　医疗卫生产品公私属性的渐进谱系

资料来源：张鹏（2009）。

根据这个渐进谱系，可以将医疗服务进行较细的分类，而分类的目的是为了研究最佳的医疗服务提供模式①。

1. 私人产品

处于图 2-1 上最左上角的“普通零售药品（非处方药），一般的医用设

① 张鹏：《医疗卫生产品供给及其制度安排研究》，南开大学博士学位论文，2009 年。

备和材料”这类产品，个人可以在市场上自由购买，属于自愿行为，并且市场可竞争程度很高，产品的产出效果易于度量。另外，从产品的消费属性看，此类产品属于个人消费产品；从收益上看，具有排他的特征，因此这类产品可看作私人产品。由于市场供给充足，进入和退出这个市场的壁垒相对较低，产品绩效可测，所以适宜采取市场供给。

2. 公共产品

处于图2-1上最右下角的“对空气污染和饮用水的质量监控，医疗政策的制定和监督”这类产品，其特点是市场的可竞争程度很低，并且产品的产出效率或所提供服务的绩效难以测度，例如卫生政策带来的长期公共利益很难进行测度。从产品的消费属性上看，这类产品属于集体享用的产品。对空气污染的治理和对饮用水质量的监控，可以减少疾病的传播媒介，具备产品的正外部性，具有公益性质，所以这类产品可看作公共产品。这类产品通常会出现市场供应不足或市场失灵的情况，因为，它们具备非排他性，或者排他成本过高。因此会出现“搭便车”现象，没有人愿意直接为这类产品付费。所以，本类产品需要政府供给，并通过税收弥补成本。

3. 混合产品

处于图2-1中的中间部分产品，其产品属性非常模糊，较为复杂。例如，大部分治疗服务属于私人产品，因为这些治疗服务与提高个人自身的健康水平及生活质量直接相关。但是，基本医疗服务则更强调对人们身体健康的基本保障与支持，又偏向公益性。此外，计划免疫、结核病、性病、艾滋病以及其他传染疾病的治疗与预防接种有助于集体免疫力的增加，并且可以减少对周围人群的传染机会，具有公共产品的性质。除了较为纯粹的公共产品和私人产品之外，大部分医疗卫生产品属于同时具备公共属性和私人属性的中间状态产品，所以很难区分它们是公共产品还是个人产品，因而被归为混合产品。

事实上正如图2-1所示，随着产品序列由私人产品一端向公共产品一端的过渡，其产品或服务的外部性和公共性不断增长，表现为医疗卫生产品消费的私人性向消费的公共性的渐进谱系变化[①]。如果从两个极端看，一端是市场能够很好地提供的私人产品，另一端是政府能很好地提供的公共产品，

① 张鹏：《医疗卫生产品供给及其制度安排研究》，南开大学博士学位论文，2009年。

而中间更多的是市场和政府都无法单独很好地进行提供的混合产品。因此，医疗服务产品的多元属性导致了其供给的多元性，既有政府供给，又有市场供给。

二、公共选择理论

公共产品的非排他性和非竞争性，使得其在消费中存在免费“搭便车”的问题，市场机制不能提供或只能提供低于社会需要的少量公共产品，因此，在非市场选择的过程中，政府成为了另一个选择。然而，在公共选择学者看来，人并不会因为他所处的地位不一样而使其本性改变。个人的行为天生地要使效用最大化，一直到受到抑制为止①。在政府公共产品供给过程中，政府也是人组成的，也是“经济人”，其行动的动机也是追求效益最大化。在这个基础上，公共选择理论认为国家的决策过程是与经济市场类似的，由供求双方相互决定的过程。

（一）公共选择理论概要

公共选择理论是20世纪50年代由公共选择学派建立和发展起来的西方经济学理论之一，它是用经济学的视角来解释政治学的现象，因此常被称为新政治经济学。邓肯·布莱克（Duncan Black）1948年发表的《论集体决策原理》被认为是公共选择理论的基础，他也因此被认为是“公共选择理论之父”。公共选择理论有三个学派，弗吉尼亚学派、罗切斯特学派和芝加哥政治经济学派，其中影响最大的是布坎南和图洛克（Gordon Tullock）领导的弗吉尼亚学派。

公共选择理论把经济学中“经济人”的假设用于理解政治过程，把人类社会分为两个市场：一个是经济市场，另一个是政治市场。经济市场上的活动主体是消费者和厂商，他们之间交易的对象是私人物品；政治市场上活动的主体是选民、利益集团、政治家和官员。选民和利益集团是政治市场上的需求者，相当于商品市场的消费者，他们手中的选票相当于商品市场中消费者手中的货币；政治家是政治市场上的供给者，用对大多数人有利的政策换取尽可能多的选票，他们之间交易的对象是公共产品。在经济市场上，人们

① ［美］布坎南：《自由、市场和国家》，吴良健等译，北京经济学院出版社1988年版。

通过货币选票选择能给他带来最大满足的私人物品；在政治市场上，人们通过民主选票选择能给他带来最大利益的公共产品、政治家、政策法案和法律制度[①]。

基于以上的理论，公共选择理论主张限制国家干预，坚决地反对凯恩斯主义强调借助国家的力量去调节和稳定经济的做法。在他们看来，国家和市场一样，都可能失灵，政府本身也存在难以克服的弱点和缺点，这使得政府不能弥补市场的缺陷，甚至会使资源的配置更无效率，最终使社会福利水平更低。为了论证政府干预的失败，公共选择学派提出了政府失灵的几个典型表现。

（二）政府失灵

政府失灵是指政府在力图弥补市场缺陷的过程中，又不可避免地产生另外一种缺陷，即政府活动的非市场缺陷，或称为“政府失灵”。政府失灵主要表现在内部性、产生新的外部性、政府行为的低效率、寻租和腐败、公共政策失败等方面。

首先，内部性指公共机构及其官员追求自身的组织目标或自身利益而非公共利益或社会福利的现象。如同外部性被看成市场缺陷及市场失灵的一个重要原因一样，内部性或内部效益被认为是非市场缺陷以及政府失灵的一个基本原因。

其次，政府在试图修正市场失灵，限制外部性的同时又产生了副作用，即产生了新的外部性，如政府垄断。

再次，政府活动、政府行为的低效率导致政府失灵。政府低效率的主要因素有：公共产品的估价或评价上的困难；政府机构的工作人员缺乏竞争机制；政府活动缺乏成本—收入机制；监督机制的缺陷。

最后，寻租和公共政策失败。寻租是政府干预的副产品，是个人或团体为了争取自身经济利益而对政府决策或政府施加影响，以争取有利于自身的再分配的一种非生产性活动。如企业通过合法或非法的形式向政府争取优惠特惠，通过寻求政府对现有干预政策的改变而获得政府特许或其他政治庇护，垄断性地使用某种市场紧缺物资等。公共政策失败主要表现为政府在制定公共政策时存在种种困难、障碍和制约因素，使得政府难以制定并执行好

① 许云霄：《公共选择理论》，北京大学出版社 2006 年版。

的或合理的公共政策，政府干预经济活动达不到预期目标[①]。

（三）重新创造市场

公共选择理论认为需要重新创造市场，引入竞争，打破政府垄断才能防止出现政府失灵的情况。公共选择理论的经济学家提出要建立“政治权力分散化”的民主政治模式，有效地制约政府行为，限制官僚主义无限扩大的政策主张。具体的做法是在政府部门引入竞争机制，形成利润约束；引进成本—收益分析，进行项目评估等。对于公共产品的提供，为了避免政府失灵，必须打破政府的垄断地位，将政府的一些职能释放给市场和社会，建立公私之间的竞争，通过外部的政府与市场关系的重组来改革政府。公共选择理论主张限制政府干预，通过政府与市场、政府与社会关系的重新界定来解决政府面临的问题。在公共服务经营中，为了避免政府失灵，政府在一定程度上应放松对公共服务的管制。公共服务既可以由政府提供，也可以由社会提供，政府不必包揽所有公共服务，而应打破公私之间的界限，给予群众对公共服务进行自由选择的机会。政府适当退出某些活动领域，尽可能地使更多活动返回到私营部门，通过私营部门的参与，形成某种竞争机制，从而带来市场竞争活力和行政效率的提高。公共选择理论重新强调了市场的价值，它给政府开出的药方是要让政府将其不应该做的和做不好的事交给市场完成。正因如此，公共选择理论成为支持公共服务市场化改革的一种理论。

三、新公共管理理论

新公共管理理论主张在公共部门采用私营部门成功的管理方法和竞争机制，重视公共服务效率，强调在解决公共问题、满足公民需求方面增强有效性和回应力，强调自上而下的统治性权力与自下而上的自治性权力交互，强调政府与公民社会的协商与合作，强调政府低成本运作，强调公共服务的质量和最终结果，强调引进企业管理的若干机制和方法来改革政府，强调顾客第一和消费者主权，强调政府职能简化、组织结构“解科层化”、作业流程电子化。

---

① 许云霄：《公共选择理论》，北京大学出版社 2006 年版。

（一）新公共管理理论概要

20 世纪七八十年代，西方各国掀起了政府改革的浪潮。改革的背景是世界范围内出现的市场化、经济全球化，改革的内在驱动力是传统的官僚制政府模式下政府行为失效、民主政治精神引领下社会自治力量的提升以及市场功能领域的发育扩展。外部现实是政府的财政危机、官僚主义和权力腐败等引发群众对政府信任度的下降，政府的合法性危机日益凸显。因此，一场兴盛于英国、美国、新西兰、澳大利亚等西方国家的新公共管理改革被越来越多的国家所采用。

新公共管理的理论架构主要吸纳了两个基本理论和方法途径：管理理论和经济学理论。管理理论即指最初来源于企业管理的管理主义传统；经济理论主要包括公共选择理论、政治企业家理论、委托—代理理论和交易成本理论。新公共管理的基本主张是将政府治理与市场机制相结合，把私营部门的各种管理方式引入政府，依靠先进的信息网络技术，通过组织与管理的重新调整来提升公共服务的品质，实现政府治理的效率和效能。新公共管理的理论具体主张是：以市场为导向，将私营部门的管理方式引入政府；重塑政府与社会的关系，对政府职能及其规模进行再定位；由注重工作过程和投入转向注重结果和产出；通过多种形式的授权改善政府的工作；将政策职能与管理职能分开，实现职业化管理等①。

（二）新公共管理的主要策略

新公共管理在各国的实践体现出不同的策略。在英国，改革策略被概括为：民营化、分权化、竞争机制、企业精神、非管制化、服务质量等。在美国，改革主要的策略是市场化，市场化强调决策和执行分开；公共服务供给多元化、竞争发展；消费者拥有对公共服务的选择权力。具体表现为：采取合同出租、公私伙伴、用者付费、凭单制度等。澳大利亚深受管理主义和公共选择理论影响，采取的策略主要是国有企业民营化、分权（中央和地方权责重新划分）、部委合并等②。下文主要选择竞争选择、公私伙伴（PPP）和服务顾客进行阐述。

---

① 王定云、王世雄：《西方国家新公共管理理论综述与实务分析》，上海三联书店 2008 年版。

② 陈振明：《政府再造——西方“新公共管理运动”述评》，中国人民大学出版社 2003 年版。

1. 竞争选择

奥斯本（David Osborne）和盖布勒（Ted Gaebler）将竞争分为三类：一是公对私的竞争，即让政府和私营部门都提供公共服务，从而促使其竞争；二是私对私的竞争，即政府要求私营部门之间彼此竞争，以提供一些公共服务；三是公对公的竞争，即政府促使自己内部组织之间进行竞争，以达到良好的服务效果①。以英国公费医疗拨款制度改革为例，英国是一个免费医疗国家，这种体制必然带来财政的巨大压力和医院的高治疗费用。1992年，英国政府开始把原来拨给医院的大部分款项拨给家庭医生，医生的手术和住院服务明码标价，形成医疗服务的内部市场。同时，家庭医生和病人共同协商选择医院，然后从自己的预算中向医院交付就医费用。这一做法改变了医院效率越高越容易亏损的局面，迫使医院提高质量，降低价格，为吸引病人而展开竞争。这种竞争就是医院间的竞争②。

2. PPP

PPP是新公共管理的一个策略。新公共管理理论认为PPP主要包括合同外包、特许经营、共同生产和私有化四个方面。

首先，合同外包的主导思想是公共服务的非垄断化，即政府将原来垄断的公共服务生产权和提供权向私营部门、非营利部门转让。由政府作为顾客和委托人，确定某种公共服务项目的数量和质量标准，对外承包给私营部门或非营利机构，政府购买这些公共产品或服务。

其次，特许经营与合同外包不同，政府不需要购买私营部门提供的公共服务，而是以特许一定时期的经营权形式吸引中标的私营部门参与基础设施建设或提供某种特定的服务项目。私营部门通过向使用者收费来收回成本和投资回报，政府则保留价格核准权。

再次，共同生产比较复杂，政府和私营部门通过协议共同提供公共产品和服务。例如，政府采取财政激励措施或财政担保的方式吸引私人资本投资社会住房计划，开发低成本的公共住房。

最后，私有化，一个争议最大的PPP类型，一些专家认为在中国，PPP不包括私有化。私有化通常包括：第一，转让股份，即通过上市公司定价出

---

① ［美］奥斯本、盖布勒：《改革政府——企业家精神如何改革着公共部门》，周敦仁等译，上海译文出版社1996年版。

② 王定云、王世雄：《西方国家新公共管理理论综述与实务分析》，上海三联书店2008年版。

售股份；第二，招标，即在股市外通过招标进行；第三，向一些稳定的股东出让部分资产；第四，向雇员出让股份。

3. 服务顾客

西方政府官僚需要向两种人负责：一是民选的政治官员，二是民众。强调服务顾客的策略是将民众比作顾客，政府作为提供公共服务的主体，需要以顾客为导向而改善公共服务的品质。服务顾客的途径主要有三个：顾客选择、竞争选择和顾客质量保证。

首先，顾客选择，这促使政府部门产生压力感，主要做法为：第一，公共选择系统，即允许顾客从不同的政府或者私营部门间选择服务供应者；第二，顾客信息系统，即以公有资源、私有资源或混合方式向顾客提供各个供应者的服务成本、质量等基本信息，是顾客在信息比较透明和充分的情况下进行选择。

其次，竞争选择，目的在于引导政府部门和民间机构提供充足的公共服务，并以此激发顾客充分的服务需求。做法为：第一，竞争性的公共选择系统，即向顾客提供跨地区的选择系统，鼓励顾客做比较。第二，增加或创造需求，通过发行抵用卷等方式鼓励民众购买特定服务项目。第三，改变政府投资策略，根据市场供需状况，选择某些相对稀缺的服务领域或相对滞后的服务项目进行投资，扩大顾客的选择面。

最后，顾客质量保证，即制定服务顾客的标准以及相应的奖惩标准，促使有关服务部门提高服务质量，以更好地回应顾客的需求。

四、治理理论

在促进人类健康、福利和发展的过程中，治理成为了一个重要的研究和行动领域。从广义上看，治理面对的是整个社会系统的管理，它有个人与机构、公共和私营部门、计划和管理一个政体之公共事务的众多方式①。在西方，公共和私营部门之间在某些领域的界限已经模糊，使得一些传统属于政府扮演的角色向私营部门开放。

① 转引自林光汶、郭岩等：《中国卫生政策》，北京大学医学出版社 2010 年版。

（一）治理理论概要

随着“地方治理”和“公司治理”运动的发展，20世纪90年代，一个试图被用来解决“政府失灵”和“市场失灵”的妙方——“治理”（Governance）理论诞生了。现在所使用的“治理”概念是世界银行在1989年发表的报告中面对非洲国家公共治理的危机而提出的，后成为指导政府改革的一种理论基础[①]。治理可以被定义为：一个组织和社会自我驱动的过程[②]。全球治理委员会发表的题为《我们的全球伙伴关系》（1995）的研究报告，对治理作了如下界定：“它是使相互冲突的或不同的利益得以调和并且采取联合行动的持续的过程。它既包括有权迫使人们服从的正式制度和规则，也包括各种人们同意或以为符合其利益的非正式的制度安排。治理的基本特征是：治理不是一整套规则，也不是一种活动，而是一个过程；治理过程的基础不是控制，而是协调；治理既涉及政府，也包括私营部门；治理不是一种正式的制度，而是持续的互动。”[③] 国内学者俞可平认为治理的具体特点表现为：利益相关者之间界限和责任的模糊性；权力相互依赖和行为者网络的自主自治[④]。治理理论是在对政府与市场、政府与社会、政府与公民这三对基本关系的反思过程中产生的，其主要内容包括三个方面：一是主体存在一个来自不同领域、不同层级的公私行为体，如个人、组织、权力机关、非权力机关等，他们互相之间存在权力依赖和互动的伙伴关系。二是在治理的基础上，政府已不再享有唯一的、独占性的统治权威。三是在治理方式上，既有强制的管制，又有民主协调和谈判；既采取法规制度，又有非正式的约束协议。治理试图弥补国家和市场的某些不足，但治理并不是要代替政府规制和市场调节，事实上，治理是在这两者的基础上存在。国家治理的理想状态就是“善治”（Good Governance）。善治就是公共利益最大化的治理过程，其本质特征是国家与社会处于最佳状态，是政府与公民对社会政治事务的协同治理，或称官民共治。[⑤]

治理理论作为一种新的公共管理理论，不仅强调政府与市场的协调与合作，更重要的是寻求政府、社会与市场三者之间的合作与互动。治理是政治

① 张康之：《公共行政学》，经济科学出版社2002年版。
② Rosenau，J.N. Governance in the Twenty-first Century. Global Govermmance，2004，1，pp.13-43.
③［美］全球治理委员会：《我们的全球伙伴关系》，牛津大学出版社1995年版。
④ 俞可平：《治理与善治》，社会科学文献出版社2000年版。
⑤ 俞可平：《论国家治理现代化》，社会科学文献出版社2014年版。

国家与公民社会的合作，政府与非政府的合作，公共机构和私人机构的合作，强制与自愿的合作[①]。治理理论视角下，行政任务不再仅仅是单独由行政机关完成，还可以是行政机关、社会公共机构和私人机构，甚至PPP或通过授权、委托等形式由私人完成，即行政任务完成的PPP。正是在治理理论的指导下，公共行政进行改革，以行政机关为代表的政府和私人开始由对峙走向合作，共同完成行政任务。也就是说，治理理论催生了现代意义上的PPP[②]。

（二）治理理论与 PPP

PPP是政府实现高效公共管理和提供公共服务的一种方式，很多公共行政学的研究文献开始从治理的角度研究促进PPP成功的因素。换句话说，治理理论提供了PPP的具体操作指导。鲍法德（Bovaird）认为，公共治理是利益相关者为了影响政策结果而相互作用的行为，而伙伴关系作为公共治理范式的一个整合部分，具有更加坚实的理论支撑[③]。布卢姆菲尔德（Bloomfield）认为，PPP虽然在理论上可以使群众得到益处，包括服务质量改善和降低成本等，但实际上PPP长期合约面临的挑战危害了PPP的成功实施，包括对市场竞争、合理分担风险、绩效保证和适当透明的障碍；政府要成功实施PPP，必须投资于专门的技能和有效合同管理技术，并完善治理结构。菲尔德等（Field et al.）研究了英国医疗事业发展PPP的障碍和促进PPP成功的因素，指出了政府进入PPP的有限能力主要体现在选择适宜的合同及战略伙伴、对未来环境的正确预测、合同谈判能力和监督管理等方面，强调政府应提高能力[④]。布鲁尔等（Brewer et al.）认为，为了建立良好的伙伴关系，政府必须仔细考虑"善治"原则[⑤]，也就是寻求和实现目标——"善治"，达到公共利益最大化，其本质就是政府与公民对公共生活的合作管理。

（三）医疗卫生治理

理查德·道奇森（Dodgson）等认为，医疗治理（Health Governance）是

① 朱风岐等：《中国反贫困研究》，中国计划出版社1996年版。

② 陈军：《PPP理论基础研究》，《延边大学学报》2009年第8期。

③ Bovaird T., "Public-private Partnerships: From Contested Concepts to Prevalent Practice", *International review of Administrative Science*, Vol.70, No.2, 2004, pp.199-215.

④ Bloomfield P. "The Challenging Business of Long-Term Public-Private Partnerships: Reflection on Local Experience." *Public Administrative Review*, Vol.66, No.3, 2006, pp.400-411.

⑤ 张万宽：《公私伙伴关系治理》，社会科学文献出版社2011年版。

一个社会为促进和保护其人口健康而采取的行动和措施。其组织和运转功能的规则既可以是正式的（如公共健康法、国家卫生管理办法），也可以是非正式的（如《希波克拉底誓言》）。同理，治理的机制可以是地方的或次国家层面的（如地方性卫生机构），也可以是国家层面的（如卫生部），还可以是区域层面上的（如泛美卫生组织）和国际层面的（如世界卫生组织）。而且，医疗治理可以是公共的（如国家医疗服务），私人的（如国际药品制造商协会），或者是 PPP 的形式（如疟疾药物公司）[①]。

治理的特征是多中心，权力分散在多重治理机构和多个地点。一些评论家曾撰文描写过一个“威斯特伐利亚”[②] 时代，在这个时代里，跨国公司、非政府组织及一大批 PPP 的混合实体在国际治理中已经扮演了重要的角色。国际非政府组织，如绿色和平组织和无国界医生组织，都能通过发布报告并利用国际性的媒体信息，影响群众对某一国的意见，以此制约和塑造政府的行为。跨国公司运用其国内的政治力量，影响从对卫生和安全管制法规的解释到国际条约的谈判的一切问题。世界卫生组织作为一个最为微弱的国际性机构，也能对国家就 SARS 的应对措施产生影响[③]。当代治理在国家范围内的一个重要特征也是多中心化。例如，很多原来是通过政府来提供的服务，如供水、排污、疾病控制甚至是治安被广泛地民营化，从这些现象可以感受到，如今，管制日益依赖私人或者 PPP 设立标准、监督执行和处罚违章。

（四）中国医疗领域 PPP 治理的原则

中国与其他国家一样，在医疗服务领域，卫生政策不能被简单地视为是由政府计划、由政府执行的产物。从治理的角度讲，中国医疗卫生政策的发展必须被看成是一种对一个涵盖了众多内部和外部治理者的看法予以回应的过程[④]，该过程应符合“善治”的基本原则。对于善治，世界各国有不同的追求（见表 2-4）。最早使用该词汇的一些国际组织，把这些善治原则作为国际合作和发展援助的必要前提条件，因为它们有理由相信当一些发展中国家和地区满足这些条件时，合作或援助成功的概率会更高，从而真正做到有

① Dodgson R., Lee K., Drager N., Global Health Governance: A Conceptual Review. London: London School of Hygiene & Tropical Medicine, 2002.

② 威斯特伐利亚和约（Peace of Westphalia）：1648 年 10 月 24 日分别在神圣罗马帝国明斯特市和奥斯纳布吕克市签订的一系列和约，标志着三十年战争的结束。

③④ 林光汶、郭岩等：《中国卫生政策》，北京大学医学出版社 2010 年版。

的放矢[①]。可见，这些原则更像是一种衡量善治的标准。善治是一个“应然”的理想状态，是我们追求的状态，因此，善治原则至今没有一个统一的标准。俞可平对善治进行了系统的研究，他在多篇文章中认为，中国的善治，结合中国的国情，应该有十要素之说，包括合法性、法治、透明性、责任性、回应、有效、参与、稳定、廉洁和公正[②]。结合中国医疗体制的特点，笔者认为医疗领域的 PPP 治理追求的善治原则至少应包括以下九点。

表 2–4 善治原则比较

原则	欧盟	经合组织	联合国	世界银行	合计
问责	√	√	√	√	4
效能与效率	√	√	√	√	4
开放性/透明	√	√	√		3
法治		√	√	√	3
腐败控制		√		√	2
平等与包容		√	√		2
融合	√				1
回应			√		1
共识			√		1
监管质量				√	1
政治稳定和非暴力				√	1

资料来源：吴畏（2015）。

1. 合法[③]

合法指依法治理。俞可平界定的“合法性”，是指社会秩序和权威被自觉认可和服从的性质和状态[④]。笔者使用这个原则更多与俞可平使用的“法治”概念吻合，并不是讲政府的合法性问题，政府的合法性问题应属于“政治学”的研究范畴。笔者认为，PPP 从属于政府治理，要使用 PPP 进行医疗

① 吴畏：《善治的三维定位》，《华中科技大学学报》（社会科学版）2015 年第 2 期。
② 俞可平：《全球治理引论》，《马克思主义与现实》2002 年第 1 期。
③ 此处没有使用“法治”这个概念，是因为“法治”与“善治”是不同的体系，善治是公共管理学范畴，法治是法学范畴。
④ 俞可平：《论国家治理现代化》，社会科学文献出版社 2014 年版。

服务供给，必须在宪法之下进行，即依法治理。PPP 急需一部自己的法律。政府要使 PPP 有法可依，合法运行。

2. 公正

公正指公平和正义，前者指政策被平等地适用于每一个人的程度，后者指政策打击侵害行为的程度。医疗公平，首先是机会平等，政府采用 PPP 让每一个公民获得医疗服务的机会平等；其次是最弱群体获得最大的帮助，即政府通过 PPP 为穷人购买医疗服务；最后是通过 PPP 追求医疗服务质量平等。正义，是指政府打击侵害群众获取医疗权益的不法行为的信念。不管 PPP 带来了多少好处，一旦与群众的健康权益相违背，就应该终止 PPP，并在行政处罚中严惩不贷。

3. 参与

参与指利益相关者在决策系统中所有权的程度与参与程度。善治是国家权力向社会回归，善治的过程是一个还政于民的过程。[①] 政府拥有公立医院的所有权，因此在 PPP 中获得应有的权利和义务，但同样作为拥有所有权的另一方——社会资本，也应该获得与所有权相匹配的权益，政府在使用 PPP 的时候，应该尊重这种参与。相对患者和群众而言，作为利益相关者，他们的参与程度更多地体现为知情权。而群众与政府之间是委托—代理关系，群众不具有所有权。

4. 透明

透明指决策明确和公开的程度。PPP 治理应该尽可能地增加透明性。从项目识别、项目准备、项目采购、项目执行到项目移交的全 PPP 流程中，尽可能地公开 PPP 项目信息。透明原则是其他所有原则的基础保障，没有公开，其他原则将无所依从。

5. 有效

有效指医疗供给的质量和效率。PPP 要追求质量和效率的统一。医疗不同于其他公共产品，它最大的特点是健康，或者说生命的价值究竟是多少很难衡量，按经济学思维，生或死的情况不再是边际变化。一个可能面临生命结束的病人，在没有得到治疗时，死亡概率为 1.00，而如果得到治疗时则为 0.60[②]。而医疗的质量直接关系死亡概率的高低。此处的效率是指 PPP 项目

① 俞可平：《论国家治理现代化》，社会科学文献出版社 2014 年版。

② [美] 舍曼·富兰德等：《卫生经济学》，中国人民大学出版社 2011 年版。

运营的效率，它与医院管理效率是一致的。追求效率，医院的运营成本才能降低，医院才能盈利，只有这样，PPP 项目才能保障持续运营。

6. 责任

责任指那些拥有 PPP 治理权力的人对其行为所影响到的人群负责。责任意味着 PPP 管理人员及管理机构必须履行一定的职责和义务，责任的明确体现在风险识别和分担中，体现在合同规定中。治理的特点是多中心和多主体，这些原则不但针对政府主体，也针对社会资本主体。社会资本主体的责任必须在 PPP 合同中加以明确。

7. 稳定

稳定指医疗供给的可持续性。PPP 是传统医疗供给模式的变革，它会局部性或全局性地改变医疗供给，这种改变隐藏着一种潜在风险，就是医疗供给中断。影响供给中断的原因很多，如亏损、医务人员罢工、医闹等。PPP 治理必须有稳定的追求，政府应制定风险防范机制和“刹车机制”。

8. 廉洁

廉洁指政府公职人员和社会资本奉公守法。政府公职人员的腐败，会导致 PPP 项目成本增加和政府违约风险增加，也可能导致项目失败。社会资本投机行为也可能导致企业经营亏损，面临重组兼并，甚至破产，从而牵连 PPP 项目。

9. 回应

回应指治理部门对群众争取健康权益诉求的反应程度。政府对来自群众的医疗健康需求所设置的沟通渠道是否畅通、回应态度是否真诚、回应是否及时都是 PPP 治理追求的善治原则的体现。

五、激励规制理论

激励规制理论是规制经济学的一项成果。20 世纪 70 年代，经济学家卡恩（Kahn）的《规制经济学：原理与制度》出版，该书提出了政府规制的系统理论。标志着规制经济学的诞生。卡恩认为，政府规制是对该产业的结构及其绩效的主要方面的直接规定，如进入控制、定价、服务条件和质量标准，以及服务的应尽义务的规定[①]。公共事业具有的公共产品属性、外部性和垄断性构成了规制的必然逻辑。规制经济学经历了公共利益规制理论、利益集团规制理论及动态博弈的均衡规制理论等几个阶段。这些理论的发展印证了经济发展和国家治理能力不断提升。

（一）激励规制理论概要

在经济学领域，新规制经济学的特点是将激励问题引入规制问题的分析中，将规制问题当作一个最优机制的设计问题，在规制者和受规制的企业的信息结构、约束条件和可行工具的前提下，分析双方的行为和最优权衡。因为市场总是存在信息不对称、缺少承诺和不完美的规制者[②]。当公共产品交由公共部门提供后，由于只允许一家供应商供应这些产品，垄断自然就会出现。如供水和供电。为了打破这种垄断，政府需要进行规制，规制的基本功能是为自然垄断提供一种替代性的竞争[③]。PPP 就是这样一种激励规制，它通过特许权、收益率和私有化等方式实现激励。

（二）激励性规制的主要方式

20 世纪 70 年代，由于传统的公共事业的规制存在缺陷、规制成本增加等原因，美国、英国和日本等国家开始“放松规制”[④]。这实际上是从规制的角度看市场化改革。这些国家开始在通信、铁路、公交、货运等行业放松规制，通过对电信、电力和铁路等垄断产业进行重组、引入市场竞争和社会资本来实施改革。改革的目的包括两点：一是给运营商提高效率的激励，二是尽可能从更大的范围促进竞争。然而，放松规制的实质只是转变规制的方式，从过去的“强制性”外加规制向内生的“激励性”规制转变。主要的方法包括价格上限规制、特许投标竞争和标尺竞争。代表研究者包括伯圣科（Besanko）和萨平顿（Sappinton），拉丰（Laffont）和梯若尔（Tirole），威曼（Weyman）和琼斯（Jones）等，他们针对企业在提供产品过程中出现的由于信息不对称问题而产生的道德风险和逆向选择问题设计规制模型，使生产企

---

① 魏成龙等：《政府规制创新》，经济管理出版社 2016 年版。

② ［法］让·雅克·拉丰、让·梯若尔：《政府采购与规制中的激励理论》，石磊等译，上海人民出版社 2004 年版。

③ ［英］安东尼·奥格斯：《规制：法律形式与经济学理论》，骆梅英译，中国人民大学出版社 2008 年版。

④ 规制与监管是不同的范畴，但常常被混用，原因是二者的机能有重叠，但是规制是制度设计，监管是政府行为。“放松规制”是指引入市场来提供公共服务，但不等于放松监管。

业降低成本、提高效率。

1. 价格上限规制

价格上限规制来自李特查尔德（Littlechild）1983 年的一个 RPI-X 模型。其根本原理是：规制者给一类产品确定一个价格上限，或者为其中的“一揽子”产品确定一个价格上限，生产产品的企业在这个价格上限之下选择产品的价格。由于这一类的产品属于垄断性质的产品，生产的企业极容易控制其价格，因而政府要对其价格上限做出限制，如电信产品。同样，价格上线规制也适用于公立医院的医疗产品定价。价格上限实际上是在信息不对称下的剩余索取合同。由于规制者无法确切地知道企业降低成本的努力程度，因此设置了价格上限，从而让企业提高生产效率、降低成本，进而获得更多的利润。同时，企业还可以在价格选择上拥有一定的选择权，这种灵活性让企业有动力去了解和利用需求弹性的信息，挑战价格以使成本收回的社会扭曲达到最小化。这个原理可以解释医保的总额预付制和按病种付费等模式，让医院控制成本来获得更多的利润。但是，这种价格上限规制也有缺陷。利斯顿（Liston）指出，价格上限规制可能会让企业降低服务质量，只对那些有最高支付意愿的顾客提供服务，实施价格歧视[①]。这个理论假设在 PPP 上也有可能发生。在 PPP 医疗项目中，医院会突破原来公立医院政府监管中的 10%特需服务约束，扩大特需消费的服务规模。此外，价格上限也会引发医疗服务质量下降的风险，医院会缩短住院日或减少必要的护理服务。

2. 特许投标竞争

特许投标竞争在 PPP 模式上的直接运用是特许经营权的获得。它的核心是企业为获得项目经营权而开展的投标竞争，这样做的目的是消除垄断租金，实现有效的定价和鼓励企业降低成本。这个理论是由 1968 年德姆塞茨（Demsetz）在《为什么规制基础设施产业》中提出的将特许投标竞争引入自然垄断产业发展而来。此后，又有大量的经济学家对此进行了完善。这种模式如今被大量运用在基础设施建设领域，并已经获得了大量的经验积累，它的主要优点是让垄断产业实现了事前竞争，让投标的企业从一开始就为了获得项目而积极去利用资源，同时也不会有过度投资的激励。在中标后，受到合约的约束，企业会节约成本，提高效率。此外，特许经营权有一定的期限，

---

① 魏成龙等：《政府规制创新》，经济管理出版社 2016 年版。

在期限内企业都会受到约束。但是它也有缺点。首先，投标时，竞争是否充分，是否在竞争下授予项目是一个前提条件。其次，由于特许经营的期限较长，合同无法识别未来长达几十年的所有风险，加上技术更新和市场供需变化，企业可能会削减对固定资产的投入。在医疗领域，还突出表现为项目公司在特许经营期限内减少医院的科研经费，忽视医生的能力提高等问题。因此，特许投标竞争与价格上限组合的模式更适合公共服务设施网络，如供水、供电和电信等。这个理论也解释了中国政府目前在传统领域的公共服务，如能源、水利、交通等的提供上倾向于采取特许经营的模式，而在更大范围的公共服务领域提供上推广 PPP 模式。

3. 标尺竞争规制

标尺竞争规制是通过比较相似的技术环境下的企业绩效来掌握目标企业的技术参数，分析差别，并以此为基础制定价格。施莱费尔（Shleifer）首先将标尺竞争的思想用于规制分析，即规制者从几个地区内寻找垄断企业的信息，用来制定对每个企业的激励规制。具体来说，就是政府比较多个区域内同一个垄断产业的平均水平，用这个平均水平衡量本区内的绩效，并根据本地实际情况制定相应的价格。对于中国的医疗领域来说，公立医院的收费机制是根据医院级别进行的，这也是一种标尺竞争规制的体现。它的缺陷在于企业被假定在基本相同的环境下从事经营生产。此外，行业合谋也会对该规制的效果造成影响。

以上理论分析为 PPP 在医疗服务上的运用搭建了理论逻辑，公共产品理论解释了政府提供医疗服务的基本职责和“市场失灵”，而公共选择理论认为公共产品的政府供给会出现“政府失灵”，在这个过程中，必须通过重新创造市场弥补政府失灵。新公共管理提供了政府供给公共服务的新路径，即由过去的“划桨”向“掌舵”转变，并提供了一种实现路径，即 PPP。治理理论的发展继续支持新公共管理理论，并提出“善治”的基本主张，认为要实现“善治”必须注重一些基本原则，将这些基本原则引入到 PPP 治理中，可以得到公共部门与私营部门行动的准则。在后文中，这些准则将完全融入到 PPP 的运行机制和绩效评估中，从而实现理论指导和评价实践的价值。最后，激励规制理论更为具体地解释了 PPP 的激励机制，包括价格上限、特许经营，经济学家们从模型分析上对这些激励机制进行了论证，但不管怎样，所谓“科学”的规制设计，还有其潜在的问题，这需要理论上的创新，需要新的规制设计。PPP 理论依据也会随着 PPP 的运用而不断地实现创新。

第三节　PPP 医疗项目的运行机制

各国医疗服务供给都面临一个治理矛盾：一方面选民要求降低税收，而另一方面选民却要求得到更多、更优质的公共服务。传统的公共行政学无法回应这些新问题，在这种情况下，传统管理主义的效率导向重新获得审视，一种新的管理主义至上的理论在 20 世纪 80 年代诞生，这就是新公共管理思潮。新公共管理思潮认为在管理方式和效率上，私营部门相对于公共部门更胜一筹，提倡用私营部门的管理机制改造公共服务的提供。PPP 就是一种利用私营部门的管理经验来改善公共服务供给的工具，其机制的基本理论渊源来自新公共管理。PPP 机制是指 PPP 内各构成要素之间相互联系和作用的制约关系及功能，它解决的是各主体之间怎样工作，怎样使 PPP 运转生效。

一、基本概念

在对 PPP 的理论依据进行探讨前，有必要界定清楚一些基本概念的内涵。在本书的前半部分，并没有直接使用“政府与社会资本合作模式”这个概念，是因为本部分的探讨处于全球范围的视野。更为重要的是，PPP 不仅对于中国是一个新的概念，对于全球而言，也只是 20 多年的事情。在这个概念被提出之前，有一些体现公私合作精神的概念或活动已经出现，如购电协议（PPA）、私营部门融资计划（PFI）、特许经营、专营权、伙伴关系等。这些概念本身在西方国家都会被混用，因此需要厘清，以便于后文的讨论和交流。此外，由于大部分概念来自西方国家，我国学者在翻译过程中也有不同的理解。为便于讨论，首先对概念进行限定。

（一）医疗基础设施

基础设施可以定义为经济与社会运作所必需的各种设施，它们是支持一个国家的经济和社会活动的手段。基础设施还包括实现经济和社会正常运作所附带的设施，如道路上的便利设施。一般将基础设施分为两大类：经济性基础设施和社会性基础设施。经济性基础设施指那些被视为保障日常经济生活正常运行所不可或缺的基础设施，如公共交通设施和公用事业网络（供水、供电和电信等）。社会性基础设施指保障社会制度正常运行所不可或缺的基础设施，包括学校、医院、图书馆、监狱等①。也有人将基础设施定义为有形资产，如桥梁、公路、街道和隧道等，而其他一些观点认为这个定义可以更宽泛一些。除了“硬”基础设施外，还应有“软”基础设施，包括职业培训、商业金融服务、研发促进和技术转让以及社会保障系统、各种社会服务和环保机构，因为这些服务被认为是社会必需的。事实上，随着社会发展和技术进步，基础设施概念的内涵和包括的内容在不断地变化，只是在一个时期内有相对稳定的一致看法。

医疗基础设施（Health Infrastructure）主要是指为满足医疗卫生服务需要而建设的建筑及建筑附属设备。医疗基础设施是支撑医疗、公共卫生和健康福利制度的重要承载。为了保障社会大众的健康，各种医疗基础设施相互联系，各自发挥自己的功能。医疗基础设施包括的具体内容也在不断扩大，它不仅指传统的医院，还包括增进健康的设施、养老的设施和预防疾病的设施。伴随着人们对健康期望值的增加，人们对医疗基础设施的理解也在深入。以日本研究者视角看，医疗基础设施应包括保健（增进健康、预防疾病）、医疗（诊断、治疗、护理）、福利（康复、护理、家庭援助）三大功能②。根据这些功能的不同，可以把医疗卫生设施相应地进行分类，即保健、医疗和福利三类，如图 2-2 所示。

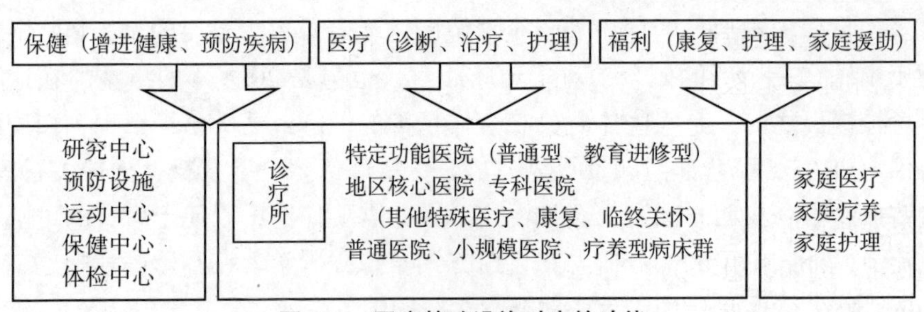

图 2-2 医疗基础设施对应的功能

资料来源：［日］谷口汎邦（2004）。

① ［加］耶斯考比：《公共部门与私营企业合作模式：政策与融资原则》，杨欣欣译，中国社会科学出版社 2012 年版。

② ［日］谷口汎邦：《医疗设施》，中国建筑工业出版社 2004 年版。

（二）医疗服务

医疗服务（Health Service）是一种特殊服务，其含义十分丰富。世界卫生组织将医疗服务定义为：一系列的疾病诊断和治疗或者旨在促进、维护和恢复个体健康的所有服务。其中包括个人和非个人的医疗服务。对于个人和公众而言，医疗服务是医疗卫生服务中最明显可见的，如资金投入、人员投入和设备药品的投入。安格斯·莱恩（Angus Laing）等认为，医疗服务的基本组成部分包括有形要素和无形要素，有形要素包括建筑物、设施、人员、患者信息等，无形要素包括氛围、与患者谈话的方式、安全感和信任感等。有形要素和无形要素对患者及服务提供者很重要，同时又与患者或外部监督机构对服务质量的评价信息息息相关。现代的医学服务已从治疗扩大到预防，从生理扩大到心理，从技术活动扩大到社会活动，从医院内扩大到医院外，形成了综合医疗的概念。医疗内容也日益广泛，包括增进健康、预防疾病和灾害伤害、健康咨询、健康检查、急救处理、消灭和控制疾病、临床诊疗、康复医疗等。

本书研究的主要对象是狭义的医疗服务，即医疗机构为满足公众医疗健康需要，以医学技术为基本服务手段，为患者和公众带来实际利益的医疗产出服务。提供服务的医疗机构主要是医院，服务的对象是有健康需要的公众。狭义的医疗服务按照不同的分类标准有不同的分类。本书根据研究的需要，将医疗服务按照服务的内容不同分为临床服务、临床支持服务和非临床服务、非临床支持服务。在中国的 PPP 医疗项目中，医疗服务被分为核心医疗服务和非核心医疗服务。

1. 临床服务

临床服务（Clinical Services）是医疗服务的最基本层次，即为解决患者的医疗需求而提供的服务，主要包括医疗机构提供的急救、咨询、诊断和治疗服务。例如，患者心脏不适，到医院获得的一系列服务。根据病患不适的程度，服务包括医疗急救（120 服务）、医生给予的疾病预防指导、检查诊断和治疗服务，严重的还需要进行治疗手术。

2. 临床支持服务

临床支持服务（Clinical Support Services）即支持临床服务的服务，包括检查、提供药物、康复服务。例如，心脏彩超服务、药品处方、术后护理服务、康复治疗服务，乃至家庭临床跟踪服务。临床服务和临床支持服务是医疗服务的核心服务。

3. 非临床服务

非临床服务（Non-clinical Services）即为配合临床治疗，医疗机构为患者提供的吃、穿、住、行服务。例如，餐饮、服装、住宿和交通服务。这里的交通服务不包括急救交通服务。

4. 非临床支持服务

非临床支持服务（Non-clinical Support Services）包括一系列为支持非临床服务提供的服务。例如，人力资源服务、洗涤服务、安全服务、个人洗浴服务、停车服务等。

（三）公共部门采购

公共部门采购（Public-Sector Procurement），也被称为公共采购（Public Procurement）。在中国被界定为政府采购。公共部门采购是指政府或公共部门组织收购商品和服务。最早形成于英国的文具公用局，用来作为政府部门所需办公用品的采购①。后来，采购范围逐渐扩展到国防、教育、医疗和公共秩序服务等②。一般按照采购时间的规律性还被区别为“正常”或“定期”的公共部门采购。按照采购的内容不同，又有“公共设施采购”和“公共技术采购”的用法③。公共部门采购是由公共部门直接而不是通过 PPP 合同进行的公共基础设施的采购，但使用 PPP 时，却包含公共部门采购，如公共部门向社会采购 PPP 咨询服务。

本部分要强调的是公共部门采购也可以采购基础设施和服务，但却与 PPP 不同。公共部门采购的传统模式即设计、投标、建设。卫生事业的主管部门制定出基础设施应该达到的具体要求并进行设计，然后根据设计进行招标，并支付来自私营部门的合同方建设设施的报酬。卫生事业主管部门必须负责施工的全部费用，包括超出预算的费用。项目竣工验收后交给公共主管部门雇用的部门或组织负责运营或维护。合同施工方仅承担质量责任，而不对设施的长期维护承担责任，同时设施是否能够提供预期的服务更不在施工方能掌控的范围之内。从这一点看，公共部门采购让卫生事业的主管部门承

① 英国财政部文件中的采购合同指“中央政府为购买商品（比如电脑系统、武器和办公室家具）、服务（比如提供管理咨询或者法律咨询）以及建筑（建筑物和道路的建设）而订立的合同”。

② 廖少纲、熊小刚：《政府采购》，对外经济贸易大学出版社 2016 年版。

③ Elvira Uyarra，Kieron Flanagan，“Understanding the Innovation Impacts of Public Procurement”，*European Planning Studies*，2009，4.

担的风险是设施设计的风险，如果设计不当，无法提供未来需要的服务，或者影响服务提供的效率，这些风险将导致额外的成本，例如不同类型的医疗机构对病房的不同要求。另外，公共部门采购让未来运营设施的医院承担的风险是设施维护成本的风险。如果能将这两个风险合在一起考虑，即通过设计来降低维护的成本，设计方受到的激励从理性假设上会更充分。

PPP就是基于这种激励考虑。在PPP医疗项目中，卫生事业主管部门明确对“服务”的要求，而不是对“设施”的要求，即明确规定设施要提供哪些服务，而不具体地安排如何提供这些服务。然后，安排提供这些服务的私营部门就要对设施进行设计、融资、建设和运营，通过运营来提供卫生事业主管部门需要的服务。在合同期间，卫生事业部门通过绩效考核来购买这些服务。与此同时，最终顾客（患者）需要的也是服务，还有获得服务的及时性、便利性和体面性，而不是基础设施。通过这个设计，卫生事业主管部门承担的主要是建设成本和市场需求，而设施的设计、建设和维护成本风险则转移给了合作的私营部门。

（四）购买服务

购买服务（Purchase of Service Contracting，POSC），在中国被称为政府购买服务，或政府购买公共服务，是指政府将原来直接提供的公共服务通过直接拨款或公开招标方式交给有资质的社会服务机构完成，最后向中标者进行购买服务[①]。购买服务与公共部门采购最大的区别在于二者的目的不同。购买服务是西方发达国家的社会福利制度改革的产物，本质上更像是一种财政性资金的转移支付。公共部门最初是为低收入人群购买基本的公共服务，而公共部门采购最初是为了维持公共机构的正常运转而进行的设施采购。购买服务可以向公共部门购买，也可以向私营部门购买，购买的最终标的物大多是服务本身，如产科手术、老年人家庭护理服务等。但公共部门采购是公共部门向私营部门采购设施或服务，标的物既可能是设施，也可能是服务，如供氧设施、洗涤服务。购买服务与PPP的交集体现在支付部分。在PPP医疗项目中，公共部门基于法定的社会责任，通过财政支出（英国）或医疗保险（德国、中国）向医疗机构为社会大众购买服务。

① 王浦劬等：《政府向社会组织购买公共服务研究——中国与全球经验分析》，北京大学出版社2010年版。

（五）特许经营、专营权和商业特许经营

特许经营（Concession）（安中仁，1999）[①]，也被翻译为“特许权经营”（王蔷、许英方，1996）[②]。特许经营有比较悠久的历史，世界银行1998年的报告将其定义为：企业从政府获得的在市场发挥决定性作用的条件下提供特定服务的任何安排。特许经营常常被用来创造竞争，也就是说当市场竞争不充分的时候，政府通过授予特许经营权引入市场竞争[③]。特许经营有一个特点是使用者付费。私营部门一方（特许权受让人）被允许向公众收取使用设施的服务费，如使用桥梁、隧道和公路支付的通行费。这个费用用于补偿受让人修建和运营设施的成本，而在特许期限结束后，设施收归公共部门。公共部门在特许经营模式中发挥的作用是建立特许受让人进行经营活动的制度框架，通常是根据一个普遍的特许经营法律或者某个特定种类特许经营的立法挑选受让人，并对施工和运行设施的细节加以规范，一般通过签订特许合同来实现[④]。虽然在19世纪后，很多国家不再使用特许经营建设新的基础设施，但在一些国家仍被认为是主要的公私合作模式，如法国的供水业务。在20世纪末，由于PPP的兴起，特许经营再次兴起，它被认为是PPP众多模式中的一种。

专营权（Franchise），法语Affermage。专营权是指使用一个已经修好的设施的权利，类似于特许经营，但却不涉及最初的施工阶段。专营权人（对应受让人）为所获得的权利向公共主管部门一次性支付一笔钱。欧盟所使用的专营权是“服务特许经营”[⑤]。中国对专营权的研究成果主要集中在行业专营权，如邮政专营权。

商业特许经营（Franchising）（张学发，1998）[⑥]在中国也被翻译为特许经营（邝鸿，1983）[⑦]或者是特许权经营（张喜民，1996）[⑧]。商业特许经营

---

① 安中仁：《法国供水业的特许经营方式》，《水利建设与管理》1999年第12期。

② 王蔷、许英方：《诺敏河水电开发采用BOT投资方式的可行性初探》，《东北水利水电》1996年第12期。

③ Michel Kerf，R. David Gray，Concessions for Infrastructure A Guide to Their Designand Award，World Bank Technical Paper No. 399，1998.

④⑤ ［加］耶斯考比：《公共部门与私营企业合作模式：政策与融资原则》，中国社会科学出版社2012年版。

⑥ 张学发：《商业特许经营管理办法》，《市场观察》1998年第2期。

⑦ 邝鸿：《〈西方国家商业概论〉讲座》，《财贸经济》1983年第6期。

⑧ 张喜民：《发展中的特许权经营》，《中国中小企业》1996年第7期。

指一个企业（特许人）将自己的品牌名称、运行模式等卖给市场，应用到第二家公司（被特许人）的模式[①]。商业特许经营与特许经营的最大区别是特许经营专指政府作为特许权授予方。这个模式看似与本书在对医疗基础设施和服务提供的讨论关联并不大，但在我国新医改的文件中提到了商业特许经营的模式（在文件中被称为特许经营），就是将知名公立医院的品牌特许给私营部门使用，如北京安贞国际医院（参见第七章第二节）。在此处有必要澄清。

二、政府角色

政府的角色决定了政府发挥什么样的作用，政府的角色并不是一成不变的，在医疗服务的供给问题上，"政府供给"和"市场供给"的争论直到今天也没有停止过。PPP 是公共服务市场化的产物，但 PPP 走的却是中间道路，一方面，PPP 主张引入市场竞争机制，发挥市场调节资源的作用；另一方面，PPP 主张政府不能完全退出医疗服务供给，应发挥政府干预的积极作用。因此，政府在 PPP 中扮演的角色显得比较复杂。萨瓦斯认为，"政府必须承担更多的责任即：强化保护集体福利的规则；确保公开竞争；充分运用市场力量，减少不切实际的控制和对企业不必要的管制[②]"。休斯在《公共管理理论》中指出，对于政府来说，必须做到：一是公共服务和公共产品的确认者，二是精明的购买者，三是对所购物品的服务的检查者和评估者，四是公平赋税的有效征收者，五是谨慎的支出者[③]。因此，本书认为在 PPP 医疗项目中，特别是在项目运行机制上，政府扮演的是促进者、协调者和监督者的角色。

（一）促进者

在 PPP 医疗项目中，政府将其原来承担的一部分公共服务职能转移给市场，将一部分资源配置的功能交给市场。然而，政府却并没有完全退出医疗

① James G. Combs, Steven C. Michael, "Franchising: A Review and Avenues to Greater Theoretical Diversity", *Journal of Management*, Vol.30, No.6, 2004, pp.907-931.

② ［美］E. S. 萨瓦斯：《民营化与公私部门的伙伴关系》，周志忍等译，中国人民大学出版社 2002 年版。

③ ［美］欧文·E. 休斯：《公共管理导论》，中国人民大学出版社 2007 年版。

服务供给行列，因为政府拥有的政治资源、经济资源和行政资源仍要发挥其根本的作用。作为促进者，政府需要改革和创新履行公共服务责任的方式与途径。首先，培育、完善和维护公平竞争及富有效率的市场机制，如招标制、承包制和采购制等。其次，利用自身的优势资源吸引社会参与医疗服务供给，如土地资源、税收优惠等。最后，健全 PPP 医疗项目的法规体系和标准体系，政府需要定义服务需求，明确医疗服务合作的范围和程序。

PPP 医疗项目是一个复杂的过程，政府需要对医疗服务进行细分，什么样的环境使用 PPP，哪些服务适合采用 PPP，哪些 PPP 的种类可供选择等。根据各国 PPP 情况的不同，政府参与到服务中提供的职能也有所不同。在英国，政府依然通过国家医疗卫生服务体系（NHS）雇用医务人员提供临床医疗服务，私营部门提供的只是非临床服务。政府发挥促进者的作用关键在于将“杠杆原理”更好地运用于医疗服务供给中。“杠杆原理”的基本要求是政府必须要在医疗服务上实现自己应当承担的基本投入，从而撬动来自私营部门的力量。PPP 医疗项目的使用意味着政府职责的内在结构调整以及履行职责方式的转变，从原来的生产者转变为促进者，但并不代表政府职责减轻或者消失。奥斯本和盖布勒认为，政府移交的是服务项目的提供，而不是服务责任①。

（二）协调者

PPP 的复杂性往往成为 PPP 失败的主要原因之一。PPP 的复杂性主要体现在整个 PPP 医疗项目协议的过程中，如从准备阶段开始的市场预测、资格评审、风险分担、优惠政策等都需要专业人士的参与，PPP 过程不仅要有政府官员和咨询团队，还需要会计师事务所、律师事务所和银行等部门的参与。因此，政府除了承担促进者和监督者的角色外，还有一个重要的角色是协调者。

协调公共部门与私营部门之间的关系，目的是使双方的价值观和基本利益保持一致，公众获得安全的医疗服务的同时，私营部门也要获得合理的利润。这就要求政府要建立一定的协调机制，包括信任机制、目标机制、信息机制等。首先，信任是合作的基础，可以有效地降低合作中的复杂性，合同

---

①［美］奥斯本、盖布勒：《改革政府——企业家精神如何改革着公共部门》，周敦仁等译，上海译文出版社 1996 年版。

无法预测的细节可以通过信任机制来得到很好的补充。其次，制定一个共同的合作目标是取得 PPP 成功的关键，这个合作目标一定是满足了双方的基本价值观，并且是一个可量化的目标，如诊疗人数、诊疗费用等。最后，信息分享和互通是合作顺利的保障。PPP 医疗项目中的特殊目的公司（SPV）必须起到沟通公共部门与私营部门的桥梁作用。

（三）监督者

政府成为一个监督者的根本逻辑是通过规制项目中公共部门与私营部门双方的行为，防止 PPP 医疗项目损害公共利益，这恰好弥补了市场供给天然存在的缺陷。市场竞争机制只是用来补充政府在医疗服务供给中的不足，而并不是取代政府本身。PPP 医疗项目能否成功，政府的监管十分重要，离开政府公正、有力的监管和调控，PPP 的效果就会大打折扣。

作为监督者，政府对 PPP 医疗项目的监管主要体现在准入监管、价格监管、非营利性监管、质量监管和退出监管这几个方面。

首先，建立和完善市场准入制度。PPP 医疗项目的私人合作伙伴的选择必须拥有相关的资质。

其次，建立和完善价格监管机制。私营部门追求利润最大化的目的必然会导致服务价格提高，因此，政府需要通过完善医疗服务的基本定价机制、医保支付模式等实现价格监管。

再次，政府必须加强对项目医院的非营利性医疗机构的非营利性监管，促使项目提供更多的公益性服务。

又次，政府需要对医疗服务的质量安全进行监管。医疗服务与其他公共服务的实质区别在于服务技术的高低和治疗是否及时等会影响医疗服务的效果。因此，尽管现阶段项目公司提供的是非临床服务，但为了保障非临床服务不影响临床服务，政府在 PPP 合同中明确对医疗质量安全的监管。

最后，退出监管。PPP 医疗项目是一个长期协议，但会有终止的时限，当合同终止后，政府需要对移交的资产进行审核，防止资产的损失。

政府的这三个角色相辅相成，并不孤立。PPP 对于政府的角色转变恰好充当了催化剂的作用。在 PPP 过程中，政府对于自己承担的职责通过 PPP 进行重新审视和重新定位，政府在促进中监督、在协调中监督、在监督中实现促进。

三、PPP 医疗项目的激励机制

PPP 医疗项目协议是否能够实现，激励机制在其中发挥着重要的作用。激励机制是公共组织绩效评估者通过特别的设计来激发组织或组织成员的行为动力潜力，提供某种行为动机以诱导和驱使对方积极行动起来，以实现激励主体所期望的目标[①]。达霖·格里姆赛和莫文·K.刘易斯认为，“尽管公私合作在项目文件的准备、融资、税务、转包、技术细节等方面是一项复杂的制度安排，但其基本理论非常简单，都是围绕着‘激励’二字。既然所有‘不完整’的合同很难预知和考虑到将要发生的事情，那么建立正确的激励机制便显得非常重要”[②]。PPP 医疗项目激励机制发挥作用在于风险承担带来的压力和回报。公共部门与私营部门在 PPP 中既是风险的承担者，又是收益的获得者，双方在风险与收益之间寻求平衡。PPP 医疗项目的激励机制主要包括风险分担、政府支持和政府担保。

（一）风险分担

风险是指承担者在未来损失的不确定性。在传统的政府采购政策中，若由政府承担拥有和管理基础设施的风险，通常会耗费大量且未经估算的费用。若将一部分风险转移到一个能够以更低成本对其进行管理的私营部门，则能够降低政府的总费用支出，但将风险全部转移的成本效益并不高。PPP 寻求取得最佳的风险分担。风险分担是否合理往往关系到 PPP 激励是否妥当，更关系到 PPP 项目最终是否成功。在基础设施领域，研究风险识别和分担的成果较多。但医疗服务领域成果较少，大部分仍然是以基础设施领域的风险分担作为研究基础，因为在 PPP 医疗项目中，目前仍然是医院基础设施建设项目较多。

1. 分担原则

在 PPP 合同中，风险分担的一个重要原则是让每一种风险都能够由最善于应对该风险的合作方承担，这样整个项目的风险就降低了。PPP 项目本质上是公共部门与私营部门之间的一系列合约安排与风险分摊。如何更好地分

---

① 崔运武：《公共组织绩效评估》，中央广播电视大学出版社 2011 年版。

② ［英］达霖·格里姆赛、［澳］莫文·K. 刘易斯：《公私合作伙伴关系：基础设施供给和项目融资的全球革命》，济邦咨询公司译，中国人民大学出版社 2008 年版。

担风险类型和风险比例，使合作投资项目的目标达到最优，需要政府在经济效益和社会效益间找到一个平衡点。本质上，私营部门与政府部门间如何分担风险是一个博弈的过程，但风险分担的一般原则是按控制风险的能力进行分担，即谁最有能力控制风险或处于风险控制的有利地位，就承担该类风险。公私双方各有其能力和优势，但在建设和运营过程中承担风险的能力不同，为了使合作成功，合作组织关系稳定，公私双方承担的风险不应超过其承受能力。如政治风险应由政府承担，因为政府能以较低的成本来承担政治风险，而私营部门承担项目成本超支风险的能力较强[①]。

以澳大利亚新南威尔士州的皇家北岸医院项目为例，私营部门承担的风险主要包括两个部分：一是建设阶段的风险，二是运营阶段的风险。建设阶段的风险包括：①施工场地风险（现有场地的地面条件和施工对现场的污染）；②现有建筑的状况评估和污染；③获得项目审批的风险（即除了政府计划外的其他审批），如设计、施工和调试审批风险。运营阶段的风险包括：①项目期间的设备故障；②非临床服务扰乱临床服务的风险；③实际经营成本高于预期的风险。

2. 风险类别

PPP 的抗风险能力是将每一种风险分配给最善于承担的合作方，从而使整个项目的风险最小化。在基础设施领域，学者和专家试图将风险进行分类，目的在于更好地进行风险识别、评估和分担。莫纳（Merna）和史密斯（Smith）将风险分为整体风险和要素风险。整体风险指包含在项目协议中的风险，包括政治、法规、商业和环境风险。要素风险是指与建设、运营、金融和项目创收等项目构成相关的风险。米勒（Miller）和莱萨德（Lessard）将风险分为三类，包括市场类风险、完成风险和制度风险，市场类风险源自产生收入的市场和金融市场；完成风险源自技术设计和技术运用、建设费用超支、时间拖延以及运营问题等；制度风险源自法律和法规，如受到环境和当地集团的反对，政府机构要求重议合同等。这三者分别占总风险的 42%、38%和 20%。达霖·格里姆赛、莫文·K.刘易斯将基础设施 PPP 项目的风险列为：作业场所风险、技术风险、建设风险、运营风险、收入风险、财务风

① 何寿奎：《公共项目公私伙伴关系合作机理与监管政策研究》，重庆大学博士学位论文，2009 年。

险、不可抗力风险、法规/政治风险、项目失败风险、资产风险。[①] 这些风险如何进行分配取决于两个因素：①优化风险管理及具体的实施动力；②实现资金的最佳使用价值。PPP 项目本身的创新性决定了在不同的合作模式下，有不同的风险。此外，不同行业的 PPP 项目也有各自特殊的风险因素。为了更好地理解 PPP 医疗项目的风险，本处选取四个国外案例反映出的问题来加以阐述。

案例 1　建设风险

英国伦敦帕丁顿医疗学院项目（Paddington Health Campus）是一个 PFI 项目，用来为伦敦西部的几所教学医院提供一个共同的网络系统。这个项目于 2000 年启动，预算 3 亿英镑，2006 年完工，但是这个项目 2006 年时预算已经达到 8.94 亿英镑，预计 2013 年才完工。官方总结认为其失败的原因是没有预计到项目会如此复杂，同时中央政府在这个项目上也没有完全明确是否真正支持[②]。

案例 2　医疗事故风险

加拿大安大略省政府采用 PPP 模式新建的布兰普顿城市医院（Brampton Civic Hospital）是一家急诊医院，政府打算用它代替 1925 年建立的附属于威廉·奥斯勒健康中心的 PMH 急诊医院，以满足这个地区因移民人口增长带来的医疗需求。这是加拿大最早的一批 PPP 医疗项目之一，合同期为 28 年，私营部门负责项目的设计、建设、运营，并提供非临床服务。

项目风波发生在 2007 年，在关闭旧的 PMH 急诊医院后，医院仓促地转移了 234 名患者到新院，而且转移是安排在周末进行的，随后发生了两例病患死亡。由于家属和媒体将事故的原因归结为长时间的等待和缺乏足够的工作人员，随后引起了社区上千人的游行事件。最后，政府处置了医

① ［英］达霖·格里姆赛、［澳］莫文·K.刘易斯：《公私合作伙伴关系：基础设施供给和项目融资的全球革命》，济邦咨询公司译，中国人民大学出版社 2008 年版。

② Martin McKee，Nigel Edwards，Rifat Atun，“Public-private Partnerships for Hospitals”，*Bulletin of the World Health Organization*，Vol.84，No.11，2006，pp.891-895.

院负责人，并对医院进行了长期的更严格的监管①。

案例 3 供需变化风险

澳大利亚新南威尔士州的麦夸里港医院（Port Macquarie Hospital）是一家服务富裕的退休人群的急诊医院，拥有病床 161 张，合同期 20 年，政府按合同购买医院的医疗服务。目前，当地的居民要求政府购回这家医院，原因是该医院的服务并没有提高反而下降，如紧急入院困难；床位紧张；对病人有歧视，特别是不愿意接受老年慢性病患者；与其他医院相比，等待的时间更长。另外，加上国家补贴，该医院的实际医疗服务成本大于一般公立医院。

这个案例失败主要是由于经营者过于乐观的估计而导致的，其表现有：一是对中长期医疗服务的预测不够准确，没有估计到老年病人的过快增长；二是提高服务技术的想法没有得到重视；三是临床成本上涨超过了预期；四是老年人的慢性病治疗时间增加了成本②。

案例 4 经营能力不足

澳大利亚墨尔本拉筹伯地区医院（La Trobe Regional Hospital）是一家私营公司建设的医院，用以代替旧的公立医院，并获得 20 年经营权。1999 年，公司被爆出亏损 600 万澳元，并且可能继续亏损。维多利亚州卫生部长报告说，医院在这种亏损下已经无法保证其提供的医疗服务的标准。因此，2000 年政府解除了这个 PPP 项目的合同，而这家公司通过法律途径起诉了地方政府。最后，他们只能将这个医院卖给政府，获得 660 万澳元（是其预期的一半），并获得 100 万澳元的额外补偿③。

---

① Eric Stemmer, "Contractual Structures and Risk Allocation and Mitigation in the Context of Public Private Partnerships in the Health Sector", Finance Economics & Urban Department, Finance & Guarantees Group, 2008.

② Nurses Employment, "Port Macquarie Hospital Back in Public Hands", *Lamp*, Vol. 62, No. 1, 2005, p.16.

③ Martin McKee, Nigel Edwards, Rifat Atun, "Public-private Partnerships for Hospitals", Bulletin of the World Health Organization, Vol.84, No.11, 2006, pp.891-895.

3. 风险识别及分担流程

风险如何进行分担划分主要有三个步骤：

（1）初始风险分配。初始风险分配是在项目的可行性研究阶段，由公共部门结合当地经济发展情况首先对拟实施的项目进行风险识别，确定该项目中存在的各种风险。公共部门根据风险分析的结果初步判断哪些风险是在公共部门和私营部门控制力之内的，哪些是在双方控制力之外的。对于双方控制力之外的风险由双方共同承担，在下一阶段谈判时详细确定。公共部门最有控制力的风险是公共部门需要自留的，剩余的风险则需要转移给私营部门，至此，初始风险分配结束。

（2）谈判分配。私营部门对初始风险分配的结果进行评估，判断其对公共部门转移给它的风险是否有控制力。如果私营部门评估确定对转移给它的风险最有控制力，则进行相应的风险管理；反之，则返回风险分析阶段进行谈判。对于剩余的风险，双方进行谈判，以项目的总体收益最大化为出发点，考虑各方对待风险的态度和拥有的资源，然后进行分配。此时绝大部分风险是双方控制力之外的风险，所以结果主要是共同承担。

（3）风险的跟踪和再分配。公共部门和私营部门签订合同之后，项目的风险分配就进入了风险的跟踪和再分配阶段，这一阶段的主要任务是跟踪已经得到分配的风险是否发生意料之外的变化以及该过程中是否出现未曾识别的风险，然后进行风险的再分配。如果出现了未识别的风险，则按照风险初步分配阶段的方法分析和初步分配风险，如图 2-3 所示①。

4. 风险协同管理

在明确风险分担的原则和识别过程之后，公私双方需要对风险进行协同管理，才能有效地降低风险。

首先，建立 PPP 项目风险控制的评价监督与激励机制。以 PPP 项目风险分担与利益分配为激励机制，建立风险控制绩效评价体系，建立合作过程与中期风险评价制度。在投资人评价体系包括决策方面，严格审查代理人的管理能力与水平，建立资产处置的基本制度，对生产经营风险进行控制，更换不合格项目公司负责人，对项目公司的报告进行审查等。监管部门应该作为独立机构依据国家法规进行监管，对公共项目投资进行市场准入监管，建

① 杨秋波、侯晓文：《PPP 模式风险分担框架的改进研究》，《项目管理技术》2008 年第 8 期。

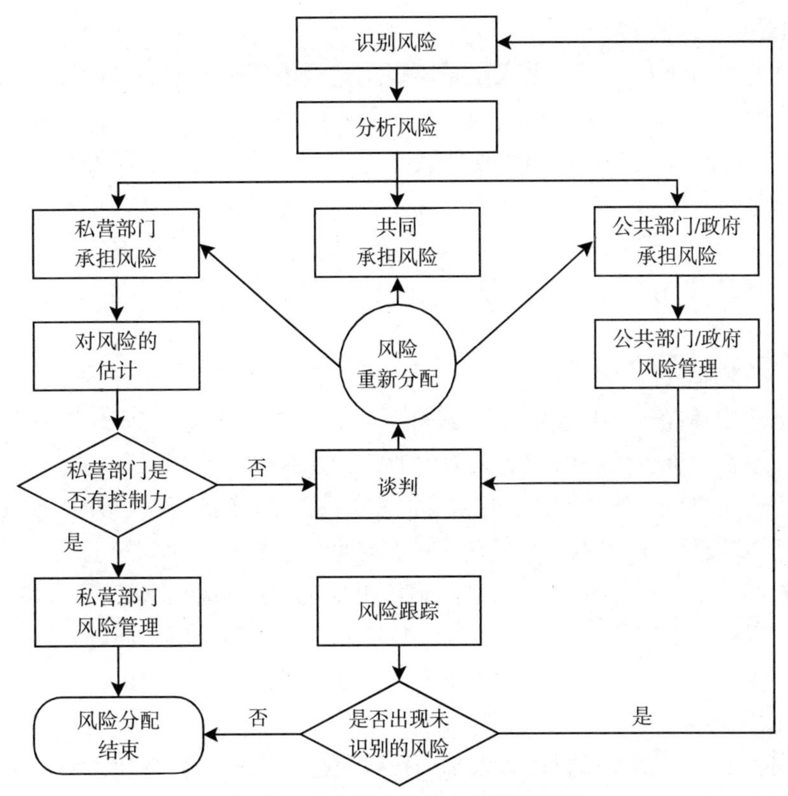

图 2-3　PPP 项目风险分担机制流程

资料来源：杨秋波、侯晓文（2008）。

立企业经营信息网并进行动态监管。

其次，建立 PPP 协同管理平台。公私双方在建立互利、互信机制的基础上，结合政府政策、市场信息和企业经营环境，建立 PPP 项目风险信息管理平台与预警系统，通过建立公私合作机制，制定科学管理方法等方式优化风险管理环境，落实风险管理部门与风险管理人员的职责与权力。

最后，确定 PPP 风险管理的流程。风险管理的流程包括风险识别与评估，对公私双方应该承担的风险进行分摊，制订风险策略实施方案和风险监控方法等①。

① 何寿奎：《公共项目公私伙伴关系合作机理与监管政策研究》，重庆大学博士学位论文，2009 年。

（二）政府支持

医疗服务项目，特别是医院基础设施建设需要较长的建设时期，单方面依靠医疗机构和私营部门筹资缺乏足够的吸引力，但从长远考虑，这些项目必然能带来巨大的外部效益，增加社会福利。因此，政府有必要采取干预措施，如提供奖励、补贴等方法来增加项目投资的吸引力，这种干预就是政府支持。在 PPP 项目的初期，来自政府的支持至关重要，是政府能否顺利吸引到私营部门参与的关键。目前，政府支持没有一个统一的标准，但主要有以下几种途径：

1. 土地征用

征用土地在大多数发展中国家是一个典型的困难[①]。土地征用过程中存在的问题是投资者面临的主要风险来源，特别是对于医疗服务的基础设施建设而言，需要大片的土地。为了消除土地征用过程中的不确定性，政府应保证最基本的土地使用权，首先被考虑使用的是公共产权性质的土地。如果有必要，政府也可以征用私人土地（集体土地）。在需要的情况下，政府可以协助投资者与土地所有者进行谈判，帮助投资者获取土地。此外，政府有义务对 PPP 项目场地、相关通道等所需的土地和设施给以支持。

2. 公共贷款

国有银行为 PPP 项目的私营部门提供免息贷款或低息贷款，提供贷款的目的是降低项目融资的成本。此外，政府还可以提供后偿贷款，尽管可能会增加更多的财务条款，但后偿贷款可以作为国有银行贷款的补充。但要注意，公共贷款一定只是项目所需资金的一部分，必须控制其比例[②]。

3. 非经常补助金及其他形式的资金支持

政府可以考虑给予 PPP 项目非经常性补助及其他形式的资金支持。在 PPP 项目初期的过渡阶段，政府应考虑给予一定的过渡资金支持。其他形式的资金支持，例如补贴就比较灵活。有一种情况是当医疗服务对象享受的是低于实际的成本价格时，政府为了支持服务提供者而给予的价格补贴。

4. 税收优惠

PPP 项目有资格获得由政府提供的各种税收优惠，它是避免“双重税

① “A Guidebook on Public-Private Partnership in Infrastructure”，ESCAP，2011，p.48.

② “Guidebook on Promoting Good Governance in Public-Private Partnerships”，United Nations，2008，p.40.

收”的一个治理方法。税收优惠是一种典型的政府激励。包括：豁免特许经营期的企业所得税；免除或减少房地产税；豁免或降低增值税；免除或减少设备进口关税；对投资者进行退税；从税收中减去水、电和运输成本等；资本折旧等。

5. 股权参与

政府可以考虑直接或间接参股，参股的形式可以确保政府支持。在PPP项目私人投资不足的情况下，政府参股成为另一个重要的资金来源。在项目运行初期，政府参股还有利于形成一个更有利的股权与债权之间的比例，也可以给贷款方更大的担保，借贷成本可能会降低。政府参股也有助于在政治敏感的项目和具有战略意义的项目中更多地争取公众的支持。

6. 简化行政程序

由于PPP的复杂性，合作协议的达成需要较长的时间和精力，因此，为了尽快获得效益，在合法的前提下，政府应尽量简化各种行政程序，如审批程序。

（三）政府担保①

政府担保是政府吸引私营部门参与到PPP项目中的基本方法之一。政府担保是指政府作为担保者向受益者或是直接向债权人做出的在担保受益者违约时支付债务的承诺。当债务人发生债务违约时，将由政府代替债务人向债权人偿付债务。政府对PPP项目进行担保的主要原因是公共政策驱动、融资驱动和项目风险驱动②。主要类型包括融资担保、合同担保和次主权担保。

1. 融资担保

融资担保是指担保人为被担保人向受益人融资提供的本息偿还担保。融资担保主要针对PPP项目的贷款方，通常有两种主要形式：贷款担保和再融资担保。贷款担保是政府担保中最常见的形式。PPP模式中的特许经营，往往涉及私营部门建设新的医院建筑，并提供建筑的配套设施，如动力系统、自动化系统和信息系统，这需要巨额的资金。资金除了自筹之外，还有一个来源是银行贷款，政府为了吸引私人资本的参与，为私营部门承担融资担保。

---

① 在中国，任何形式的政府担保都是被禁止的。

② “State Guarantees in PPPs A Guide to Better Evaluation，Design，Implementation and Management”，EPEC，2011，p.7.

2. 合同担保

合同担保即政府在PPP合同中必须做的一些担保。常见的合同担保主要有：收入和支付担保；最低服务价格担保；法律变更担保；终止支付担保；债务担保和残值支付担保。

（1）收入和支付担保，即政府担保PPP项目提供的服务有一定的潜在消费人群。这种担保区别于贷款担保，首先，担保对象是PPP项目公司，而不是贷款人；另外，当PPP公司因为经营不善导致现金流出现短缺，这种风险不是收入担保。

（2）最低服务价格担保，即PPP项目提供的医疗服务在一定时期内，政府要保证有一个最低的价格阈值。政府不能因为价格规制而使支付价格过多地低于实际成本。

（3）法律变更担保，是指PPP合同签订后，对于因法律变更而影响PPP合同的实施，政府需要做出担保。

（4）终止支付主要指PPP合同终止后，PPP公司不再有支付的任何义务。

（5）债务担保指PPP终止后，政府成为债务的偿还人，承担剩余的债务。

（6）残值担保指PPP合同到期后，项目归还给政府，但还在寿命期内，并有价值，在一些合同中，私营部门要求政府支付这部分价值。

3. 次主权担保

次主权主要指公共部门一方，如非中央政府，可能是省、市一级政府。在一些合同中，私营部门要求中央政府为这些次主权政府作出担保，提高政府部门的信誉，让合同等同于国家担保。让中央政府为PPP做担保可以提高政府信用等级，从而保证获得更多的担保。

四、PPP医疗项目的监管、评估和协调机制

激励机制是成功吸引私营部门参与PPP的基本保障，是PPP协议是否能达成的关键，而监管机制、评估机制和协调机制则是PPP项目促进公共利益，实现PPP合同根本目标的基本保障。尽管PPP医疗项目中政府监管的内容与行业监管的内容有所重叠，但两者并不相同。卫生部门对医疗机构的监管方式主要是行政控制和命令，内容主要体现在医疗服务质量、安全监管、财务监管和用药监管等。而PPP监管主要是通过合同进行监管，双方的地位在合同中是平等的，监管工具也更多是绩效评估，内容包括准入监管、

服务质量和安全监管、价格监管和退出监管。PPP 医疗项目的评估也是一种平等的评估，与行业评估不同。对于 PPP 医疗项目运行机制而言，评估是指项目评估，目的是选择合作伙伴。协调机制反映的是政府在 PPP 运行过程中协调矛盾，解决分歧的沟通机制，是 PPP 运行过程中的重要润滑剂。

（一）监管机制

PPP 医疗项目监管是在市场竞争的基础上实现的，其监管的内容有以下几个特点：在范围上，从行业监管转向了社会性监管，从强调医疗行业资质转向了综合的监管，根据不同的 PPP 需求，对合作伙伴的监管更强调质量、环境、最低服务水平等；在定价方式上，监管采用的是激励性的定价方式，从资本回报率的成本加成监管转向了价格上限监管，监管结构更灵活；在普遍服务方式上，将补贴从定价问题中分离出来，采取更灵活的市场化运作模式。[①]

1. 监管内容

（1）准入监管。尽管 PPP 医疗项目有很多种类，但从全球范围看，目前的主要合作内容仍然是以医疗机构建筑翻新升级和提供临床服务两种为主，这两者都需要严格的准入监管。准入监管主要是对合作伙伴的资质进行监管。要成为 PPP 的合作伙伴，私营部门需要拥有基本的行业资质，如建设业的资质或医疗服务行业资质。此外，对于竞争性业务，为了保证公平竞争，在准入原则中要取消所有制和身份限制，简化或取消行政审批环节，允许符合资质条件的市场主体展开公平竞争，实行公开招标，形成充分的竞争，如非临床服务的外包业务。

（2）服务质量和安全监管。政府对 PPP 项目建设质量及服务质量进行监督，其目标是在保证服务安全和保护环境的前提下，提供优质服务。对 PPP 项目服务水平的监管包括项目的建设标准，运营服务质量，企业严重违约时的接管办法及违约责任追究等，这些问题构成了政府对实施 PPP 模式下项目管制的基础。对于 PPP 医疗项目中私营部门运营医疗机构的质量监管必须满足行业监管的基本要求，在行业基础之上才能有更高的服务质量要求。PPP 医疗项目中对于安全监管比较特殊，除了项目施工安全外，在医疗服务供给中也会涉及医疗安全。医疗安全与医疗效果是因果关系，医疗安全直接

---

① 余晖、秦虹：《公私合作制的中国实验》，世纪出版集团、上海人民出版社 2005 年版。

影响PPP医疗项目的社会与经济效益；不安全医疗不仅增加医疗成本和经济负担，有时还会导致医疗事故，引发纠纷，影响医院的社会信誉和形象。对于医疗安全，PPP医疗项目除了依赖行业监管外，还可以和合作方签订具体的医疗安全补充协议。

（3）价格监管。价格监管是PPP医疗项目中的核心内容，因为全球都面临着医疗服务费用过快增长的现实挑战。医疗服务费用的增长主要是医疗行业成本的不断增长。但在PPP医疗项目中，由于私营部门的参与，价格增长变得非常敏感。这个因素也是反对PPP医疗项目的主要原因[①]。因此，PPP价格监管必须符合全行业的价格监管，需要政府价格管理部门和行业规制部门之间进行合理分工，依据相关法规进行监管。医疗服务的定价基础一般包括技术劳务成本、固定资产折旧成本以及药品和医疗材料成本。在各国的实践中，许多国家把医疗服务看成是具有公益性、社会福利性的事业，因此，均不采用市场定价，而采用政府控制下的有限幅度内市场调节定价方式，政府通过对医疗服务成本进行测算，以实现对医疗服务价格的规制。

（4）非营利性监管。由于政府不办营利性医院，因此，PPP医疗项目基本定位为非营利性医疗机构。PPP医疗项目要取得成功，需要私营部门承担起经营非营利性医疗机构的社会责任，切实体现非营利性性质，才能最大限度地实现非营利性医疗机构的公益性。非营利性医疗机构是指为社会公众利益服务而设立和运营的医疗机构，不以营利为目的，其收入用于弥补医疗服务成本，实际运营中的收支结余只能用于自身的发展，如改善医疗条件、引进技术、开展新的医疗服务项目等。政府及行业主管部门必须加强PPP医疗项目的非营利性监管，才能促进PPP医疗项目为公众带来更多公益性的服务。

（5）退出监管。退出监管指PPP医疗项目终止后的监管，终止的原因可能是合同到期，或者违约等。合同到期后，通常根据合同约定，经营者无偿移交资产并退出经营。但由于在长达几十年的经营中，私营部门为保证符合标准、持续地提供服务，需要不断进行投资，在合同到期后，有部分资产是无偿地移交，也有部分资产需要新的进入者购买，而且原来的经营者也可能申请合同延期。这时，监管机构通常需要对经营者的资产进行核查和评估，

① Martin McKee，Nigel Edwards，Rifat Atun，"Public-private Partnerships for Hospitals"，Bulletin of the World Health Organization，Vol.84，No.11，2006，pp.891-895.

决定哪些资产属于无偿移交，哪些资产需要补偿，以及如何确保顺利移交，如何确定下一期经营者的选择进行监管[①]。还有一种提前退出的监管，有很多原因可能使 PPP 在合同期间内终止，如违约、不可抗力、经营不善等。这种情况需要监管者制定监管预案，以应付各种可能出现的突发事件。

2. 监管途径

政府对 PPP 医疗项目进行监管是为了服从社会福利最大化的根本目标，政府监管的目标，一方面是打破医疗服务供给的政府垄断，另一方面也要防止新的私营部门垄断出现的可能性，因为私营部门经营的特点就是趋利性。因此，政府必须探索相应的监管途径以实现自己的监管职责，一般主要通过立法监管、行政监管和公众监督实现。

（1）立法监管。PPP 在世界各国的使用已有二十多年，为了合法地推行该融资模式，并发挥法律监管的作用，一些国家相继出台了相关的法律法规。英国政府在 1997 年进行的一项研究探讨 PFI 提供的公共设施服务遇到的障碍，并就精简采购方式提出建议，率先推动了 PPP 的规范化发展。由于英国是普通法系国家，在 PPP 领域，没有专门的法律，但却有很多文件用于指导 PPP 的发展，如英国财政部 2003 年公布的《PFI：迎接来自投资的挑战》（PFI：Meeting the Investment Challenge）可视为 PFI 的法律依据。英国 PPP 的招标选择采用欧盟的统一平台，按照欧盟的采购指引制定了英国的公共工程基本程序（National ProcurementStrategy for Local Government in Engl-and）、纲领和规范的合同文本。其他国家和地区也有相应的立法监管（见表 2-5）。此外，巴西 2004 年通过了《公私合作》法案，韩国 1994 年通过了《基础设施吸引民间资本促进法》，中国台湾地区 2002 年颁布《促进民间参与公共建设法》等。

（2）行政监管。通过 PPP 引入私营部门参与医疗服务供给，政府从垄断经营转变为监督者，其职能发生了转变，意味着政府要建立相关的组织机构来履行新的职责，因此，成立一个专门的监管机构成为必然。前文提及联合国欧洲经济委员会 2007 年对世界各国 PPP 的发展情况作了评估，认为英国、澳大利亚、爱尔兰三国属于 PPP 发展较成熟的国家，这些国家不但 PPP 发展得早，运用领域比较广泛，数量也比较多，在管理制度上更是有许多值得

① 余晖、秦虹：《公私合作制的中国实验》，世纪出版集团、上海人民出版社 2005 年版。

表 2-5　其他国家或地区立法监管概况

国家或地区	主要负责机构	相关法律、政策及出版物
美国	公私合作国家委员会（National Council for Public Private Partnerships，NCPPP）	美国联邦政府没有就 PPP 模式发出正式文本或条例，但某些州或政府部门的立法机构自行就 PPP 模式制订了指南，如美国卫生部 1997 年发布的《发展儿童支持执法的公私合作指南》（A Guide to Developing Public Private Partnerships in Child Support Enforcement）
加拿大	加拿大公私合作国家委员会（The Canadian Council for Public Private Partnerships）通过政府的三级模式提供 PPP 服务和推广 PPP 模式（联邦政府、省级政府、地方及市政府）	2003 年 5 月加拿大工业部（Industry Canada）出版的《公共部门比较值——加拿大最佳实践指南》（The Public Sector Comparator—A Canadian Best Practices Guide）和《PPP 公共部门评估准备指南》（P3 Public Sector Readiness Assessment Guide）
澳大利亚	澳大利亚基础设施发展委员会（The Australian Council for Infrastructure Development） 澳大利亚基础设施伙伴关系（Infrastructure Partnerships Australia） 澳大利亚全国财产委员会（Property Council）	无专门立法，各地方政府均有专门的指导文本与政策纲领，以维多利亚州为例，2000 年公布的《维多利亚合作伙伴政策》（Partnerships Victoria Policy），2003 年《合同管理政策》（Contract Management Policy），以及 2001~2005 年出版的"Policies"、"Guidelines"、"Technical Notes"、"Advisory Notes"四个部分 15 个文本
南非	国家财政部公私合作小组（National Treasury Public Private Partnership Unit 和商业部 PPP 项目组（National Business Initiative PPP Programme）	1999 年出版的《公共融资管理法案（1999）》（Public Finance Management Act of 1999，PFMA），2004 年公布的《PPP 标准规定》（Standardized PPP Provisions），以及 2003 年公布的《PPP 黑人经济振兴实践守则》（Code of Good Practice for Black Economic Empowerment in Public-private Partnerships，BEEP）
中国香港特别行政区	效率促进组（Efficiency Unit）	2003 年 8 月出版《公营部门与私营机构合作的简易指引》

资料来源：袁竞峰、邓小鹏（2007）。

借鉴的经验。这些国家基本建立了自己的专门管理机构，不但对 PPP 起到推广作用，更重要的是起到管理和完善作用。例如，在英国，其财政部下的基础设施建设部门专门设有 PPP 的管理机构，形成一个完整的监管体系。在澳大利亚，有管理基础设施伙伴关系的国家高层管理机构，即澳大利亚基础设施伙伴关系（Infrastructure Partnerships Australia）。在爱尔兰有国家发展金融机构（National Development Finance Agency）。

在英国，PPP 的基本形式是 PFI，而 PFI 的投资又以医疗和教育为主①，经过 20 多年的努力，英国政府围绕政策提案与制定、资金支持和项目监督三个方面基本建立了英国的 PFI 监管体系，形成了一个公开、透明、高效的三级政府监管体系。其中，关键的几个监管组织包括：①中央政府层面，OGC（Office of Government Commerce）负责 PFI 政策提案，中央政府进行政策制定。②部属层面，PUK（Partnership UK）（后改为 IUK②）负责向 PFI 项目提供私营部门的专门知识及资源，以建立更好的合作关系，并提高合作效率，由公私两个部门共同出专家组成。对于要取得财政支持的项目，必须取得跨部门的项目复检小组 PRG（Project Review Group）的批准③。GP（Gateway Process）、DA（District Audit）和 4P's（The Public Private Partnership Programmer Ltd.）对 PFI 项目进行监督，其中 4P's 就是属于地方层面的监督机构，其拨款来自地方政府。这些机构在设置上相互独立，在职能上又互相联系，它们共同作为 PFI 项目监管机构，指导和规范 PFI 项目实施④。此外，为了保证监管制衡，由国家审计署主要负责评估 PPP 计划，而财务方面由财政部提交国会监督。

各国为了更好地推广 PPP 来建设基础设施，成立了专门的推广组织，有官方的，也有非官方的。这些组织在实践中积累和总结经验，编制了大量的 PPP 官方指南，为 PPP 的规范化提供了参考。例如，澳大利亚的《国家 PPP 指南》，冰岛的《国家 PPP 指南》。另外，国际组织也有一些指导性的手册，如联合国的《推动善治下的 PPP 指南》，联合国亚太经济与社会理事会（ESCAP）的《基础设施 PPP 指南》，亚洲开发银行的《PPP 手册》，世界卫生组织的《PPP 指南》等。

这些指南的内容包括：①介绍 PPP 的概况；②介绍 PPP 的优缺点；③介绍 PPP 的运用领域，其中以道路交通、水务、能源和医疗为主；④介绍 PPP

---

① 英国财政部 2012 年公布的 PFI 数据中，医疗 PFI 项目个数为 118，占总个数 717 个的 16%，而涉及金额为 11614.3 百万英镑，占总金额的 21%；排在第二位的是教育，个数为 166，占总个数的 23%，金额为 7731.1 百万英镑，占总金额的 14%；而第三位是苏格兰政府项目，总数为 85，占总数的 12%，总金额的 10%。可见，医疗和教育是 PFI 重点应用领域。

② 2010 年 7 月，IUK（Infrastructure UK）从财政部独立出来与私营部门共同为大型基础设施项目服务，而原来 PUK 的人员也基本转移到 IUK，IUK 还为政府决定项目的优先顺序，因此 PUK 于 2011 年解散。

③ 袁竞峰、邓小鹏：《PPP 模式立法规则及其在我国的应用研究》，《建筑经济》2007 年第 3 期。

④ 胡振、刘华、刘佳力：《英国 PFI 项目的政府管制体系研究》，《建筑经济》2006 年第 10 期。

的风险分担和执行机制等。通过这些内容的介绍不但使 PPP 规范化，更重要的是向公众普及了 PPP 的基本知识，使公众更好地理解 PPP、支持 PPP 和监督 PPP。

（3）公众监督。政府负责 PPP 项目的主管机构通过自己的官方网站向公众开放 PPP 的动态信息，接受来自公众的广泛监督。在学者们对 PFI 的关键成功因素（CSF）的调查中，透明度排在执行层面的关键因素首位①。只有政府透明地向公众公开 PPP 项目的情况，才能保证 PPP 的监督是有效的，特别是招标、中标和经营的过程，这与医疗服务治理的“善治”要求吻合。英国政府认为公众的理解和支持非常重要，因此通常会进行公众咨询。英国审计局 2003 年就公众咨询工作制定了指引文件《用户与公民联系书》（Connecting with Users and Citizens），用于引导公众参与 PPP 项目监督。

（二）评估机制

政府决定使用 PPP 进行医疗服务融资后，下一步是选择合适的合作伙伴。为了保证 PPP 的基本原则——“在竞争中授予项目”，一般政府都会向社会公开招标，之后进行筛选，选择与自己意图相符、项目规划科学的候选人作为合作伙伴。以澳大利亚新南威尔士州的项目评估为例，其主要包括两个步骤：首先是向社会发起招标，收回投标人的“意向书”（EOI），根据意向书又淘汰掉部分投标人，选择其中符合评估标准的两家，正式发通知告知这两家投标人按要求完善投标细则议案（RDP）。然后根据细则议案来进行预选评估。预选评估主要是选择第一轮已经选出来的第一家进行预选谈判，关键是看投标人是否理解政府的意图，是否有符合这个意图的项目规划，包括设计、建设、运营等详细的议案。通过预选谈判，如果该投标人符合评估标准，则可以进入签约的谈判。如果不符合，则对第二家候选投标人进行上述程序，如果和两家的谈判都失败，则这一轮招标失败。

1. 成立评估小组

成立评估小组是政府组建的 PPP 项目执行委员会中的一个部分。以新南威尔士州（NSW）为例，评估小组由各个政府部门代表组成，并有专业协助组配合完成。成立的全过程受项目执行委员会监督。以新南威尔士州的皇家

---

① Hardcastle, C., Edwards, P.J., Akintoye, A., Li, B., “Critical Success Factors for PPP/PFI Projects in the UK Construction Industry: A Factor Analysis Approach”, *Construction Management and Economics*, Vol.23, No.5, 2005.

北岸医院项目评估组为例，组成人员包括来自 NSW 卫生基础设施项目总监；NSW 财政厅代表以及北悉尼中央海岸区健康服务机构（NSCCAHS，相当于地方总管卫生的政府机构）代表。而协助工作组则包括四个专业小组：①会计师事务所负责财务方面的协助；②律师事务所负责法律方面的协助；③技术顾问公司负责技术方面的协助；④建筑设计顾问公司负责建设方面的协助。此外，项目执行委员会全程监督项目评估组的工作。项目执行委员会监督成员包括：NSW 卫生首席采购执行官；NSW 财政厅董事（私人项目科）；NSCCAHS 前任首席执行官。这个工作组又有一个独立的廉洁审计师作为咨询顾问。

这个评估小组负责整个评估过程的评估和谈判，促使私人合作伙伴不断地加深对政府意图的理解，并按照要求修改项目书。

2. 评估指标细则

第一轮评估，主要是针对收回的 EOI 进行评估，EOI 也被称为短投标书，即投标人投标的简短要约。以新南威尔士州的皇家北岸医院项目评估组的评估细则为例，共包括六个部分：①结构、金融、项目风险管理，权重为 15%；②社会基础设施建设经验和总体战略，权重为 15%；③设计与施工，权重为 25%；④设施管理和移交，权重为 25%；⑤项目融资，权重为 15%；⑥项目交付，权重为 5%。

第二轮评估，主要是针对回复的一些具体要求而完成的 RDP 进行评估，以新南威尔士州的皇家北岸医院项目评估组的评估细则为例，一般包括五个部分：①设计、建设和调试，权重为 35%；②服务提供，权重为 35%；③商业发展，权重为 15%；④融资，权重为 15%；⑤其他。

3. 物有所值（VFM）

在第二轮评估中，有一个关键的评估指标，即评价项目是否符合物有所值（VFM）的标准，这个指标往往直接决定了是否采用这家投标公司。2004 年，英国财政部颁布了《物有所值评估指南》（Value for Money Assessment Guidance），其中对 VFM 做了如下定义：VFM 是项目生命期内费用与目标实现程度的最优组合，而非仅考虑选择费用最低的方案[①]。用英国官员的话

① 何寿奎：《公共项目公私伙伴关系合作机理与监管政策研究》，重庆大学博士学位论文，2009 年。

说，物有所值即以最优价格购买到更高质量的服务①。

目前国际上通行的两种 VFM 的评估方法主要是成本效益分析法（Cost Benefit analysis）和公共部门比较值法（Public Sector Comparator，PSC）。

（1）成本效益分析法。通过比较项目的全部成本和效益来评估项目价值，用以寻求在投资决策上以最小的成本获得最大的效益，常用于评估需要量化社会效益的公共事业项目的价值。在不同国家或不同部门，成本效益评价法在收益率的确定、指标选择、评价项目等具体方面存在一定差别。例如，在评价指标的选择方面，成本现值、收益现值、净现值、收益成本比等都可以作为评价指标。目前较多的做法是将净现值（NPV）作为评价指标，即所有收益现值与成本现值之差。应用成本效益分析法，需要对每一个方案的所有成本和收益进行量化，并计算其现值。作为广泛应用的价值评价方法，成本效益评价法的方法论已经比较成熟，但该方法需要大量的数据支持和诸多假设，其计算工作量较大，在数据来源、定价准确性方面存在一定的弊端，从而使其应用受到限制。目前，国际上应用成本效益评价法的国家和地区并不多。例如，澳大利亚在决策是否进行基础设施项目建设时会使用该方法，但在选择传统政府采购和 PPP 模式时则会使用公共部门比较值法进行决策。

（2）公共部门比较值法。公共部门比较值法是指政府在参照类似项目的基础上，根据传统政府项目的实际情况制定出标杆成本，将 PPP 模式下的全寿命周期成本（LCC）与此标杆成本比较，进而得出 PPP 模式是否更加体现资金价值。目前，英国、澳大利亚、日本和荷兰等国都已经采用 PSC 进行物有所值的评价。英国和澳大利亚将 PSC 作为 PPP 模式的组成部分。南非和荷兰在选择基础设施项目采购模式时，也强制要求使用 PSC。近年来，中国香港也已经开始使用 PSC 进行项目评价，并且将 PSC 作为项目采购过程中的重要组成部分。还有一些国家和地区（如阿根廷）在投标报价过程中，私营部门参与的投标报价需要比政府采购的价格低 5%~10%才有可能中标。以新南威尔士州的皇家北岸医院项目为例，项目的 PSC 值是 1129 百万美元，私营部门投标的价格是 1115.6 百万美元，二者的差值是 13.4 百万美元，因此，私营部门 InfraShore 得以中标，相当于采用 PPP 比采用传统的政府采购

① A. C. L. 戴维斯：《社会责任：合同治理的公法探析》，杨明译，中国人民大学出版社 2015 年版。

节省了 13.4 百万美元。

PSC 的计算方法相对成本效益法简单可行，因为很多指标是政府提前公布的，让全部投标人知道统一的计算标准，因此，具有可比性。作为政府评价 PPP 而采用的一种标杆价格，PSC 代表了政府采用传统模式进行项目采购可能发生的价格。它由四部分组成，分别是：①初始 PSC；②转移风险的价格；③保留风险的价格；④竞争中立的价格[①]。

初始 PSC 是指政府建设项目的基本费用。它是公共部门提供项目建设、维护、运营等服务的成本，包括直接投资成本和直接运营成本两部分。转移风险价格指转移给私营部门的风险的总价值，这个值需要比较完备的当前数据和历史数据作为标杆。由于各国参考的数据不同，因此，各国的估计值也不同。例如，澳大利亚 PPP 项目采购的平均风险价值为项目总价值的 8%左右，英国的一般为 10%~15%，平均值约为 12%。保留风险是指所有没有转移给私营部门的风险的价值，这个值是估算而来。竞争中立是由于政府的公有制产生的政府业务竞争优势的价值。西方一些国家已经制定了明确的竞争中立政策，以保证重大经济活动中公有制企业的公平竞争，用成本透明化和定价透明化消除公有制带来的优势，提升私人企业的信心。例如，政府在项目采购过程中的税务支出，通过政府的税务体系又作为收入返回给政府。在 PPP 项目中可能通过采取竞争中立措施减免私人企业的税务支出，从而增加私人企业参与 PPP 的积极性。

LCC 的计算，LCC 是指一个建筑物或建筑物系统在一段时期内拥有、运行、维护和拆除的总成本。通常由建设期利息、建设成本、运营管理费用、上缴的税金和风险控制成本构成。LCC 一般采用私营部门的投标价格作为参考。因此，为了 PSC 和 LCC 有可比性，两个值中所使用的假设是同一标准：①相同的基准日期，一般为项目融资或合同结束的评估日期；②相同的折现率；③相同的通货膨胀率假设；④相同的现金流时间假设。

（三）协调机制

PPP 有两个特征：一是合作时间比较长，一般为 5~30 年；二是在合作期间往往涉及一系列的交易或合作项目。这两个特征导致了 PPP 的复杂性。

① 本部分 PSC 的计算参考袁竞峰、王帆：《基础设施 PPP 项目的 VFM 评估方法研究及应用》，《现代管理科学》，2012 年第 1 期。

尽管依靠先前的经验积累，可以制定出许多合作指南或合作手册，如澳大利亚的维多利亚伙伴政策（The Partnerships Victoria），亚洲开发银行的PPP手册等指导性政策，但PPP遇到的复杂问题往往难以预测。因此，政府在PPP医疗项目中扮演着重要的协调者角色，协调整个PPP过程中出现的矛盾或困难。

为了保证PPP协调机制的顺利运行，必须考虑三个因素：一是目标的一致性。为了实现合作目标，双方的基本目标必须一致，否则会影响运营的绩效。二是优势互补。公私部门各自拥有不同的独特能力，承担不同的职能，双方要发挥出自己的优势，共同解决遇到的各种困难。三是信息共享。如果没有信息共享，在PPP过程中就容易发生机会主义行为，难以保证公私合作的效果①。

1. 目标协调机制

目标是目的或宗旨的具体化，是组织全力争取达到的未来状况。具体讲，目标是根据组织宗旨提出的组织在一定时期所要达成的预期效果。PPP目标不同于传统的组织目标是因为PPP目标需要进行有机的整合，尽管特殊目的公司形式上是一个单位，但却承载着两个单位的目标整合，即公私两个部门的目标。PPP的目标体系包括经济效益目标、社会效益目标、各成员的经验目标等，这些目标有时存在着冲突。冲突是因为对于私营部门来讲，其自身目标不完全是为PPP组织目标而设立的，它还有其他目标。因此，对于PPP项目而言，建立一套完整的目标体系对协调管理来说非常重要。在PPP医疗项目中，最根本的目标是提供医疗服务产品和服务。用目标管理的方法协调目标的一致，则要求公私部门都参与制定PPP目标，通过建立和分解目标来使双方的目标一致。例如，对PPP项目的盈利目标，二者是完全一致的，公共部门之所以选择私营部门进行合作，就是看中私营部门的管理经验，使得经营不善的一些医疗机构扭亏为盈，获得利润，从而实现可持续的运转。

2. 信息协调机制

信息协调关键在于沟通机制的畅通和信息的共享。沟通和共享在PPP中

---

① 宋波、徐飞：《公私合作制（PPP）研究——基于基础设施项目建设运营过程》，上海交通大学出版社2011年版。

通常通过协商实现。医疗服务过程中，由于政府本身并不生产医疗服务，在专业知识上与私营部门产生差距，因此，必须通过协调来对这种差距进行弥补，特别是通过 PPP 购买私营部门医疗服务的合同，例如建立协调管理信息的网络平台。PPP 项目的网络平台是一个动态的信息公布平台，它为政府定期检查和掌握工期进度、质量、成本、服务等项目提供信息，为政府和私营部门及时发现问题，解决问题提供保障。另外，协调小组在 PPP 医疗项目中也不可缺少。协调小组成员一般来自公私双方和第三部门（越来越多的 PPP 中有非政府组织的参与）。小组成员各自掌握的技能不同，通过其活动实现公私部门间规划、建设、运营等活动的协调，他们处理的往往是一些具体的工作事务。

3. 信任协调机制

PPP 是一种分工和交易关系，如果没有最基本的信任，那么就不存在合作关系，双方就会把有限的资源投入到防范风险中。信任是主体之间合作的基础，可以有效联合合作双方、降低交易成本和合作关系的复杂性。在公私部门长期的合作关系中，信任机制是保障公共产品市场有效运转的重要机制，为了使公私部门参与者积极建立其信誉，可以通过反复的博弈建立信任机制。在 PPP 医疗项目中，对私营部门的信任表现为对资质、能力和经验的信任。私营部门对政府的信任表现为政府政策稳定、合同担保有力、激励措施兑现等。相互信任是互惠互利的需要，更是 PPP 协调发展不可缺少的基础[①]。

① 宋波、徐飞：《公私合作制（PPP）研究——基于基础设施项目建设运营过程》，上海交通大学出版社 2011 年版。

第三章
国外 PPP 的创新与启示

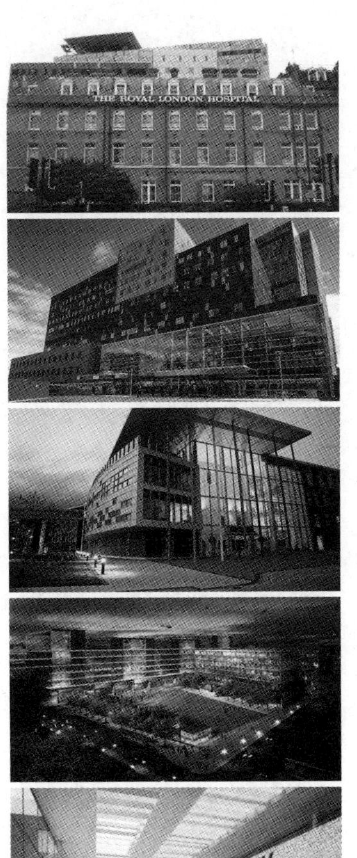

如果在网络上搜索欧洲的 PPP 医疗卫生项目，在项目医院的网页上，我们马上就可以看见光鲜亮丽的现代化建筑设施、人性化的诊疗空间和智能化的设备设施，以及神采奕奕、面带微笑的医护人员，当然还有原来古董级的医院大楼。

喜欢持有怀疑态度的人一定会认为，这些光鲜亮丽的大楼的背后一定是高昂的诊疗费用。因为这其中有一个逻辑：这些大楼的建造成本最终将被计入医疗成本，事实的确如此。在免费医疗的国家，大部分项目是财政埋单，只是最终承担建设医院费用的是财政收入，实际承担人是每一个纳税人，如英国和西班牙。

尽管批评 PPP 的声音很多，如转移了政府责任、推高了建设成本、不是每个项目都能实现物有所值等。但是为什么 PPP 医疗卫生项目却一直在全球有其生命力，最根本的原因是人们对健康的刚性需求，在政府基础设施建设资金紧缺的情况下，要升级改造医疗基础设施，只能更多依赖私营部门的力量。

第一节　国外医疗领域的 PPP 发展概述

当代各国卫生部门都面临着许多前所未有的挑战，如财务压力、管理压力和提高医疗卫生服务水平的压力，因此各国都在采取必要的改革措施来实现可持续的医疗服务目标。高收入国家，如英国、加拿大、德国等，一方面，其卫生部门因为受到严格的财政预算限制，不得不谨慎安排自己的公共开支；另一方面，老龄化带来的医疗需求压力迫使其继续加大医疗服务资金和技术的投入。因此，这些国家的政府纷纷将目光投向私营部门，期望从私营部门获得更多的帮助和支持，如资金的支持和改进服务质量的支持，以便建设和翻新更多的医疗服务基础设施，开发更先进的医疗技术。而中高、中低收入国家，如巴西、南非、印度等国，面临的则是公共医疗卫生资源短缺、资源分配不均、资金不足等困难，这些也迫使其政府不得不制定新的政策来解决问题。在这种背景下，PPP 被引进了医疗领域，尽管 PPP 是一项长期协议，甚至这种协议可能不是最高效的选择，但由于激励机制的作用，PPP 能创新出新的价值。

一、国外医疗领域 PPP 的运用背景

了解不同国家的医疗卫生体系，目的在于更好地理解 PPP 在这些国家发展运用的根本动机和类型。本章将主要以 4 个高收入国家[①]（英国、加拿大、西班牙和澳大利亚）和 3 个中高、中低收入国家（巴西、南非和印度）作为案例国家介绍 PPP 医疗项目的基本情况和代表案例，并简要介绍其他国家的情况，如德国、葡萄牙、罗马尼亚、丹麦、瑞典等。

19 世纪后半叶，全球的一些高收入国家经济持续增长，民众对医疗服务的需求随之增长，医疗政策成为每一个政府政策的重要组成部分。在这些国家中，提供全民免费医疗是消除政治不满和工人阶级革命的手段。为此，许

① 参考的划分标准来自世界银行。

多国家纷纷建立强制性的医疗保险，最初的政策仅仅是保护低收入人群，然后逐步覆盖了全部人群。德国于 1883 年建立了法定医疗保障制度（Statutory Health Insurance，SHI），是世界上最早建立医疗保障制度的国家[①]。1911 年，英国议会通过了第一个国家医疗保险法案。1948 年，英国建立了国家医疗卫生服务体系（National Health Service，NHS）。1962 年，加拿大建立医疗保险制度，并于 1971 年全面实行。1973 年，澳大利亚建立医疗保险，并于 1984 年覆盖全民。1982 年，巴西综合医疗体系（Integrated Health System）建立，1988 年，统一的联邦医疗体系在新宪法下出台[②]。进入 20 世纪中期，高收入国家的医院发展进入了黄金时期。在 1974 年欧佩克（OPEC）的石油危机之前，欧洲的经济持续增长，推动了一些高收入国家，特别是欧洲国家的医疗水平大幅提高，国家对医院基础设施的投资热情空前高涨，如欧盟 80%的医疗服务成本的融资来自公共资源，或者是通过全民医疗保险获得，或者是国家直接支付[③]。

然而，20 世纪 70 年代的经济衰退及萧条迫使一些高收入国家开始重新考虑医疗卫生保健费用的支出，其支出大部分用于医院的建设。例如，在英国，大部分的医院都是在 19 世纪建设的；意大利医院的平均使用时间为 65 年；爱尔兰 75%的急诊公立医院建设于 1960 年之前，只有 17%的医疗机构“非常适合”卫生保健的提供标准。由于缺乏资金的投入，很多国家的公立医院已经无法适应日趋变化的新形式。医疗基础设施的陈旧和老化，使决策者越来越意识到对医院持续投资的必要性，并且认识到对老医院的修缮比建设新医院更加昂贵和不适宜。于是，高收入国家的政府开始寻求医院发展的新道路[④]。

就在这个时期，英国开始启动了一项引入私人资金解决医院建筑质量和服务问题的计划——私人融资倡议（PFI）。由于计划的成功，进而转变为更完善和被多国使用的 PPP 模式（见表 3-1 和表 3-2）。来自欧洲的 PPP 很快通过“政策出口”来到原欧洲的殖民国家。这些国家从 19 世纪末到 20 世纪

① 蔡江南：《医疗卫生体制改革的国际经验：世界二十国（地区）医疗卫生体制改革概览》，上海科学技术出版社 2016 年版。
② 韩凤：《它山之石——世界各国医疗保障制度考察报告》，中国劳动社会保障出版社 2007 年版。
③［美］威廉·考克汉姆：《医学社会学》，高永平译，中国人民大学出版社 2012 年版。
④ 丛晶等：《欧洲公立医院私有化的模式及启示》，《中国卫生资源》2006 年第 9 期。

中期经历了漫长的民族解放运动，逐渐从原宗主国独立出来。由于长时期被欧洲国家统治，再加上国内长期的政治斗争，这些国家经济发展迟缓、贫富差距巨大。直到 20 世纪 90 年代，这些国家才将国家发展的重心转移到经济建设和民生发展上来。经过近 20 年的发展，这些国家实现了高速的增长。本章选择的案例国家——巴西、印度和南非被世界称为新兴市场国家，它们与中国和俄罗斯一并被称为金砖国家。由于经济快速发展，改善医疗服务成为这些国家的基本任务。

表 3-1　欧洲部分国家的 PPP 医疗项目

国家	主要医疗资金来源	基础设施建设或服务提供中的私营资金角色	PPP 数量	资金（亿美元）
芬兰	税收	建设/维护和临床服务提供	1	<1
法国	社会医疗保险	建设/维护	16	16
德国	社会医疗保险	通过特许经营获得可持续的营利	24	21
意大利	税收	建设/维护	71	57
波兰	社会医疗保险	建设/维护	1	0.4
葡萄牙	税收	建设/维护	8	46
西班牙	税收	建设/维护，全方位服务	19	23
瑞典	税收	施工合同	1	21
英国	税收	建设/维护	146	258

资料来源：James Barlow，Jens Roehrich，and Steve Wright，Health Affairs，2013. 转载自 Barlow J.，Roehrich J.，Wright S.，2010。

表 3-2　欧洲投资银行统计的 PPP 医疗项目情况①

单位：百万欧元

医院名称	金额	年份	所在国
Dudley Hospitals	113	2001	英国
Blackburn Hospital	72	2003	英国
Manchester Hospitals	251	2004	英国
North East London Hospitals	142	2004	英国

① “PPPs Financed by the European Investment Bankfrom 1990 to 2015”，European PPP Expertise Centre，2016，4.

续表

医院名称	金额	年份	所在国
Mestre Hospital	70	2005	意大利
Newcastle Hospital	167	2005	英国
Birmingham Hospital	365	2006	英国
St Helens and Knowsley Hospitals	218	2006	英国
Royal London Barts Hospitals	359	2006	英国
Wakefield Hospitals	221	2007	英国
North Staffordshire Hospitals	227	2007	英国
Forth Valley Acute Hospital	190	2007	英国
University Hospital of Braga	65	2009	葡萄牙
Hospital Son Dureta	130	2009	西班牙
Enniskillen Acute Hospital	137	2009	英国
New Karolinska University Hospital	699	2010	瑞典
Southmead Hospital	287	2010	英国
Hospital de Burgos	128	2011	西班牙
Hochtaunus Kliniken	49	2013	德国
Hospital de Vigo	140	2013	西班牙
Alder Hey Hospital	63	2013	英国
Royal Liverpool Hospital	108	2013	英国
University Hospital of Schleswig-Holstein	400	2014	德国
Dumfries and Galloway Hospital	155	2015	英国
Edinburgh Hospital for Sick Children and Clinical Neurosciences	112	2015	英国
Midland Metropolitan Hospital	148	2015	英国
Papworth Hospital	65	2015	英国

资料来源：欧洲投资银行（2015）。

二、国外 PPP 医疗项目的类型

PPP 在英国获得的广泛成功推动了欧盟将 PPP 作为解决社会发展项目的

重要手段。20 世纪 90 年代末，欧盟要求其境内所有超过 500 万欧元的项目都必须向公共部门和私营部门公开招标以提高效率①。世界银行 2006 年总结了欧洲多个国家的 PPP 医疗项目案例，认为 PPP 医疗项目的主要类型如图 3-1 所示。

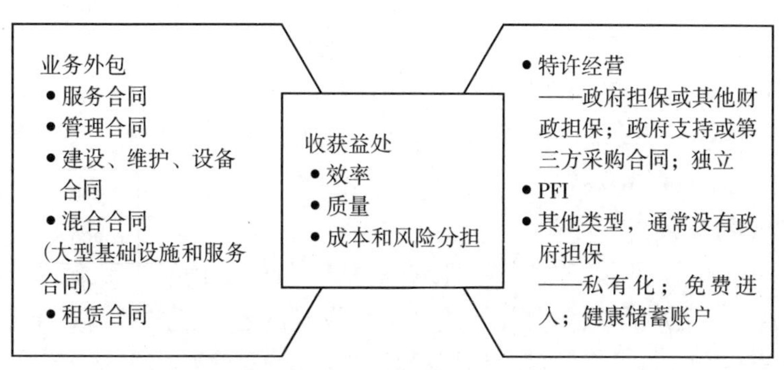

图 3-1　PPP 医疗项目的主要类型

资料来源：The World Bank（2006）。

（一）业务外包

业务外包是指为了提高公共资金投资项目的效率或质量，公共部门与私人合作伙伴签订的服务合同、管理合同、建设合同、维护合同、设备合同、混合合同（根据特定的需要和情况）和租赁合同。其中，服务合同指公共部门和私营部门提供一种特定服务，如实验室服务、餐饮服务，其目的在于利用私营部门的经验和技术以提高服务的质量。管理合同是指将公共设施或人事管理从公共部门转移到私营部门，包括规定的权力和责任，如雇用和管理医务人员，药品和设备采购，目的是提高工作效率。建设、维护、设备合同即为了持续发展，翻新和维护医院的基础设施。混合合同即根据特殊需要和情况与私营部门签订一系列合同，包括以上各种合同。例如，基础设施建设和运营中的 IT 系统合同，设施翻新升级签订的合同。租赁合同指私营部门租赁公共设施，通过收费获取回报的合同，通常要向公共部门支付租金。这种合同往往是针对运营不良的设施为改善财务状况而采取的提高管理效率的

① 黄二丹、赵翊雯：《公私合作的私人部门回报方式及其在医疗行业应用的分析》，《卫生经济研究》2010 年第 10 期。

合同①。

典型案例：西班牙瓦伦西亚政府与托雷维耶哈临时金融财团合作的托雷维耶哈医院项目，医疗服务由私营部门提供。欧洲 PPP 大部分外包合同是非临床服务外包，案例有德国卫生与社会事务部和 IBM 公司联合建设的远程健康信息系统（IT 系统），该系统帮助公立医院实现共享信息和控制医疗服务质量。丹麦政府与 MedCom 和 IBM 联合开发的国家电子健康门户网站实现了病患与全科医生（GP）的交流。奥地利福拉尔贝格州卫生部门与 SteriLog 公司合作为当地三家公立医院提供消毒服务。德国理查德诊所的餐饮服务由私人餐饮公司 Zehnacher 提供。

（二）特许经营

特许经营主要是对公共部门拥有的现有基础设施和新基础设施进行建设、运营。一种情况是私营部门负责新增设施的建设，之后负责经营、维护包括旧设施在内的设施；另一种情况是直接建设新设施，并运营该设施。该合同最大的优势在于不管是哪种方式，风险都可以不同程度地分配给合作双方。特许经营是 PPP 的基本形式，包括了 TOT（转让—运营—移交）、BOT（建设—运营—移交）和其他类型。在公立医院的改扩建中，DBFO（设计—建设—融资—运营）合同最为常见，私营部门投资，然后从运营中收回投资和获得回报。特许经营最大的好处是将风险从公共部门完全转移到私营部门，但是通常在这种情况下，政府会给私营部门做担保人。

2006 年，西班牙瓦伦西亚政府与托雷维耶哈临时金融财团合作的托雷维耶哈医院项目成立，该项目被称为“阿尔西拉模式”（Alzira model），它是一个典型的 DBFO 模式，私人财团负责医院的设计、建设、融资和运营②。

（三）私人融资倡议（PFI）

PFI 是指公共部门通过私营部门获得资金来投资医疗服务，这种方式主要在英国运用，私人财团进入政府长期融资计划中，融资、建设和管理（较少）新项目。例如，一个财团资助医疗设施的建设，再租给政府的合作伙伴关系。PFI 项目中，一直有一个持续的成本效益问题备受关注，作为一项长

① Irina A.Nikolic，Harald Maikisch，“Public-Private Partnerships and Collaboration in the Health Sector: An Overview with Case Studies from Recent European”，The World Bank，2006，10，pp.1-27.

② “Public-Private Investment Partnerships for Health：An Atlas of Innovation”，The Global Health Group University of California，San Francisco，2010，8.

期项目，政府每年（分期）向私营部门支付当初的建设成本，还有私营部门提供的非临床服务成本，这就需要和传统的政府采购进行比较，才能评估政府采用 PFI 的做法在经济上是否妥当。英国财政部为此开发了一个指标叫公共部门参照值（PSC），就是用来衡量 PFI 是否物有所值（VFM）的指标。

2001 年，英国国家医疗卫生服务体系（NHS）与 Bywest 公司合作建设西米德尔塞克斯大学医院项目。Bywest 公司负责设计、重新开发、建设、融资和运营这个医院项目共 35 年，有可能延长至 60 年，同时提供支持服务，包括餐饮、搬运、安全、保洁、维护和物品供给。NHS 将继续管理医院，通过公共部门筹集资金并提供医疗卫生服务，如护理、临床医护人员、药品和治疗诊断服务等①。

（四）其他类型

私有化指将公立医疗机构基础设施的所有权转移或出卖给私营部门，同时包括所有风险。PPP 包含的私有化类型与一般的私有化有一定的区别，即在协议中，私营部门要承担原公立医疗机构承担的公益责任。私有化往往包括部分私有化和全部私有化。部分私有化又包括股权转让、资产转让等。2003 年，罗马尼亚将 8 家公立医院的透析门诊私有化，首先向私营部门租赁医院的透析门诊，私营部门负责将原有的工作场地升级建设、添置新设备，然后为医院的病人服务，透析服务由政府定价。完全私有化即政府将公立医院卖给私营部门，由私营部门进行经营，如瑞典的公立医院私有化。1994~1998 年，瑞典斯德哥尔摩郡议会将圣戈兰医院转变为一家非营利公共控股公司，1999 年后正式出售给以营利为目的的民营股份公司 Capio，成为瑞典的第一家私立医院②。

免费进入指私营部门不需要合同就可以参与到项目中，这样运营和投资的成本都转移到了私营部门。而且，政府不需要做任何的担保，政府只需要提供支持即可，这种支持主要体现在财务激励措施上，如税收减免。

以上这些类型都取决于具体的 PPP 规制框架，规制框架起到了保证和促进医疗服务的质量的关键作用。这些框架包括监测和执法机制，认证和授权

① ［英］达霖·格里姆赛、［澳］莫文·K. 刘易斯：《公私合作伙伴关系：基础设施供给和项目融资的全球革命》，济邦咨询公司译，中国人民大学出版社 2008 年版。

② Irina A.Nikolic，Harald Maikisch，“Public-Private Partnerships and Collaboration in the Health Sector: An Overview with Case Studies from Recent European”，The World Bank，2006，10，pp.1-27.

系统，病人权利系统，以及其他的相关法规（如有效的监督机构、劳动法规和操作工作人员管理）。上述分类如表 3-3 所示。

表 3-3 PPP 医疗项目职责一览

类型	内容	政府职责	私营部门职责	目的及案例国家
业务外包 Contracting out	外包非临床支持服务	提供所有临床服务（和员工）并管理医院	提供非临床服务（如清洁、膳食、洗衣、保安、建筑物维护）并雇用相关工作人员	利用私营部门的经验来提高效率和降低成本。案例国家：西班牙、丹麦、奥地利、德国
	外包临床支持服务	管理医院，提供临床服务	提供临床支持服务（如放射和实验室服务）	
	外包专业临床服务	管理医院，提供绝大部分临床服务	提供专业临床服务（如碎石术）或常规手术（如白内障摘除）	
特许经营 Concession Contracts	公立医院内部或公立医院旁的私营侧楼共用同一场地（院中院）	管理针对公费病人的公立医院，与私营侧楼签约共担成本，共享人员和设备	将私营侧楼（针对自费病人）投入运营。只提供住院服务或同时提供临床服务	利用 PPP 转移部分业务、分担资金风险。案例国家：南非、巴西
	对公立医院的私营租赁和管理	与私营公司签约，让其提供公立医院服务，向私人运营商支付服务费，监管和控制所提供的服务以及履约情况	利用政府或公共保险基金管理公立医院，提供临床和非临床服务。可以雇用所有员工，也可以根据合同条款负责新的资本投资	
私人融资倡议 PFI	对新公立医院的私营建设、融资和回租	监管、监督建设质量，管理医院，向私营部门分阶段支付租赁费	（设计）建设、融资、拥有一座新公立医院、租赁（移交）给政府	获得私营部门的技术、资金和管理经验，转移风险。案例国家：英国、加拿大
	对新公立医院的私营建设、融资和运营	提供医疗服务，或购买服务。每年（定期）向私人运营商支付投资成本和经常性成本	建设、融资、运营一座新公立医院，主要提供非临床辅助服务	
其他（私有化）Privatization	公立医院出售后继续经营	出售公共设施，后续监管和控制服务以及履约情况	购买设施，并按合同继续作为公立医院运营	政府将运行和资金风险转移给私营部门。案例国家：瑞典、葡萄牙

资料来源：Taylor and S. Blair，2002 & Gayle Allard and Amy H. Y. Cheng（2009）。

第二节 国外 PPP 医疗项目案例

威廉·考克汉姆（William C. Cockerham）将各国医疗卫生服务体系进行了分类，分为社会化医疗体系（如英国、加拿大和瑞典）；去中心化的国家卫生服务体系（如德国、日本和墨西哥）；“花钱看病”模式（美国）和社会主义医疗体系（俄罗斯和中国）共四类。国内的学者则划分为国家福利型制度（如英国、加拿大和澳大利亚）；市场主导型制度（如美国）；社会保险型制度（如德国、日本）共三类。本书将主要介绍 7 个国家的 PPP 实践，这 7 个国家中，高收入国家有 4 个，中高收入国家有 2 个，中低收入国家有 1 个。选择高收入国家的原因是它们是第一批在医疗服务领域使用 PPP 进行创新的国家，同时也是 PPP 发展比较成熟的国家。选择中高收入的国家主要是因为我国也属于中高收入国家[①]。选择一个中低收入国家是因为印度和我国一样，具有人口基数大、贫富差距大、人口分布广等特点。介绍以上国家的 PPP 发展情况目的在于：一方面，说明 PPP 正被各国所接受，是一个值得深入研究的问题；另一方面，这些案例体现出模式的多样性、目标的多元性和操作的灵活性，非常值得我国公立医院改革借鉴。各国的基本数据可参考图 3-2、图 3-3 和图 3-4[②]。

一、英国

（一）背景

1. 总体概况

英国，全称大不列颠及北爱尔兰联合王国，由英格兰、苏格兰、威尔士和北爱尔兰组成联合王国，统于一个中央政府和国家元首。政体为议会制的君主立宪制。国王是国家元首、最高司法长官、武装部队总司令和英国圣公

① 参考世界银行的划分标准。
② 三表数据均来源于世界银行统计公报。

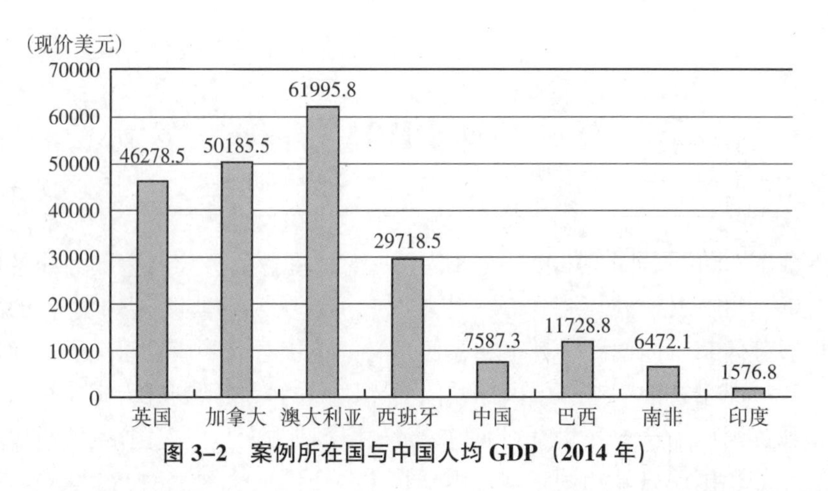

图 3-2 案例所在国与中国人均 GDP（2014 年）

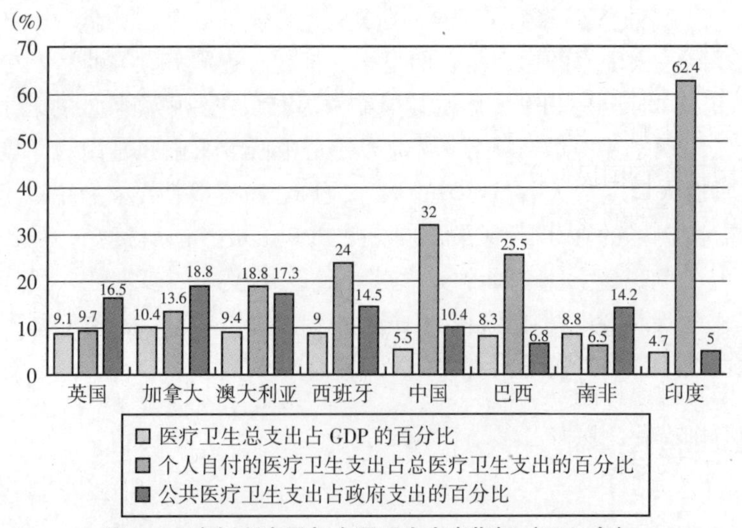

图 3-3 案例所在国与中国卫生支出指标（2014 年）

会的"最高领袖"，但实权在内阁。议会是最高司法和立法机构，由国王、上院和下院组成。政府实行内阁制，由女王任命在议会选举中获多数席位的政党领袖出任首相并组阁，向议会负责。英国实行两党制，主要是工党和保守党交替执政。工党以人道主义理论为纲领，强调"社会福利"，保守党崇尚市场竞争，不提倡国家干预。两大党派不同的宗旨和施政方针对医疗卫生政策的调整影响重大。英国属于高收入经合组织国家，国土面积约 24 万平方公里，人口约 6514 万人（2015 年）。

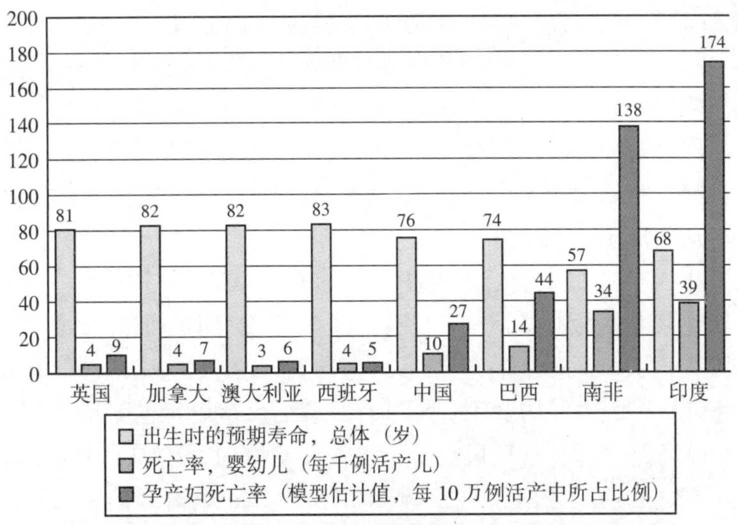

图 3-4　案例所在国与中国三项重要医疗卫生指标（2014 年）

2. 医疗体制

英国是实行国民健康保险制度的创始国，是实行全民医疗的国家，政府成为卫生工作者的雇主。政府通过税收募集资金维护医疗设施，购买物资和新设备，使用医疗服务的人免费享受服务，可见“福利国家”的理念渗透其中。1875 年，英国颁布《公共卫生法》；1911 年，颁布《全国保险法》，建立了健康保险体制。1948 年起，英国正式实施国家医疗卫生服务体系（NHS），取代了国家健康保险体制，由国家统一管理医疗卫生保健事业，同时，医疗机构实行国有化，医疗及护理人员成为国家工作人员。该体系“以政府为主导，税收为基础，适当竞争为手段”。资金构成的 82%来自政府财政拨款，12%来自国民保险税，其余来自社会及慈善机构捐款和少量的非免费医疗收入[①]。NHS 坚持四个宗旨：①为所有英国居民提供服务，英国居民主要指居住在英国的英国公民和在英连续停留超过 6 个月的外国人及其家属；②不管患者是谁，其支付能力如何，都会得到同样的服务；③除药品是凭全科医生的处方到药店购买以外，医疗服务全部是免费的；④以国家税收为基础来源[②]。

超过 12%的人口自愿选择了私人医疗保险（PMI），该保险主要为病人提

① 乔玉玲编译：《英国的医疗制度一窥》，《中国卫生产业》2007 年第 4 期。
② 张煜：《英国医疗卫生考察体会及启发》，《中国卫生资源》2007 年第 9 期。

供私营部门急性择期治疗。在地方，卫生部通过10个卫生政策管理局（SHAs）进行运营，各管理局负责其地理划分区域的卫生服务质量和绩效。151个基本医疗组织，主要是初级医疗信托机构（PCTs）[①]。NHS分为全科社区诊所、社区初级医院、综合或专科医院三个管理等级。三级医疗服务网络呈金字塔形，底部是初级保健，中间是全科医疗，塔尖是三级医疗专家服务。患者从塔底流向塔顶，然后再向底部流动。在传统的NHS体系中，政府既是卫生服务的提供者，又是卫生服务的购买者和管理者。医院是公有的，受当地卫生局的直接管辖，没有自主权。政府不但通过举办国有医院直接提供医疗服务，而且把医院纳入公务员管理系统。医院的投资、财务会计、服务价格、医生聘用及工资标准都是政府直接管理的对象。卫生和社会保障部是最高卫生行政管理机构，下设大区卫生局、地区卫生局、特殊卫生管理局、家庭卫生服务局和NHS派出机构等。英国NHS体系与中国的卫生管理体系有一定的相似性[②]。作为一项庞大的医疗福利系统，NHS的发展并不是一帆风顺，也不是没有制度缺陷的。由于医疗费用的不断上升，英国的医疗制度出现了力不从心的状况，因此，英国财政部开始探索新的融资渠道，私人融资倡议（PFI）才开始走上舞台。

（二）医疗服务领域的PPP

1. PPP医疗项目概况

英国国家医疗卫生服务体系中的PPP主要包括两种方式，其一是私人融资倡议（PFI），其二是地方融资信托改善（Local Improvements Finance Trust，LIFT）。其中，PFI是最具英国特色的PPP，它被视为一种改善公共采购过程的工具，其体现出来的好处主要是物有所值（VFM）和更多的创新。英国政府在1992年启动了私人融资倡议（PFI），其目的在于将财政资金限制对公共建设的影响降到最低。1994年，英国财政大臣明确指出，财政部将不批准任何公共部门的资本项目，除非使用PFI进行融资的项目。于是，1999年英国卫生部部长曾经使用“镇上唯一的游戏”来描述PFI的地位[③]。

---

① ［英］Sean Boyle：《转型中的卫生体制：英国（英格兰，2011）》，闫旭译，北京大学医学出版社2015年版。

② 王丙毅：《政府医疗管制模式重构研究》，人民出版社2008年版。

③ Barrie Dowdeswell，“Michael Heasman.Public Private Partnerships in Health a Comparative Study”，University of Durham，2004.

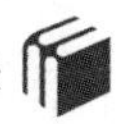

2008 年，OECD 做了一项调查，2003~2004 年，在调查的经合组织国家中，英国的基础设施项目采用 PFI 模式的总量排在第一位。2007~2008 年，PFI 项目占英国公共投资项目的比例达 18%左右。在此期间，140 多项项目总金额达到 28 亿美元[①]。2012 年，托马斯·克鲁姆和肯斯滕·茅斯利用逻辑回归的统计方法定量地研究了英国 1997~2011 年 9 个地区的 PFI 项目，试图找到地方政府偏爱推行 PFI 的动机，其主要分析财务压力和政党轮替因素等，最后得出的结论是财务压力是推行 PFI 的主要动机[②]。

PFI 是 PPP 的一种（见表 3-1），它被视为一种改善公共采购过程的工具。传统的公共采购有很多不足之处，如较差的设计、效率低下的项目管理和建设超支。为了弥补公共采购基础设施和服务的不足，英国财政部推动了 PFI 模式进行改革。PFI 模式中，私营部门合作方不介入临床、护理等核心服务，PPP 的内容限于核心服务外的项目（医院）设计、建设、融资和提供支持服务。这与其他 PPP 模式有很大的差别，如在澳大利亚 PPP 医疗项目的典型模式 BOOT 中，私营部门还需要提供医疗服务，政府承担监管职责。在 PFI 模式中，新医院在完成建设投入运营后，其运行将分为两个部分：一是仍由公共部门承担的核心医疗护理服务，即 NHS 仍然负责继续雇用临床工作人员提供医疗服务。二是由私营部门承担的如清洁、保安、停车和餐饮等支持服务。私营部门运营商在 15~35 年内每年都会得到一定的资金偿付，以归还其资本成本和用于维护及服务产生的经常性成本，同时确保临床人员获得尽可能的现代、高效的设施，从而使 NHS 专注于提供医疗卫生服务。

2. PPP 医疗项目的特点及存在的问题

（1）PFI 使资金获得更容易，其特征可以说是在财政分配之前的分配。

（2）PFI 是大型医院建设得以实现的主要因素。

（3）尽管 PFI 结构复杂并且时间跨度大，但是其强有力的治理可慢慢应对环境发生的变化。

（4）PFI 是一种购买模式，在医疗服务本身的提供上，PFI 并没有创新。

（5）PFI 是否能加快采购时间，还存在争议。因为在项目设计上，所节

---

① “Public-Private Partnerships：In Pursuit of Risk Sharing and Value for Money”，Paris：OECD，2008.

② Thomas Krumm and Karsten Mause，“PFI-Who and Why? English Local Governments'Use of the Private-Finance Initiative”，62nd Political Studies Association Annual Conference 4，2012.

约的时间可能被PFI项目合同的复杂性和冗长的谈判时间所抵消，一般谈判时间会长达20~40个月。

（6）对于未来来说，PFI在某些情况下会设置某种抵押。例如，在一些项目中，合作方认为床位的减少会代表成本的减少，因此，可能会出现医院减少床位。PFI的主要价值原则上体现在风险处理和经济价值：已经完工的PFI项目，在成本上平均节约了4%，技术成本上也会减少2%~3%，资金增加的管理费一般占总成本的2%[①]。

总的来说，PFI的优势在于它加快了医院新大楼建设的步伐，并且在最短的时间内为病人提供了更好的护理，但临床上的优势并不多。PFI存在的问题及解决办法：

（1）降低PFI的复杂性和简化流程。应建立规范的合同文本和标准化合约来简化流程。

（2）为了降低成本和风险，应该把各种费用纳入一个"成本包"，减少投标费用。

（3）PFI从单一的结构转为综合发展计划。PFI不仅仅是一家医院的建设，应该转向初级保健等层次，扩大应用范围。

3. 典型案例

英国国家医疗卫生服务体系（NHS）与百威斯特公司（Bywest）的西米德尔赛克斯大学医院（West Middlesex University Hospital）项目[②]于2001年完成融资，是2003年投入使用的一个典型的PFI项目。医院位于伦敦西部的艾尔沃斯（Isleworth），目前拥有床位400张左右，是一家区级医院，提供急诊、照顾老人、外科和产科服务等。这家医院有100多年的历史，进入21世纪后，很多建筑无法满足需要，因此，医院基金会、当地的卫生管理局和NHS伦敦区办事处（LRO）都认为需要对该医院进行重建。

招标共收到39份意向申请书，入围的有9个实体。2000年，西米德尔赛克斯大学医院基金会最终从3名竞标人中选择了百威斯特公司，因为它的投标价格稍低，并且阐明了设计、计划的时间表和人员优势。根据PFI的指

① Barrie Dowdeswell，Michael Heasman，"Public Private Partnerships in Health a Comparative Study"，University of Durham，2004.

② ［英］达霖·格里姆赛、［澳］莫文·K. 刘易斯：《公私合作伙伴关系：基础设施供给和项目融资的全球革命》，济邦咨询公司译，中国人民大学出版社2008年版。

导方针，必须将 PFI 投标成本和传统采购模式下提供同样水准的服务所需成本的估算值进行财务对比，基金会将项目送到卫生部门进行分析，得出的结果是公共部门参照值（百万英镑 NPV）是 989 亿英镑，比 PFI 的 983.5 亿英镑高出 550 万英镑，这样，才证明了 PFI 具备了物有所值。和其他的 PFI 项目一样，百威斯特公司负责设计、重新开发、建设、融资和运营这个医院设施共计 35 年，有可能延长至 60 年。同时提供支持服务，包括餐饮、搬运、安全、保洁、维护和物品供给。西米德尔赛克斯大学医院基金会将继续管理医院，通过公共部门筹集资金并提供医疗卫生服务，如护理、临床医护人员、药品和治疗诊断服务等。当然，这些服务都是政府埋单。

该项目成本是基于每年 980 万英镑的年度单一支付，新医院开始运营后开始支付，如果百威斯特提供的服务无法达到合同要求，基金会会扣除这一不符合标准的单一支付。例如，手术室中有一个室一天不能使用，就扣除一个手术室的单一费用，大约是 1400 英镑。整个项目的寿命期是 35 年，这 35 年内质量都必须保证。该项目的结构图如图 3-5 所示。

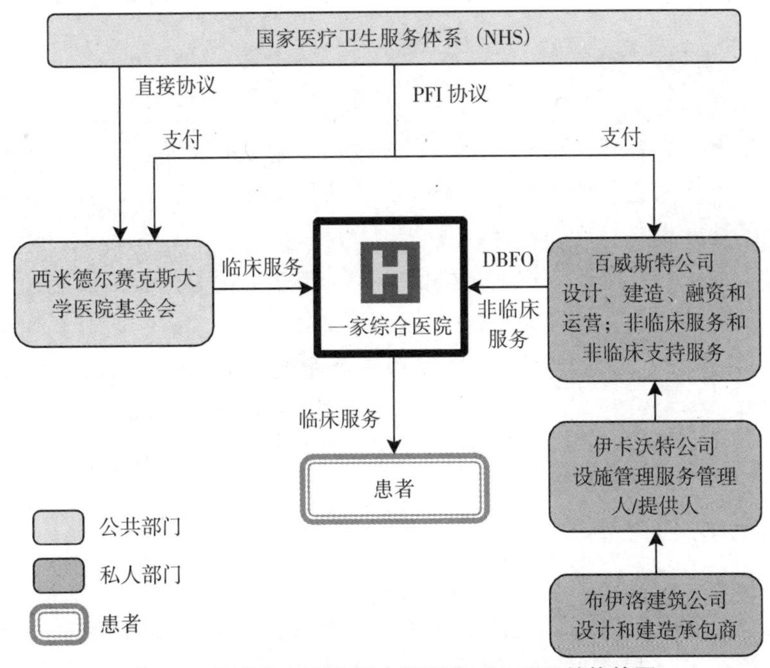

图 3-5 西米德尔赛克斯大学医院 PFI 项目结构简图

资料来源：达霖·格里姆赛、莫文·K. 刘易斯（2008）。

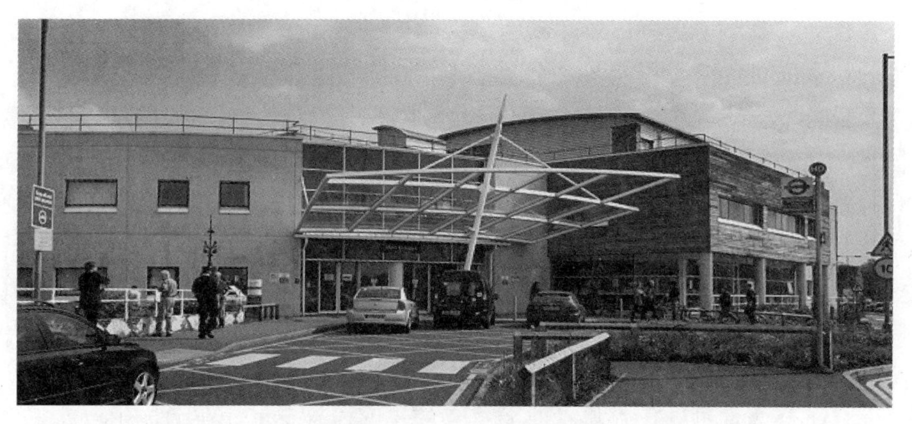

West Middlesex University Hospital
(Chelsea and Westminster Hospital NHS Foundation Trust)
http://www.chelwest.nhs.uk/

二、加拿大

（一）背景

1. 总体概况

加拿大为北美洲北部的一个国家，政治体制为联邦制、君主立宪制及议会制。英皇为国家首领及象征，君主并非居住于加拿大，所以权力通常由君主指派的加拿大总督代表行使，英皇和总督直接行使的权力较小，通常需要按加拿大内阁的建议行使权力。内阁是由总理从加拿大国会下议院中选择并对民众负责的团队，加拿大总理、内阁、加拿大联邦政府的所有机构都要向下议院负责。加拿大划分为10个省和3个地区，省在医疗保险、教育及社会福利等方面拥有相当大的自治权，而地区多数事务由联邦政府直接管理。加拿大属于高收入经合组织国家，国土面积为998万平方公里，人口约3413万人。

2. 医疗体制

加拿大现行医疗卫生体制为国民卫生服务体制。它是以公费医疗为主，即通过政府出资，由政府、社会及私人举办的各类医疗机构提供医护服务。从历史沿革看，加拿大现行的医疗体制是在过去50年中逐步发展形成的。20世纪40年代末以来，加拿大在医疗保健上基本是私人行医，自费看病。

1957 年，联邦政府制定《医院保险与诊断服务法》，明确由省和联邦政府各按 50%比例分担病情诊断和住院治疗费用。1960 年，加拿大所有省都先后签订公费医疗保险计划协议，为所有加拿大人提供了公费医疗保险。1968 年，联邦政府制定了《加拿大卫生法》。1972 年，所有省和地区均将私人门诊费用纳入公费医疗计划，至此，加拿大实现了在全国范围内的全面公费医疗[①]。

加拿大实行联邦制，主管卫生工作的国家机构为联邦卫生和福利部。总体来看，加拿大拥有一个私营的卫生服务体系，不过费用全部由公共资金支付。支付的依据是一个收费标准，标准由省政府或领地政府[②]与医学会之间的谈判产生。因此，加拿大有 10 个省级医疗体系和 3 个领地医疗体系。公共资金来自税收和各级政府（联邦政府、省政府和领地政府）收取的保险费支持[③]。

加拿大在医疗服务上面临的首要问题与大多数发达国家相同，即成本上升。自 20 世纪 70 年代以来，加拿大的卫生费用稳定在 GDP 的 7%左右，80 年代后，上升到 8%。省一级的医疗卫生支出更是以 10%的增长速度在增加。另外，加拿大医疗卫生体系最大的一个问题是接受某些诊疗程序前需要等待很长的时间。根据加拿大最新的调查报告，患者就医的等候时间（从家庭医师或一般诊所转诊介绍给专科医师，再到实际接受医院开刀治疗的时间）平均为 17.7 周，跟 10 年前比起来，病人必须多花 90%的时间等候治疗，其中等待时间最长的是整形手术，需要 32.2 周，最短的是化学放射性治疗，需要 6.1 周[④]。而且，医生和护士短缺越来越严重。加拿大的医护工作人员的减少与它招生的规模有关，如多伦多大学医学院医学系一届只招生 30~40 人。由于加拿大人口正在趋于老龄化，支持医疗卫生服务体系的纳税人在减少，与此同时，人口老龄化带来的医疗服务需求增加等问题迫使加拿大政府进行医疗服务改革。

---

① 汪健、杨善林：《加拿大医疗卫生体制现况及其对我国医疗卫生改革的启示》，《安徽预防医学杂志》，2008 年第 5 期。

② 领地政府：与省级平级，但是不具备省的法律地位的加拿大行政区。

③ ［美］威廉·考克汉姆：《医学社会学》，高永平译，中国人民大学出版社 2012 年版。

④ 汪健、杨善林：《加拿大医疗卫生体制现况及其对我国医疗卫生改革的启示》，《安徽预防医学杂志》2008 年第 5 期。

（二）医疗服务领域的 PPP

1. PPP 医疗项目概况

加拿大正在努力地开发和维护医疗系统基础设施的建设，以满足病人的需要，PPP 被加拿大政府认为是一种工具，可以确保更多的资本资源，提供基础设施建设，还可以提高项目管理的效率和缩短项目交付的时间。在加拿大，较早探索使用 PPP 提供医疗和交通基础设施建设的地方政府是不列颠哥伦比亚省（British Columbia），2002 年，当地政府投资近 100 亿美元在 30 多个 PPP 项目上，其中来自私营部门的资金为 40 亿美元，这些 PPP 项目几乎涵盖了全省的各种医疗机构，包括城市和农村的医院建筑、三级护理中心和辅助生活设施。同年，不列颠哥伦比亚省政府成立了合作伙伴中心，为资本项目采用 PPP 提供指导，它的主要作用是促进公共部门更好地管理 PPP 项目。在加拿大的其他省份，如安大略省（Ontario）、魁北克省（Quebec）和阿尔伯塔省（Alberta），PPP 也已经全面展开，如安大略省 1997 年的皇家渥太华医院（The Royal Ottawa Hospital）的重建项目。而其他省份，如新斯科舍省（Nova Scotia）、新不伦瑞克省（New Brunswick）、萨斯喀彻温省（Saskatchewan）和王子爱德华岛（Prince Edward Island）正在尝试使用 PPP 提供基础设施。加拿大联邦政府成立了加拿大 PPP 办公室，该办公室将管理 12.5 亿美元的 PPP 项目基金以支持创新的 PPP 项目[①]。

为了解决医疗体制中存在的问题，加拿大政府已经和私营部门开始合作，手术外包（Contracting Out）就是一个例子。例如，在不列颠哥伦比亚省，政府选择一些私营部门进行合作来提供医疗服务，其目的是缩短候诊时间。2004 年，在温哥华圣保罗医院（St. Paul's Hospital），由于该医院手术室护士短缺不得不同意病人可以选择另外的 3 家私人诊所进行择期手术[②]。1999 年，北温哥华狮门医院（Lions Gate Hospital）和一家私人外科诊所签订了一个 4 年协议，让这家诊所承担医院的白内障手术[③]。2006 年，温哥华岛卫生局宣布作为该局的五年战略计划之一的外包协议，允许医院将外科手术

---

① British Columbia Medical Association, "Public-Private Partnerships (P3s) in Health Care", Policy Statement, 11, 2010.

② Sheppard, R., "Canadians More Open to Private Health Care", *Maclean's Magazine*, 12, 2004.

③ C. Adams, "Contracting for Surgery: The Vancouver Coastal Approach", *Hospital Quarterly*. Vol.6, No.4, 2003, pp.78-79.

外包给私人诊所，以减少病人排队等候手术的时间。

加拿大 PPP 采用的模式比较灵活，在建设一家新医院方面，其 PPP 模式大致有四种：第一种是融资、建设和租赁（FBL）；第二种是融资、设计、建设和租赁（FDBL）；第三种是融资、设计、建设、租赁和运营（FDBLO）；第四种是融资、建设、租赁和运营（FBLO）以及提供非临床服务（如饮食、清洗和保安服务）。这些方法多源自英国 PFI 的发展。

2. PPP 医疗项目的特点及存在的问题①

（1）PPP 表明了除了传统的医疗基础设施采购外还有新的选择，同时也是一种新的运营方法，即 PPP 不仅用来提供新的医疗基础设施，还可以用来提供医疗服务。这是缓解加拿大公立医院医护人员短缺的一个特色方法。

（2）PPP 并不代表政府推卸责任和风险。根据加拿大卫生法，公立医院治理和医疗保险都得到了应有的尊重，即法律允许在公立医院之外也覆盖公费医疗。

（3）PPP 将风险分配到了最适合承担的一方。

（4）由于各个环节都统一整合，包括设计、建设、运营都是由一个企业聘请最优秀的专业人才完成，因此，项目在行业中是具备“现代化”水平的。另外，由于合作关系的长期性，有连带关系的财团会对医院给以更多的关照，保证好的激励机制，让医院得到更好的发展。

（5）更重要的是 PPP 为社会提供了此时最急需的医疗设施和医疗服务，并且在预算的范围内。因此，它不但没有损害公众的价值观，还是一个可以持续发展的医疗模式。

加拿大 PPP 存在的问题：

（1）应将评估标准化和透明化。任何 PPP 项目必须是最节省成本的投资，特别是在医疗服务的基础设施建设和提供医疗服务方面。

（2）公立医院执行 PPP 的项目程序必须是可以获得的，目的在于实现对成本的真实评价。

（3）PPP 需要适当的监管，以确保省级政府能够对质量进行控制。

（4）私营部门的治疗成本、服务项目数量、类型和价格必须在标准化的

---

① David Laird, George Langill, “A Public/Private Partnership: The Royal Ottawa Hospital Experience”, *Healthcare Quarterly*, Vol.8, No.4, 2005.

基础上上报。

（5）必须对 PPP 和合同外包进行适当的、透明的评估。必须对其提供的服务质量和后续护理进行持续的和独立的评估。

3. 典型案例

加拿大第一个 PPP 建设的新医院是渥太华皇家医院（The Royal Ottawa Hospital，ROH），这家医院有上百年的历史。1997 年，安大略省政府和医疗服务重建委员会决定重新建设 ROH 医院和心理健康研究中心，之后做了一个测算，即翻新医院需要资金 8 亿美元，而且工期长达 7 年。这样一来，不但工期长会导致医院服务跟不上，还会出现巨额的投资资金缺口。于是，学习英国的 PFI 模式就成为决策者的一个选择[①]。

ROH 建于 1910 年，当时主要是为了抗击瘟疫和结核病而建成的。2003 年，加拿大保守党终于批准了 ROH 的 PPP 项目。项目最终选择的私人合作伙伴是加拿大医疗基础设施建设公司（The Health Infrastructure Company of Canada），公共部门则是加拿大安大略省省政府和公属的渥太华皇家医疗集团（The Royal Ottawa Health Care Group），集团下又设置了直接负责监督和管理的团队——渥太华皇家医院项目执行和管理团队[②]。项目结构如图 3-6 所示。

该项目于 1997 年启动，2001 年开始向社会招标。私人财团负责设计、建设、融资和运营医院，是典型的 DBFO 模式，合同期为 25 年。在合同期内，政府支付租金给私人财团，合同期满后，移交给政府。在这期间，医院仍旧是公立性质，因为负责管理和监督的是公属的医疗集团董事会，而私人财团只是一个执行机构。本项目包括一家拥有 188 个床位的公立医院，和一个拥有 96 张床位的长期护理中心，还有一个心理健康研究中心，共 284 张病床。项目总投资 1 亿美元，每年节省成本约 4%，即 400 万美元左右。节省的资金用于提高病患的医疗服务质量和进行心理健康研究。该项目不但为员工提供了更现代化的工作环境，还增加了就业。其设计很有特点，建成后的医院拥有阳光走廊、咖啡厅和绿化花园，这些设施为病人提供了很好的康复环境，特别是为心理病患的康复提供了良好的治疗环境。

---

① David Laird，George Langill，“A Public/Private Partnership：The Royal Ottawa Hospital Experience”，*Healthcare Quarterly*，Vol.8，No.4，2005.

② Hospital Management.net，http：//www.hospitalmanagement.net/projects/royal_ottawa.

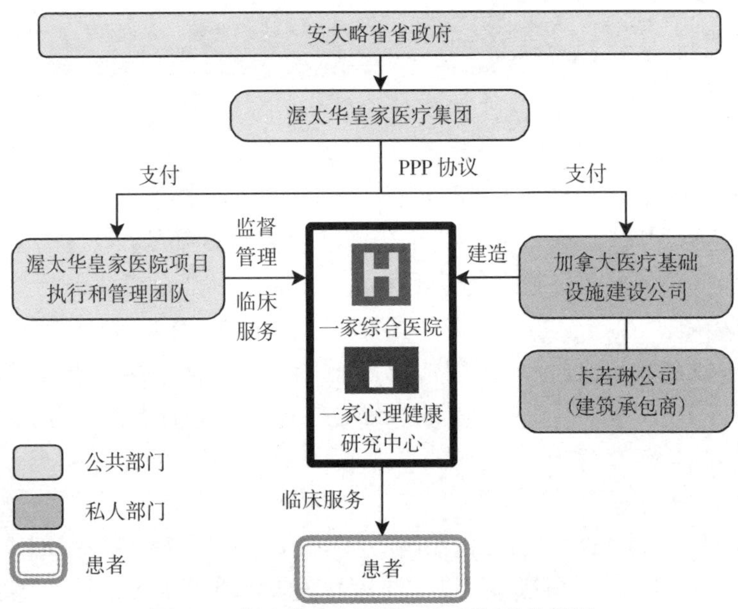

图 3-6 渥太华皇家医院 PPP 项目结构简图

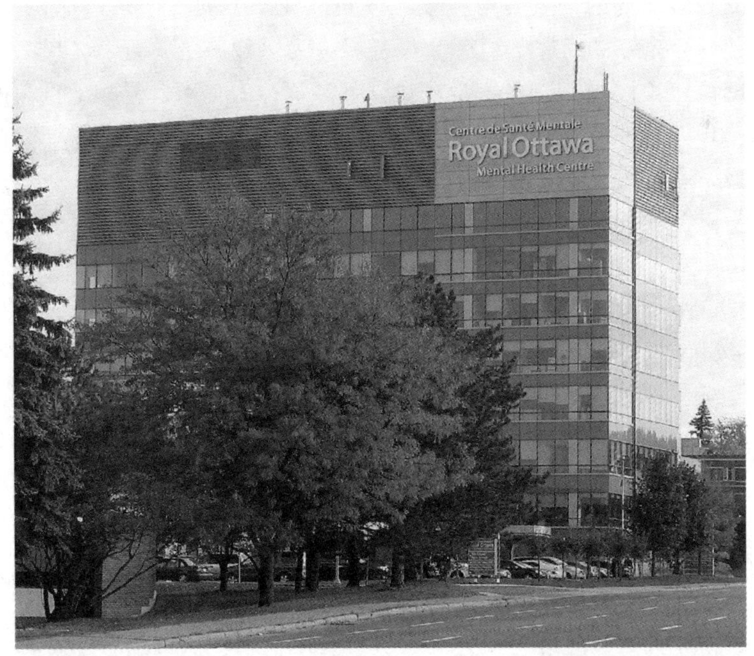

The Royal Ottawa Hospital
http: //www.theroyal.ca/

三、澳大利亚

（一）背景

1. 总体概况

澳大利亚占有大洋洲绝大部分陆地，澳大利亚联邦的政体为君主立宪制和内阁制。现任英皇是澳大利亚国家元首。澳大利亚总督代表英皇行使权力，有权解散国会，但实务上仅在总理建议下为之。澳大利亚有三级政治体系：第一级是联邦政府，第二级是6个州和2个领地，第三级是当地政府（市和郡议会）。澳大利亚属于高收入经合组织国家，国土面积约为50万平方公里，人口约2230万人。

2. 医疗体制

澳大利亚建立的国民医疗保健制度（Medicare），是在1984年的《全民医疗保险法》下制定的。在这个制度下，所有永久居民只要选择公立医院看病，都有资格享受免费的医疗服务，如果住院，连饮食都由政府埋单。全民以医疗保险税的形式缴纳一定费用，收入不同，税基不同。如果选择私立医院，可获指定服务的免费或补贴治疗。政府负责为医疗服务筹资，公民缴纳的税收只占8%（2001年数据），46%来自联邦政府，23%来自州和地方政府，其他非政府部门占31%。另外，除国民医疗保健制度外，还有药物津贴制度和私人医疗保险共同组成澳大利亚的医疗保障制度。

澳大利亚是三级政府构架，即联邦政府、州政府和地方政府。澳大利亚的医疗管理体制分为三级：联邦卫生部、州卫生部及其在各个卫生区域的派出机构。联邦政府负责制定和协调有关医疗卫生的政策，直接管理医疗服务的责任在州政府，地方政府不设卫生管理部门。区域医疗卫生服务管理模式和多元化办医体制是澳大利亚卫生管理体制的突出特点。在每个州内，打破行政区域的界限，依据人口、自然地理条件和经济文化背景分为若干个区域，每个区域为一个“社区”。医疗卫生工作以一个社区为“单位”来管理和提供服务。卫生服务提供者大致可以分为三类：全科医生、医院和社区卫生服务中心。

随着卫生服务需求的不断增加和老龄化程度的不断加重，澳大利亚政府也承担着沉重的经济负担。目前主要的困难体现为：一是现有的医疗机构不能充分满足居民的就医需要，但政府无力再投资建设新的医院。二是为了节省资金，提高病床周转率，医院有过分压缩住院日的现象。例如，在悉尼，手术病人当日出院或 24 小时出院的比例分别达到 60%和 80%。医务人员的劳动无法体现多劳多得，出现推托病人、拖延治疗的情况，有的病人择期手术可能会等待 1 年。三是由于全民医疗保险费用日益增加，使政府负担过重。为此政府鼓励和支持私人医疗保险，并出台了多项措施，如购买私人医疗保险的费用的 30%由政府支付。四是农村偏远地区医疗服务缺乏[①]。因此，澳大利亚政府也在寻求新的解决办法。

（二）医疗服务领域的 PPP

1. PPP 医疗项目概况

20 世纪 90 年代中期，澳大利亚政府主要由自由党控制，“私有化”（以不同的形式）成为了提供公共服务的一种信念，即私营部门才能提供高效率的服务。PPP 这种模式刚好符合了这种信念，于是在医疗服务领域很快得到普及。在澳大利亚，PPP 往往被用来建设医院，其中最常见的是 BOO（T）模式，即建设、拥有、运营（移交）。这种模式的特点是“交易的完整性”，这种模式与英国的 PFI 不太相同，它不仅让私营部门承担建设和维护医院基础设施，同时让其提供临床服务（手术、免疫，还包括急救车），这种服务将私营部门的现代化技术运用到了整个医疗服务中。目前，澳大利亚联邦政府和州政府以不同的机制在 50 多个公立医院引入了私营部门参与。它们已经完成了 15 个 BOO 交易，4 个转制（把医院作为一个运转中的企业卖给私人经营者），4 个转为政府继续拥有所有权但由私人管理的公立医院，3 个是“建设—拥有—售后回租”的制度安排形式，30 个“院中院”（即在一个公立医院里或旁边设置一个私人分支机构）。从 1998~2003 年澳大利亚的 PPP 案例看，其运行总体上是有效的[②]。

澳大利亚的一个成功例子，是 1999 年受过嘉奖的米尔迪拉医院（Mildura）合同。政府在关闭了现有的公立医院的基础上，选择一个私营部门来设计、建设、拥有和经营一个新的 153 张病床的医院，并签订了 15 年的合同，原公立医院的雇员被调到新医院工作。新的医院必须对所有不能负担费用的就诊患者提供适当的临床服务，新医院每年获得来自政府的支付，

---

① 蒋露：《澳大利亚医疗保障制度解析》，武汉科技大学硕士毕业论文，2009 年。

② Barrie Dowdeswell，“Michael Heasman. Public Private Partnerships in Health a Comparative Study”，University of Durham，2004.

这种支付是基于对各种门诊病人的预先计算（根据一定病人数量确定支付资金的上限），再加上包括教学成本的少量奖励。为了控制质量，新医院必须继续维持医院的资格认定（由一个独立的机构进行评价），每月提供临床指标的报告，接受外部同行对治疗措施的评估。这个合同包括对不服从的处罚规定。合同要求经营者提供一个医院年度收入5%左右的绩效保证金。米尔迪拉医院的改革结果给人们留下了深刻的印象。新医院的资本费用比公立医院的低20%，而提供的临床服务成本比政府经营的医院低。而且，新医院完成了所有的绩效指标，第一年病人流量增长了30%，经营者获得了利润①。

2. PPP医疗项目的特点及存在的问题②

（1）PPP提供的新设施满足了人口增长对医疗设施更新的需求；

（2）提供了一个公私混合的医疗系统，所有临床服务中有30%来自私营部门医院；

（3）一个强大的私营部门市场占据了总市场的50%；

（4）合作期大多为15~25年；

（5）私营部门经营者往往会提供基础设施之外的其他支持，如饮食、维护、清洗、病理分析和放射服务等；

（6）合作医院往往有独立的临床服务，有自己的手术室、重症监护室等；

（7）PPP协议中还会有研究和教学内容；

（8）另外，有的PPP还会出现共享商业服务带来的好处，如分享租赁收入。

澳大利亚PPP存在的问题：

（1）改变所有州政府对劳动自由的控制，由注重“经济理性”转向注重“公平”来制定政策；

（2）应该对PPP有一个全面的评估，以证明其比传统的医院模式更好；

（3）要重视社区/医院一体化的医疗健康服务。

3. 典型案例

西澳大利亚州政府与梅恩医疗（Mayne Health）于1996年签订的杰伦当诺普医院（Joondalup Hospital）PPP项目，其合同为：私营部门负责设计、

---

① 朱佩慧、李卫平：《公立医院公私合作改革的选择》，《卫生经济研究》，2003年第12期。

② Barrie Dowdeswell, Michael Heasman, “Public Private Partnerships in Health a Comparative Study”, University of Durham, 2004.

建设、运营杰伦当诺普医院（见图 3-7），医院向辖区居民提供临床服务和非临床服务，合同期限为 20 年，2013 年还继续扩充了合同。梅恩医疗是澳大利亚一家有名的非营利组织，从 20 世纪 90 年代起为所在地区的居民提供医疗服务，得到了很好的口碑和政府的肯定。20 世纪 90 年代，杰伦当诺普医院遇到了发展的"瓶颈"，为了满足当地居民更高的医疗服务需求，政府决定与梅恩医疗合作，提升该医院的服务能力。

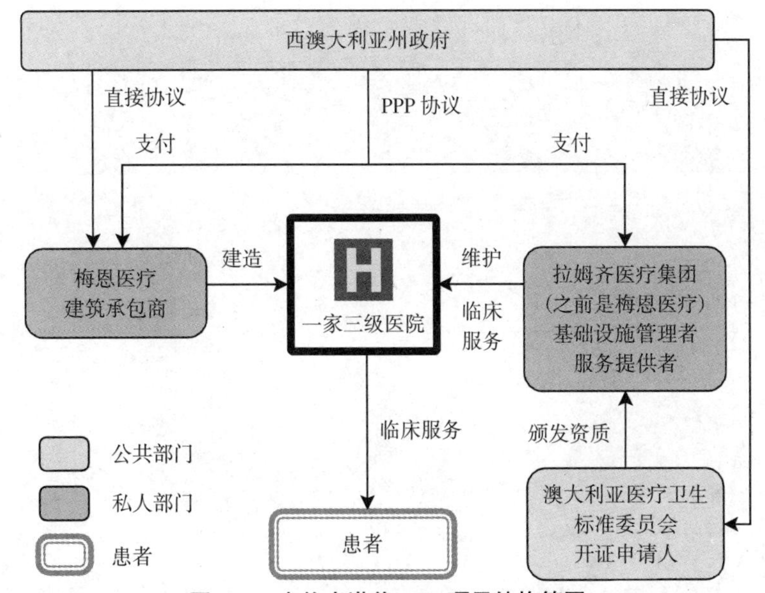

图 3-7　杰伦当诺普 PPP 项目结构简图

资料来源：University of California，San Francisco（2010）。

1998 年，杰伦当诺普医院正式营业，拥有床位 365 个，其中 60%属于政府返还成本床位。政府在 20 年内不断地支付给梅恩医疗"充电式"的合理回报（大概每年政府承担 135~220 个床位的费用），并且最终购回医院。梅恩医疗在这 20 年间拥有该医院的运营权，但土地所有权属于政府。风险控制上，医院接受每年的资质审核，审核风险由梅恩医疗负责。2006 年，杰伦当诺普医院被拉姆齐医疗集团接管（Ramsay Health Care），该集团是一个澳大利亚领军式的医疗集团（跨国医疗集团，目前在澳大利亚、英国、法国和印度尼西亚运营 117 家医院）。现在该医院成了杰伦当诺普（人口近 16 万）北部最大的 24 小时急诊医院。

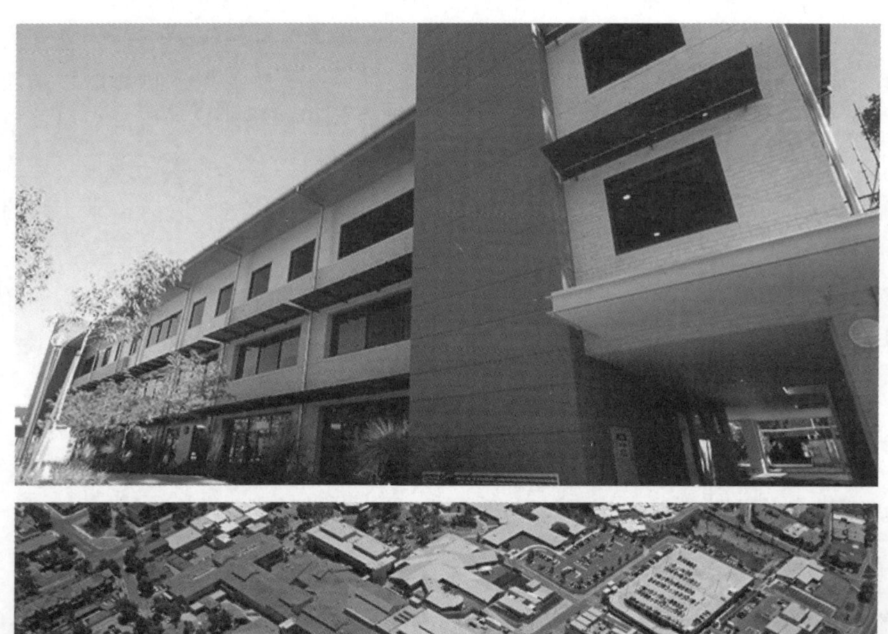

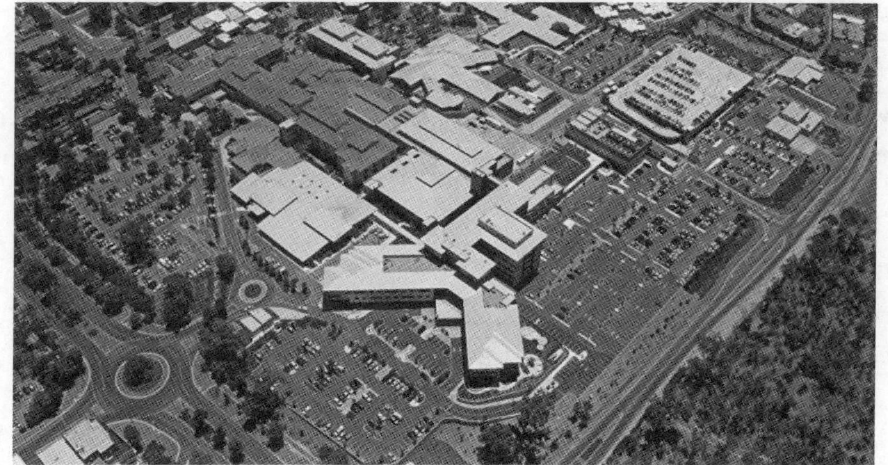

Joondalup Health Campus Public & Shared Hospital
http：//www.joondaluphealthcampus.com.au/

四、西班牙

（一）背景

1. 总体概况

西班牙是一个位于欧洲西南部的君主立宪制国家，王位由胡安·卡洛斯一世及其直系后代世袭。国王为国家元首和武装部队最高统帅，代表国家。

议会由参、众两院组成，行使国家立法权，审批财政预算，监督政府工作。首相领导的政府行使行政权，负责治理国家并向议会报告工作。首相由多数党提名，并由国王任命。西班牙全国划分为 17 个自治区，下设 50 个省。西班牙属于高收入经合组织国家，国土面积约为 774 万平方公里，人口约 4600 万人。

2. 医疗体制

从 1978 年起，西班牙经历了一个由原来以社会保险为基础的卫生体系转向国家卫生服务体系的医改过程。20 世纪 70 年代中期，西班牙卫生经费的 2/3 来自社会保险体系，1/4 由政府财政承担。截至 1989 年，社会保险所筹集的资金降至 30%，政府财政负担的比例上升到 70%。截至 1999 年，社会保险体系完全被国家卫生体系所替代，公共卫生经费中除公务员系统的互助基金之外，政府财政负担比例达到 98%，其余为民众缴纳的一部分社保资金[①]。

西班牙是以中央财政为主、地方财政为辅，私人资金为补充的医疗融资体系。目前，西班牙只有大约 10%的公共卫生经费来源于各自治区政府的税收，省、市一级的税收对卫生经费的贡献更小，中央财政在卫生费用中占主导。西班牙国家卫生体系由中央和自治区两级卫生政府管理。西班牙实行全民免费公共医疗，这个机制被称为“国家医疗卫生服务体系”，全民性、福利性、资金来源的公共性是其三大特点。法律规定“全民”享有医疗服务的权利，不但包括西班牙公民，也包括取得合法居留权的外国人。一个人只要一就业，就应加入国家社会保障体系，缴纳社会保障金，申领医疗卡，凭卡在公立医院免费就医，其没有工作的配偶、子女均一同享受免费医疗。目前，国家医疗卫生服务体系对全国人口的覆盖率超过了 95%，其余人口购买私人医疗保险。

目前，西班牙国家医疗卫生服务体系基本可以满足需求，但其仍然面临一些问题。首先，经济危机的爆发导致政府缩减预算，由财政支持的公立医院资金遭到缩减。其次，随着失业人口和老年人口的增加，这两部分人口在医疗服务方面更依赖公立医院，增加了公立医院的负担。另外，与其他政府支持医疗体系的国家相比，西班牙的医疗卫生服务体系还有一个困难是长时

① 周庆逸、殷菁、徐会利：《西班牙、希腊两国卫生体制考察报告》，《中国卫生经济》2009 年第 3 期。

间的排队和医院病床不足。2008年，西班牙社会学研究中心（CIS）调查发现：越来越多的人开始转向私营部门，去公立医院的病人数量减少，约有15%的市民开始转向选择私营医院来解决自己的医疗问题，而且越来越多的人开始不再依靠效率低下的公立医院[①]。

（二）医疗服务领域的PPP

1. PPP医疗项目概况

在西班牙，PPP被用来提供各种公共服务已经至少有一个世纪了，最早可以追溯到19世纪的私营部门建设高速铁路的档案文件。1902年，瓦伦西亚市（Valencia）设计了与AVSA公司联合的水务特许经营合同。在20世纪60年代，PPP被弗朗西斯科·佛朗哥（Francisco Franco）用来建设覆盖西班牙的高速铁路。虽然，大量的PPP项目在20世纪80年代和90年代初期开工，但直到1996年经济私有化的进程被日益关注，PPP模式才被引入西班牙。从此，PPP项目被政府的运用逐渐增多。随着PPP在基础设施如高速铁路上的运用的增多，2002年特许经营法在西班牙颁布，政府开始将PPP运用到其他公共部门，如医疗、监狱、教育以及政府办公大楼的建设。2006年，PPP被运用到三个主要的领域：公路建设、医院建设和传统交通系统，而且已经有超过800百万欧元被运用到了这些领域的PPP项目中[②]。

随着西班牙PPP模式的良好发展和成熟运用，PPP逐渐被引入医疗服务领域。如一些特定的服务领域可以直接由私营机构提供。例如，1995年西班牙瓦伦西亚政府将两个卫生区的医院服务以签订长期公共服务合同的方式转交给新建的私人营利性医院负责运营管理。目前，整个西班牙有15%~20%的医院服务属于公办私立性质，政府通过“合同外包”的方式将服务转交给这些公办私立医院。马德里健康计划，是2003~2007年马德里自治区最主要的一个项目，同时它也是西班牙健康部门最大的一个PPP项目。马德里政府在这个项目中投入了8亿欧元，目的是提高护理质量和减少拥挤，通过重组和建设该地区的总共8家医院进行改革。这些医院由私营部门负责建设、营运和管理，特许合同期限为30年。其中，大部分医院的临床服务还是由公共部门提供，只有两家医院通过PPP模式联合私营部门提供健康

①② Gayle Allard and Amy H. Y. Cheng，“Public-Private Partnerships in the SpanishHealth Care Sector”，EPPPL，2009.

服务。马德里的这个项目对于西班牙来说具有里程碑的意义。在其他地区，PPP 被用来改革医院的例子还有卡斯蒂利亚和莱昂马略卡岛及卡斯蒂利亚—拉曼恰。瓦伦斯亚政府还提议采用一个 11 亿欧元的 PPP 项目来改组当地的 13 家医院。

2. PPP 医疗项目特点及存在的问题

（1）立法是西班牙 PPP 模式的最大保障。西班牙的大部分 PPP 遵循特许经营模式，在法律上遵循的是特许经营法和公共部门合同法。特许经营法于 2003 年公布，是在原来的公共部门合同法的基础上修改而成的。并且这部法律将 PPP 运用到各种领域，包括医疗健康领域。法律定义的特许的私营部门指私营企业或者集团公司，通过一个特许经营合同，它们和公共部门一起构建或开发某些公共事业。根据法律规定，特许经营者提供的服务将由合同方提供付款，但特许经营者至少要承担一部分建设费用和风险。

（2）采购过程的主体不同，并有相关法律规定。采购过程完全依照西班牙的公共部门合同法进行。根据项目的特许情况和性质，项目有三种主体：第一，相关的部门机构；第二，区域性的社区自治组织；第三，地方政府或者是省级政府的工作部门。

（3）采购过程主要包括五个阶段：第一阶段为相关政府主体进行的初步研究、可行性研究和起草合同的各种条款；后续的三个阶段是开放项目的招标、投标、中标；最后一个阶段是签订特许合同。目前，多数中标的公司都是西班牙国内的公司。相比英国，西班牙的 PPP 过程要简短一些。

虽然，西班牙 PPP 在医疗领域有突飞猛进的发展，但对它进行评价还为时尚早，因为大多数医院近期才开始运营，这就意味着要发现问题还需要一段时间。并且，在其一个地区（瓦伦西亚）做的实验，只能考察该地区获得实惠的人群的评价，对于全国范围内是否都适合采用 PPP 还有待研究。在英国，PPP 项目会得到公开的定期的评估，从而检查它们是否达到了合同规定的服务质量需求和标准。而西班牙采用的特许经营合同一般是公开的，并接受定期的评估。由于目前还没有相关的最佳资金使用价值的评价机制，因此，在这方面还存在较高的风险。

3. 典型案例

西班牙瓦伦西亚政府与托雷维耶哈临时金融财团（UTE-Torrevieja）合作了托雷维耶哈医院（Hospital de Torrevieja）项目。该项目是瓦伦西亚（Valencia）政府继 1997 年第一次采取与私人财团合作建设医院项目之后的又一个大项目。这种模式被称为“阿尔西拉模式”（Alziramodel），这种模式由几家公司联合组成一个临时的项目财团，与政府签订 PPP 合同，负责设计、建设和运营一家医院（见图 3-8）。它包括四个基本特征：政府管制、公共产权、公共资金和私人管理。

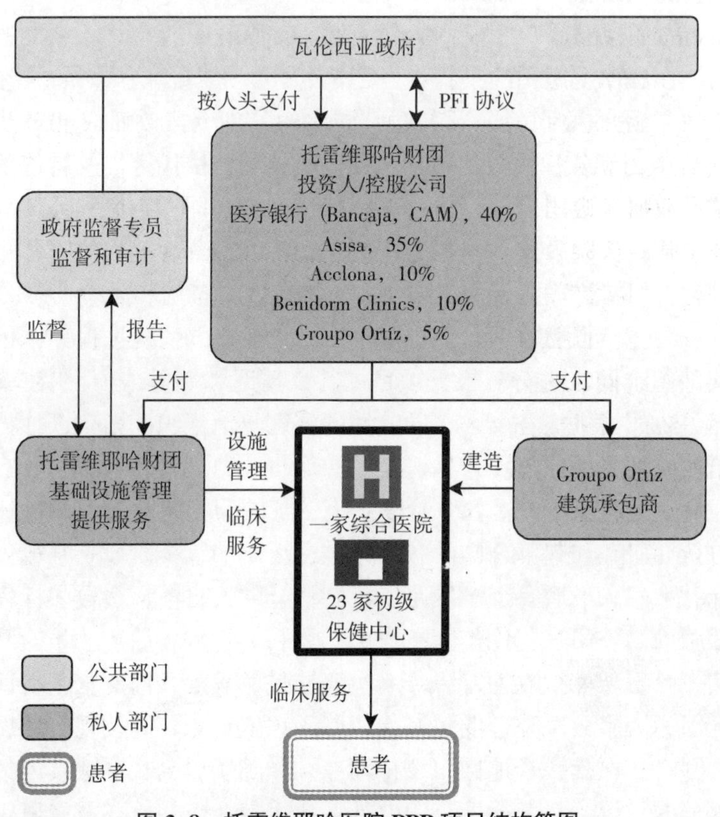

图 3-8 托雷维耶哈医院 PPP 项目结构简图

资料来源：University of California，San Francisco（2010）。

托雷维耶哈医院位于西班牙第三大城市——瓦伦西亚。2006 年，该地区很多医院面临缺少资金、缺少高效的技术支持和训练有素的医生的局面，一些医院纷纷停业。而托雷维耶哈医院服务的人群非常多样化，本地居民有 60%是外国人，其中 65 岁以上的老人占 27%，这些因素导致了医院面临着非常复杂的管理困境。2006 年，瓦伦西亚政府与临时的财团签订了 PPP 合同，临时财团投入 6.8 亿欧元，负责设计、建设和运营托雷维耶哈医院，另外还需支付 8000 万欧元建立初级和专科护理部。

托雷维耶哈医院私人财团包括了由瓦伦西亚当地最大的两家储蓄银行班克哈（Bancaja）和咖哈银行（Caja Mediterraneo，CAM）共同组成的医疗银行（Ribera Health），占联合体股份的 40%，西班牙医疗保险行业领军的阿斯桑非营利公司（Asisa）占 35%，西班牙领军的基础和能源设施建筑公司安讯公司（Acciona）占 10%，贝利多姆诊所（卡洛斯·帕斯拥有）占 10%，建筑公司 G.O（Groupo Ortíz）占 5%。该医院覆盖人口 17.3 万人，床位有 250 个，在夏季旅游旺季时会增加到 60 万人。

该项目中，私人财团负责提供临床和非临床服务，并负责雇佣医护人员。医院产权属于政府和国民医疗卫生体系，政府派驻监督工作人员在医院负责调查工作。医院除接受政府监督外，还接受外部审计，当质量达不到要求时政府可以实施惩罚。合同期限为 15~20 年。该医院运行后，2009 年成为西班牙全国 20 强医院，大大减少了排队候诊情况的发生。病人平均医疗费用比同区医院低 30%，对本地居民政府全部报销其医疗费用，对外地居民政府报销 85%。根据政府法律规定，医院每年获利能力是 7.5%。另外，托雷维耶哈医院还是一家高科技管理的医院，医院实现无纸化办公，医生可以随时获取病人的电子病历，并可以通过远程视频与病人沟通，病人在急救中心还可以通过手机获得排队信息。因此，在 2009 年的调查中，医院获得了 9 分的满意度。

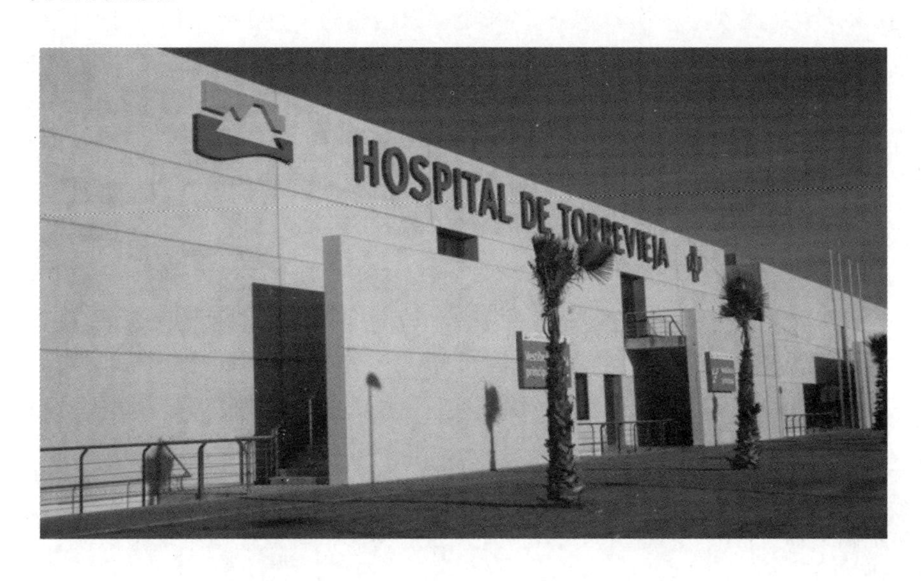

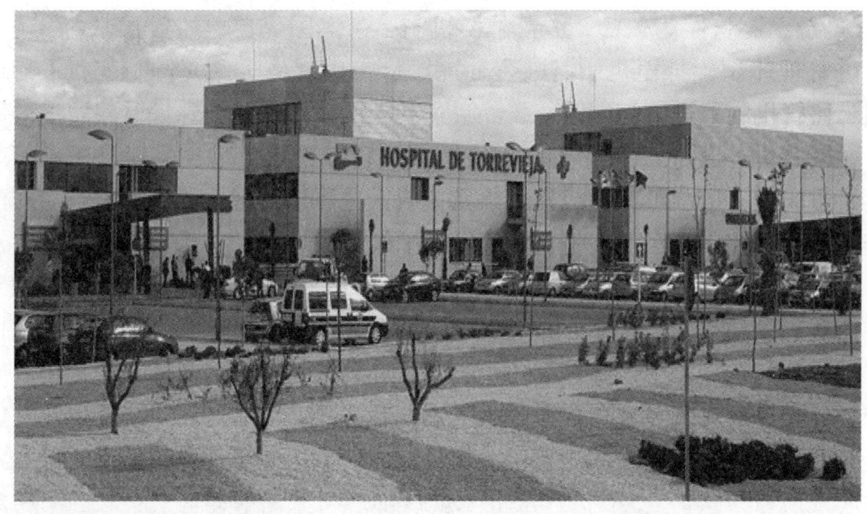

Hospital de Torrevieja
http：//www.torrevieja-salud.com/

五、其他国家

（一）巴西

巴西是南美洲最大的国家。1822 年，巴西宣布脱离葡萄牙独立，但直到 1989 年才实现第一次普选。1988 年，巴西通过立法在全国范围内建立了统一医疗体系（Unified Health System），实行以全民免费医疗为主、个人医疗保险为辅的医疗制度。目前，全民免费医疗制度已覆盖 90%的低收入人群。公立医疗机构对病人实行免费治疗，不收取病人任何费用。“统一医疗体系”由市、州、联邦三级政府组织的公立医疗机构组成，其中，社区卫生服务机构（服务站）是基础，公立大医院是支柱，公立医院占医疗机构的 38%（拥有全国 30%的床位），并且几乎直接由政府管理和运营。政府直接控制医院的人事、财务、采购和预算，决策高度集中，因此大多数公立医院出现了人浮于事和低效率的情况①。

20 世纪 90 年代，巴西圣保罗州政府用传统的政府采购方法建设了 16

① Gerard M.，La Forgia and April Harding，“ Public-Private Partnerships and Public Hospital Performance in São Paulo”，Brazil，Health. *Affairs*，Vol. 28，No.4，2009.

 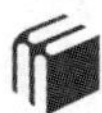

家医院。之后，州政府将其中的一些医院交给了非营利的医疗集团公司负责运营。在巴西，这种非营利组织被法律定义为社会健康组织（Organizações Sociais De Saúde，OSS），这些非营利的医疗集团负责提供临床和非临床服务。

OSS 根据 PPP 合同向当地居民提供医疗服务，并且不能向病人收取费用。医疗费来自州政府的财政预算，这个预算包括固定的服务人数和预订的服务质量。OSS 拥有一定的自主权，如人力资源管理、采购和外包。但资本投资受到严格的控制。OSS 的任何获利的资本投资都必须获得州政府的同意，州政府还要根据自己的资本预算和与州卫生部门的政治谈判来决定 OSS 是否能够进行资本投资。而且，一般 OSS 的资本再投资往往也只能局限用于国家管理的卫生事业。

巴西的 PPP 有一个缺点，就是医院的建筑和设施的折旧并没有列入政府预算，导致这些设施的更新升级往往受到影响。但是，和州政府直接管理的其他公立医院相比，OSS 管理的医院往往取得更好的效果，如病床的周转率，住院率和平均住院日等指标都优于州政府管理的医院。另外，OSS 雇用的医务人员比州政府管理的医院的人数要少 1/3[①]。

巴西圣保罗州的 PPP 的特点是：

（1）特许经营。政府向社会招标管理公立医院的专业公司或组织。这些公司或组织必须是非营利组织，或者是巴西法律规定的社会健康组织。

（2）PPP 所取得成功的关键在于人力资源管理革新。杰拉德等在 2009 年选取了圣保罗州的 12 家采用 PPP 运营了近 10 年的医院和 12 家政府直管的医院进行研究对比，结果显示 12 家 PPP 医院取得了很好的成效，其中关键的因素在于人力资源管理革新，包括独立的用人机制和激励机制。

（3）政府购买医疗服务，实现了角色转变。杰拉德等认为政府从“哑巴供应商”转变成了“聪明的购买者”。

（4）公立医院公益性的体现：中低收入人群免费医疗。这些 PPP 医院虽然是私营部门在管理，但所有权归国家，并且服务的对象主要是辖区内的中低收入人群，政府为这部分人购买医疗服务，这充分体现了公立医院的公益性。

---

① “Public-Private Investment Partnerships for Health：An Atlas of Innovation”，The Global Health Group University of California，San Francisco August 2010.

（二）南非

1961 年，南非退出英联邦，成立南非共和国。由于长期的殖民统治和种族隔离制度导致了南非巨大的贫富差距，白人和黑人得到的医疗服务差别非常巨大。1994 年，南非举行了首次由各种族参加的大选，选举出了黑人总统曼德拉，同年，联合国大会通过决议恢复了南非在联合国大会的席位。新政府为了改善民生，特别是改善黑人的社会经济地位，推出了一系列的法令和政策。在医疗卫生领域，政府规定，所有公立医院都有义务无偿为穷人、老人、孤儿和残弱人员提供免费诊治，由卫生部统一结算费用。但是，由于政府投入有限，再加上缺乏激励机制，公立医院医疗技术水平非常有限。高质量的医疗服务主要由私人医院提供，公务员、白人和高收入人群是其主要服务对象。为了改善南非黑人和低收入人群的医疗服务问题，政府开始推行一系列的改革措施，引入 PPP 就是其中的一项。

南非健康宪章中规定了 PPIs（Public-Private Initiatives）的定义，即公共部门与私营部门在医疗服务领域为了实现多个目标的一种合作关系。在南非，PPP 只是 PPIs 的一种，因为 PPIs 的私营部门包括了非政府组织（NGO）。南非的优质卫生资源集中在私营部门，公立医院技术落后，效率低下，质量难以得到保证。因此，政府使用 PPP 的基本目的是分享资源，提高服务质量和促进资源的公平分配。2000 年，南非财政部成立了负责 PPP 项目的部门，专门负责政府与私营部门的商业合作。

1998 年，南非中部的自由省遇到了一个挑战，为了消除种族隔离带来的不公平性及应对公立医院效率低下的困难，政府决定升级改造当地的两家医院，一家是佩洛诺米医院（Pelonomi Hospital），另一家是高等学府医院（Universitas Hospital）。但是，除了两家医院升级改造费用巨大以外，省政府还有巨额的负债。因此，政府采用了 PPP 解决难题。2003 年，省政府卫生部门与一家私营部门签订了一个 20 年的特许经营合同。这家私营部门是社区医院管理公司（Community Hospital Management Ltd.，CHM），该公司分别向两家医院注入资金以实现医院的升级改造。CHM 向佩洛诺米医院注入资金 29.3 百万兰特（约 360 万美元），主要用于升级改造医院，向高等学府医院注入资金 41.6 百万兰特（约 510 万美元），主要用于改造医院大楼和购买新的医疗设备，并建立一个新私人医疗中心。同时，政府也注入资金共 8.53 百万兰特（约 100 万美元），用于改造医院电梯、停车场和交通设施。合同中政府拥有医院的所有权，而私营部门则在两家医院中分别植入了一家新的

私人医院，私人医院雇佣原来公立医院的员工为基本员工，然后带来私人医院的专家和技术。

根据合同，私营部门要支付固定的月租，第一个五年内，每月是 4 万兰特（约 5000 美元），之后是每月 6 万兰特（约 7000 美元）。此外，每年还要将税前利润的 1.32%交给公共部门。这种公立医院和私人医院共同为布隆云丹地区提供医疗服务的模式是自由省的一个特点，它既向公费患者[①]提供服务，同时又向自费患者提供服务，即“院中院”模式，其体现出来的特点主要为：①为省政府的经济增长带来了好处；②通过创造就业机会，实现了扶贫计划；③来自私人医院的技术和经验改善了医疗服务质量、提高了医疗服务效率；④医务人员在公私医院间流动，提高了公立医院的医疗技术水平；⑤私人医院获得的收入“反哺”公立医院。

（三）印度

1950 年，印度宣布成立印度共和国，但仍为英联邦成员国。印度属于中低收入国家，但印度的医疗服务却一直走在世界的前列。2000 年，世界卫生组织（WHO）发表了题为《卫生系统：改进业绩》的世界卫生报告，该报告对其 191 个成员国的医疗服务提供、医疗筹资与分配的公平性进行了评估并排序，印度居第 43 位，中国排名第 188 位。印度在 1949 年通过的第一部宪法中明确规定：所有国民都享受免费医疗。印度的医疗服务体系主要由公共医疗服务体系和私人医疗服务体系构成。印度公共医疗服务体系由中央至地方的 6 个不同层次组成，分别是中央级医疗机构、邦级医疗机构、地方级医疗机构、社区级医疗机构、初级卫生中心和基层卫生中心。私营医疗服务机构形式多样，既有营利性的，也有非营利性的，既包括大的股份制医院，也有小诊所和个体经营者[②]。

印度的医疗服务基本满足了各个不同收入人群的需求，高收入的人群基本分流到私人医疗机构，而中低收入的人群，特别是生活在农村的居民则分流到公立医院，享受完全免费的医疗服务。然而，即便是这样一个比较完善的医疗服务体系，也正通过 PPP 模式不断地弥补其体制中存在的一些问题。由于印度 75%的医疗设施、医护人员等医疗资源集中在只有 27%人口居住的

① 公费患者，即低收入人群，由政府支付医疗费用。自费患者，即高收入人群，一般通过自己购买医疗保险付费，或者得到来自政府 1/3、企业 2/3 的付费。

② 李琼：《印度医疗保障体系公平性分析》，《经济评论》，2009 年第 4 期。

城市地区，导致大约 1.35 亿的农村和部落人口无法享受到优质的医疗服务[①]。并且，由于国家财力有限，很多免费政策也因为各地实际的财力不足，政府不得不寻求其他的解决方法。因此，使用 PPP 为中低收入人群提供医疗服务和医疗保障成为了印度 PPP 的特点。

2000 年，印度卡纳塔克邦（Karnataka）政府与阿波罗医疗集团（Apollo Hospitals Group）共同建立了该区唯一一家高级专科医院——拉吉夫甘地高级专科医院。该医院每年能接纳近 30000 名病患，拥有病床 422 张，主要提供心内科、神经内科等专科服务。阿波罗医疗集团的资金资助来自欧佩克组织，政府与阿波罗医疗集团签订协议为该地区生活在贫困线以下的居民提供医疗服务，并由政府埋单，同时，政府提供土地、建设医院大楼、职工宿舍、道路、水电等基础设施。第一个三年内，政府为运营亏损埋单，之后第四年，如果医院继续亏损，政府将支付一定的服务费作为补偿，但不超过总费用的 3%。阿波罗医疗集团提供医疗设施并承担所有医疗服务和法定责任，同时完成政府合同中贫困人口的医疗服务。

2002 年，印度卡纳塔克邦政府与私营部门印度空间研究组织（The Indian Space Research Organization）共同开发了一项远程医疗服务系统，为边远的农村居民提供医疗服务。这个项目的名称叫卡纳塔克远程诊疗与健康集成项目（Karnataka Integrated Tele-medicine and Tele-health Project，KITTH）。该项目实现了边远地区的社区医院与 NH 医院（The Narayana Hrudayalaya Hospital）的远程互助。位于南部的印度第三大城市班加罗尔（Bangalore）的 NH 医院是世界有名的儿童心脏病治疗中心，拥有病床 3 万多张。病人来到当地的心脏病监护病房后，首先得到当地的普通医生的检查，也是例行检查，然后医生将检查结果通过远程系统传输到 NH 医院，之后专家再对病人进行会诊，得出诊疗方案。这个系统的最大好处在于病人的电子病历，心电图报告，音频/视频数据，CT 扫描，X 射线，核磁共振等信息通过电话线就可以传输到 NH 医院，实现远程电子信息传递[②]，而带给病人的好处是减少了交通时间和交通成本，及时地得到了诊疗。

2005 年，印度古吉拉特邦（Gujarat）政府和阿默达巴德的印度管理学院

① 张奎力：《印度农村医疗卫生体制》，《社会主义研究》2008 年第 2 期。

② Nayantara Som，"A Whole New World：Online Webpage of the Express Healthcare Management"，Indian Express Newspapers（Mumbai）Limited. Retrieved，2007.

(The Indian Institute of Management in Ahmedabad) 的 SEWA Rural 组织 (The Society for Education, Welfare and Action-Rural), 以及德国技术合作公司 (GTZ) 共同制定了一个提供技术熟练产科医疗服务和紧急产科护理的试点方案。这个项目被称为“生命长青”计划 (Chiranjeevi Yojana, 印度当地语的含义为让母亲和孩子更长命)。根据这项计划，私人产科医生免费为贫困妇女提供熟练的生产医疗和全面的紧急产科护理。作为回报，政府以 4600 美元每 100 次接生（包括治疗分娩并发症）的报酬支付给产科医生。第一年五个试点地区中（约有 1100 万人口），有 180 名产科医生加入了该计划。经过近一年的尝试，如果按过去的数据估算，应该有 88 名产妇会在分娩中或分娩后死亡，但现在仅有 1 名产妇不幸死亡；有 1000 多名婴儿会死亡，但事实上仅为 109 名。2006 年 1 月至 2008 年 3 月，大约 9 万名贫困妇女在该计划体系下的私人医疗机构生产，每位产科医生平均完成了 540 次生产医疗服务并从该计划中挣得 2.4 万美元收入。因此，该计划对贫困妇女、私营医生和区卫生局而言无疑是多赢的。之后，该计划扩大到整个邦，在 2000 名私人执业产科医生中有 865 位加盟，截至 2008 年 3 月共进行了约 17 万次生产护理[①]。

以上三个案例说明印度 PPP 的形式非常多样化，除引入私人医疗为贫困人口服务外，还包括为边远地区农村人口提供远程医疗和为贫困妇女提供产科护理。另外，还有政府与保险公司、私人诊所合作为贫困人口提供医保等。

第三节　国外 PPP 医疗项目经验借鉴

除了上文的这些国家，葡萄牙、德国、丹麦、奥地利、瑞典、罗马尼亚、墨西哥和埃及等国家也有不少的 PPP 医疗项目案例。例如，2001 年，德国柏林布赫医院 (Berlin-Buch Hospital) 与德国第二大私人医院运营商

① “Providing Skilled Birth Attendants and Emergency Obstetric Care to the Poor through Partnership with Private Sector Obstetricians in Gujarat”, India, Amarjit Singh, Bull World Health Organ, 2009.

“太阳神诊疗”（Helios-Kliniken）的 BOO 合同；2008 年，葡萄牙政府与布拉加集团（Braga Scale Group，BSG）的布拉加医院 DBOM 合同；埃及政府于 2008 年签订的亚历山大医院 DBF 合同；丹麦的国家电子健康门户等。目前，我国正处于医疗服务体制改革的攻坚期，这些国家采用 PPP 提供医疗服务，其范围广泛，种类多样，不但使建立大型医院成为可能，同时还通过很多具体合作解决低收入人群的医疗服务问题，其经验值得我国借鉴。

一、国外 PPP 医疗项目的益处

（一）高收入国家

PPP 在英国、加拿大、澳大利亚和西班牙的医疗服务领域取得了很好的成绩，越来越多的欧洲国家和世界各地的其他国家开始实践 PPP 模式。从目前高收入国家医疗服务领域的运用经验看，PPP 模式一般主要运用在项目硬件建设的合作上，即公立医院基础设施建设。在传统政府投资的方式中，公立医院由政府或相关机构直接投资建设，这种方式往往存在一些问题，如投资超预算、工期拖延、投资效率相对较低等。同时，由于设计和建设方往往不考虑交付使用后医院建筑的长期运营和维护，因此容易出现设计与功能不匹配，后期运营和维护成本高等问题。目前，我国公立医院大多采用这种传统的方式投资建设，因此，PPP 模式的益处值得借鉴。PPP 带来的益处主要体现为：

（1）弥补政府公共财力的不足。PPP 能帮助政府在较短时间内通过私营部门筹集资金新建、改建大批公立医院，全面改善医院就诊条件和就医环境。

（2）提高了投资效率。由于任何超出预算的成本和时间都由私营部门承担后果，因此能从机制上有效遏制在传统公共投资中普遍存在的超预算、工程逾期、机制不灵活等弊端。英国国家审计署研究了英国所有的公立医院 PPP 项目后发现，采取 PPP 模式新建的医院基本没有工程超预算和工期拖延现象，这些医院相比按常规由政府投资的医院而言能更快地投入运作[①]。

① 郭永瑾：《公私合作模式在我国公立医院投资建设领域中应用的探讨》，《中华医院管理杂志》2005 年第 21 期。

（3）合作双方各自分担了最适合分担的风险[①]。政府承担土地使用风险和政策风险，而公立医院的投资、设计、建设以及建筑物的长期运营等风险从政府部门转移到私营部门。

（4）项目获得私营部门的专业技术和经验[②]。私营部门的专业技术和经验可促进降低建设成本、缩短时间、提高功能设计，私营部门的高效管理模式可以改善建筑和设施的管理。

（5）提高了建筑质量。据统计，在英国已经实施的 PPP 项目中，建筑工程的差错率下降了 20%。投资方的利益与建筑的质量和医院的经营状况紧紧捆绑在一起，这使得投资方在建设过程中不会偷工减料，建筑工程质量从机制上得到了有效保证[③]。

（6）有效降低成本。英国财政部与国家审计署的评估报告显示，PPP 项目比传统项目平均节约资金 17%。投资、建设和长期的运营维护紧密结合的方式，迫使私营部门从整个周期出发来考虑总成本，使医院建筑的建设成本、运营成本和维护保养成本得到有效控制，建筑质量得到保障。

（7）提高了维护保养的服务水平。私营部门提供的维护保养服务必须达到公立部门提出的服务标准后才能获得费用。

（8）私营部门必须承担长期维护保养医院建筑设施的责任，从而避免了纯粹在现金收付制基础上进行短期决策的种种弊端。

（二）中高、中低收入国家

PPP 的原型 PFI 来自英国，而英国过去又曾经自称为“日不落”帝国，其海外的殖民地遍布多个大洲，这些殖民国家直到现在仍受到英国的巨大影响。当 PPP 被引入到这些国家后，纷纷与本国的实际相结合，产生出一些适合本国使用的模式。这些模式的益处与英国的 PPP 既有相同之处，也有不同之处，其不同主要体现为：

（1）实现了政府提供基础医疗服务的基本职能。在中低收入的国家，贫富差距大、人口分布不均，生活在边远农村的居民无法得到基本的医疗服

---

①Barrie Dowdeswell，Michael Heasman，“Public Private Partnerships in Health a Comparative Study”，University of Durham，2004.

② Irina A.Nikolic，Harald Maikisch，“Public-Private Partnerships and Collaboration in the Health Sector: An Overview with Case Studies from Recent European”，The World Bank，5，2006.

③ 郭永瑾：《公私合作模式在我国公立医院投资建设领域中应用的探讨》，《中华医院管理杂志》，2005 年第 21 期。

务，通过PPP，政府实现了基本职能。例如，印度通过远程医疗实现的诊疗，印度政府为贫困妇女向私人医生购买护理服务等。

（2）公共部门与私营部门共同分享资源，为更多的民众提供服务，实现公立医院的公益性。例如，南非和印度采用PPP目的主要是让更多的贫困线以下的公民能享受到更好的医疗服务。

（3）提高公立医院的技术和服务质量。由于中低收入国家的优质医疗资源主要集中在私营部门，公立医院的技术和服务质量远远不如私人医疗，因此，利用PPP将私营部门的优质医疗资源引入到公立医院可以提高其技术和服务质量。

（4）增加就业、促进当地经济发展。印度积极扶持私人医疗的发展，采用PPP促进了本地经济的发展，不但增加了就业机会，甚至还开发出了医疗旅游业。

二、国外PPP医疗项目的区别

（一）PPP的具体目标不同

尽管各国医疗部门使用PPP的根本目的是更好地提供医疗服务，满足公众的健康需求，但由于各国医疗体制不同，导致各国使用PPP的具体目的不同。例如，英国的主要目的是解决财政资金的不足，因为英国向全民提供免费医疗，财政负担过重，由于公共资金不足，建设和翻新医院基础设施的融资成为了问题的关键，因此，他们提出私人融资倡议（PFI），目的是要借用私营部门的资金来建设、翻新医院，之后再定期向私营部门支付投资成本或租金，而核心的医疗服务还是由NHS提供。加拿大采用PPP的目的则是为了解决该国医务人员短缺的问题。对于中低收入国家，如巴西则是为了改善公立医院管理，而南非是为了分享资源、促进公平。

（二）PPP的主要内容不同

各国使用PPP提供医疗服务的具体内容有所不同。澳大利亚、西班牙等国由私营部门提供核心的临床医疗服务，其他国家还采用PPP提供临床支持服务或非临床服务。例如，2003年，罗马尼亚8家医院采用门诊透析服务私有化。该项目是由政府与地方私人企业签订了8家公立医院的透析服务私有化合同，让私人企业提供门诊透析服务，政府制定透析价格，监督质量和服务，并付费。奥地利为福拉尔贝格州的三家公立医院的消毒服务采用了

PPP 合同，向市场融资 49%组建了一家消毒公司，为公立医院消毒提供服务。丹麦、德国还利用 PPP 提供 IT 服务。丹麦采用 PPP 建立了国家电子健康门户，一方面，病患和家属可以更新自己的数据，另一方面，市民可以通过网络与健康专业人士（全科医生）进行交流。而其他一些国家则不同，如在西班牙和澳大利亚，私营部门除了融资建设医院外，还会提供核心的医疗服务。在西班牙，医疗服务会由私人医疗集团提供，政府承担的是购买服务的职责。

（三）PPP 的类型不同

各国 PPP 医疗项目的类型不同。上文中总结了四种 PPP 类型。巴西采用了特许经营；英国、南非、加拿大采用 PFI；印度、罗马尼亚、葡萄牙采用业务外包；瑞典和葡萄牙则采用私有化。在中低收入国家，PPP 的模式更加灵活丰富。高收入国家中，DBFO 是 PPP 一种最主要的形式，也是 PPP 的经典模式，私营部门承担新医院的设计、建设、融资和运营。中低收入国家则将 PPP 进行了扩展，例如印度将 PPP 运用到医疗保险方面，印度安得拉邦政府联手新印度保险公司与私人诊所合作，向辖区内的生活在贫困线下的居民提供医保服务。

（四）PPP 的私人伙伴类型不同

各国选择的私人伙伴都不尽相同，有的是财团，有的是私人医疗集团，有的是医疗器械公司。在巴西，除了上述的私营部门外，还包括非营利组织。通常，这些非营利组织获得的利润必须再次用于医疗事业的发展，而不能用于其他投资。私营部门与公共部门合作的动机主要是营利，但一般都受到限制。例如，西班牙瓦伦西亚政府对托雷维耶哈医院每年的营利规定是 7.5%。另外，私人合作伙伴有的是世界知名企业，其拥有的财力和管理能力得到了世界公认，并且在承担社会责任方面也是行业的领军企业，如德国的阿波罗医疗集团和 IBM 公司等。

三、国外 PPP 医疗项目的关键成功因素

要让医疗服务部门从 PPP 中受益，PPP 必须有充分的准备、强有力的执行和透明的监控，还必须要有灵活的调整机制。国外 PPP 医疗项目的关键成功因素，特别是以欧洲经验为例，从 PPP 项目实施的过程看可分为三个阶段进行分析，即准备阶段、实施阶段和评估调整阶段。

（一）准备阶段

1. 主体

（1）政府主导。在政策支持和土地获得上，政府发挥着无可替代的作用。

（2）明确政府与医院的关系。PPP 项目的进展完全取决于政府的决心和政策出台的速度和方向。

（3）政府必须解决 PPP 过程中产生的超出医院控制能力范围的问题。

（4）早期的协商中，尽可能地让所有利益相关方参与。

2. 治理工具

（1）建立一个专门的负责机构贯穿 PPP 项目始终。如：澳大利亚基础设施伙伴委员会、加拿大 PPP 委员会。

（2）确定一系列的项目目标和质量指标。

（3）评估风险和制定缓解风险的计划。

（4）项目价值评估对比值。例如，英国财政部使用公共部门参照值（PSC）来衡量资金的最佳使用价值（VFM）。

（5）确保投标过程的透明和有效。建立一个有效的监督和评估机制。

（6）试点方案。在完全展开之前可以通过试点确保成功。

（二）实施阶段

1. 主体

（1）确保在竞争的环境下选择私人合作伙伴。PPP 项目向市场进行招标，如果没有 3 个以上的竞争者，则无法通过竞争来降低成本；如果少于 3 个，则需要调整方案来增加项目的吸引力。

（2）招标过程向私营部门公开公共部门参照值，让私营部门明确公共部门的物有所值（VFM），从而有一个投标参考。

（3）两个关键过程的控制，即报价单（RFQ）和征求建议书（RFP）。RFQ 过程是听取私营部门的利益诉求，了解其情况，通常包括物业发展、设施设计、建设、租赁和融资能力。RFP 的目的是决定医院打算购买什么，规定合作的内容和形式，设置评估成果的标准，制定适当的处罚措施。

（4）合作的私营部门必须有较强的承担社会责任的愿望和能力。

2. 治理工具

（1）通过制定详细的质量、性能标准和目标来确保效率的实现。

（2）提供以病患为中心的医疗。

（3）透明的问责制和风险管理。

（4）直接用于临床的资金保障。在合同开始以前的过渡时期，政府必须提供过渡资金，保证医院的正常运行。

（5）宣传计划。政府必须向社会宣传该计划，回应社会关切。

（三）评估调整阶段

1. 主体

（1）公共部门和私营部门沟通畅通，并引入独立的第三方作为评估主体。成功的 PPP 需要专家和专业咨询机构的参与，同时也是很好的评估方。

（2）相对独立的审计。

2. 治理工具

（1）平衡成本和效益。合作双方设置评估标准和结果处置办法。

（2）质量保证和性能监控必须是持续不断的，并有一个不断改进的管理机制。

（3）设置合同终止条款。一般合同终止的原因有三种，即一方出现阻碍、政府政策变动、不可抗力。

（4）开发 PPP 指南。如澳大利亚 PPP 指南。

（5）在网络上公布执行和进展情况。

以上三个阶段的治理，关键在于选择适宜的方案。总的来说，主要还是遵循公共管理的基本原则，程序合法、透明、中立、听取相对方的意见、合理可行。如图 3-9 所示。

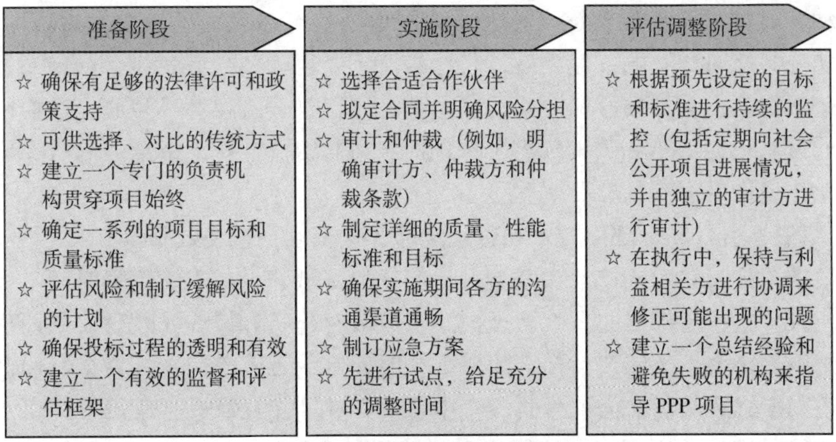

准备阶段

- ☆ 确保有足够的法律许可和政策支持
- ☆ 可供选择、对比的传统方式
- ☆ 建立一个专门的负责机构贯穿项目始终
- ☆ 确定一系列的项目目标和质量标准
- ☆ 评估风险和制订缓解风险的计划
- ☆ 确保投标过程的透明和有效
- ☆ 建立一个有效的监督和评估框架

实施阶段

- ☆ 选择合适合作伙伴
- ☆ 拟定合同并明确风险分担
- ☆ 审计和仲裁（例如，明确审计方、仲裁方和仲裁条款）
- ☆ 制定详细的质量、性能标准和目标
- ☆ 确保实施期间各方的沟通渠道通畅
- ☆ 制订应急方案
- ☆ 先进行试点，给足充分的调整时间

评估调整阶段

- ☆ 根据预先设定的目标和标准进行持续的监控（包括定期向社会公开项目进展情况，并由独立的审计方进行审计）
- ☆ 在执行中，保持与利益相关方进行协调来修正可能出现的问题
- ☆ 建立一个总结经验和避免失败的机构来指导 PPP 项目

图 3-9　各阶段关键成功因素

资料来源：Irina A.Nikolic，Harald Maikisch（2006）。

四、国外 PPP 医疗项目对我国的启示

2009 年，我国提出深化医药卫生体制改革，医疗、医药和医保成为了改革的三个重要组成部分。医疗服务改革方面，公立医院是主要对象，目的是缓解“看病难、看病贵”的现象。欧洲公立医院 PPP 在某种程度上解决的是“看病难”的问题，政府通过 PPP 融资新建或扩建公立医院，目的是使医院实现现代化，缓解公立医院排队就医问题，同时，利用专业的医疗公司提供更优质的临床和非临床服务。而中低收入国家，也即金砖国家，某种程度上不但要解决“看病难”，还要解决“看病贵”问题，通过 PPP 获得私营部门提供的“廉价”的优质医疗服务，值得我国公立医院借鉴。

（一）转变政府角色

通过 PPP 可以实现政府在医疗服务提供中的角色转变。首先，作为基本医疗服务的提供者，政府不再是直接的生产者，不再是划桨者，而转变为供应者和掌舵人。其次，让政府从管理责任中抽离出来，不再管理医院的日常事务和发展问题，而是专心制定政策，将精力主要投向全局性的战略。

（二）提供资金加大医疗服务供给

PPP 能帮助政府在较短时间内通过私营部门筹集资金，新建、改建和扩建大批公立医院，全面改善医院就诊条件和就医环境，加大政府医疗服务供给，从根本上解决“看病难”问题。随着我国城镇化建设的不断推进，政府推动的城市化建设压力越来越大，许多地区政府在完成了纯公共物品建设，例如公共交通和水电工程之后，就已经背上了巨大的财政负担，而在对一些准公共物品，例如教育和医疗的提供上，则已经表现得力不从心，政府能提供的只剩土地供给和政策优惠了。此时，PPP 恰恰能解决资金的困难，为城镇化建设提供医疗基础设施。

（三）引入私营部门技术和管理经验，提高项目投资效率

私营部门的专业技术和经验可促使项目降低建设成本、缩短时间、提高功能设计，私营部门的高效管理模式可以改善建筑和设施的管理，从而保证建筑质量。由于任何超出预算的成本和时间都由私营部门承担后果，因此能从机制上有效遏制在传统公共投资中普遍存在的超预算、工程逾期、机制不灵活等弊端。英国国家审计署研究了英国所有的公立医院 PPP 项目后发现，采取 PPP 模式新建的医院基本没有工程超预算和工期拖延现象，这些医院相

比按常规由政府投资的医院而言能更快地投入运作。另外，建筑工程的差错率也下降了 20%。投资方的利益与建筑的质量和医院的经营状况紧紧捆绑在一起，这使得投资方在建设过程中不会偷工减料，建筑工程质量从机制上得到了有效保证[①]。

（四）合作双方各自分担了最适合分担的风险

政府承担土地使用风险和政策风险，而公立医院的投资、设计、建设以及建筑物的长期运营等风险从政府部门转移到私营部门。政府必须确保有足够的政治意愿推动 PPP 项目的实现，这是政府必须承担的风险，主要表现为政策的持续性和稳定性。私营部门则承担其他风险，例如建设风险、融资风险和运营风险。

（五）提供优质的临床服务和非临床服务

欧洲 PPP 中，临床服务大多由政府提供，小部分国家，如西班牙，私人医疗集团除了设计建设医院外，还提供临床服务。非临床服务的提供转由专业的私营部门承担，可以使医院专心于临床服务的提供。在我国，这种管理合同已经非常普遍，被称为“后勤服务社会化”，但其运用范围比较局限，体现在餐饮、绿化和安保等方面。欧洲 PPP 的非临床服务使用范围广泛，方法灵活，如 IT 系统和消毒服务。除此之外，还包括一些临床支持服务，如血液透析和腹膜透析，这种模式可为医院大型设备的购买提供借鉴。

（六）引入竞争机制

PPP 项目从开始到结束都体现了竞争机制的作用。首先，项目开始的招投标阶段就实现了“在竞争中授予项目”[②]。项目从多家投标的私营部门中选择适宜的合作伙伴，使得项目成本得到很好的控制。其次，在提供服务的过程中，公立医院、私人医院和 PPP 的医院形成了竞争，使病患有了更多的选择。最后，市场竞争机制决定了 PPP 项目的未来走向。满足不了市场需求的项目必然走向失败，合同终结，而成功满足市场需求的项目则可能还要需要延期。

---

① 郭永瑾:《公私合作模式在我国公立医院投资建设领域中应用的探讨》,《中华医院管理杂志》，2005 年第 21 期。

② ［英］达霖·格里姆赛、［澳］莫文·K. 刘易斯:《公私合作伙伴关系：基础设施供给和项目融资的全球革命》，济邦咨询公司译，中国人民大学出版社 2008 年版。

第四章 中国医疗服务供给体制改革与PPP

中国医疗服务供给从新中国成立以来一直是政府供给为主，市场供给为辅。2009年，新一轮医改启动以来，为了解决“看病贵”问题，政府决心破除以药补医机制，将公立医院补偿由服务收费、药品加成收入和政府补助三个渠道改为服务收费和政府补助两个渠道。此外，要求各地落实公立医院政府补助政策，政策要求逐步加大政府投入，主要用于基本建设和设备购置、扶持重点学科发展、符合国家规定的离退休人员费用和补贴政策性亏损等，对承担的公共卫生服务等任务给予专项补助，形成规范合理的公立医院政府投入机制。

这两项政策是政府落实办医责任的主要表现，然而，在财政实力较差的地区，地方政府一方面要兑现政府办医的责任，落实基本医疗服务和基本公共卫生服务的筹资责任，另一方面还要完成政府补偿公立医院因药品收入减少的缺口，如果再加上落实医疗基础设施建设的费用，财政实力弱的地方的确显得力不从心。因此，引入社会资本参与医疗基础设施与服务的提供，无疑成为政府办医的一个选项。

第一节 中国医疗服务供给体制改革历程与现状

中国医疗服务改革主要包括医疗服务的规划、筹资和监管等，整个过程主要通过公立医院改革来实现。作为医疗服务的主要生产者，公立医院一直处于改革的最核心地位，同时也是改革争议最集中的地方。在我国，公立医院服务的功能除了提供临床服务和非临床服务外，还承担着公共卫生、教学科研、支农和支边等社会服务职能。因此，公立医院改革是我国医疗服务改革的主要承载部门。关于医疗服务改革，一直存在一些焦点争议，如是政府主导还是市场主导，是补需方还是补供方，是学习英国模式还是学习美国模式，是重点发展公立还是非公立医疗机构等问题。其中争议最大的还是医疗服务是否采用市场化作为改革方向。

一、医疗服务改革历程

新中国成立后，政府仿照苏联的公共卫生系统模式，建立了中国的卫生系统，包括医疗、预防控制、妇幼保健、基本药物的提供和传统医学等各类服务。这一阶段的医疗服务供给具有以下三个特点：第一，政府主导整个医疗资源的配置工作，对卫生行政管理组织体系、医疗服务机构以及医疗服务提供系统进行了全方位建设，建立了覆盖全国的医疗卫生和行政管理组织体系。第二，通过政府和集体筹资机制的建立，为医疗机构的运行提供了重要的支持。政府对公立医疗机构实行全额拨款，支付其人员的工资、日常开支和硬件投入等费用。此外，对于医疗机构，政府以全额拨款、差额补助、转项拨款、税收减免等方式为公立医疗机构建立稳定的筹资机制和经费补偿机制。第三，通过城镇劳保医疗制度、城镇公费医疗制度和农村合作医疗制度，基本实现了对需求方进行投入的医保体制。合作医疗在 1976 年时达到了 90%的覆盖率。[①] 通过这些制度的建立，中国实现了医疗服务低成本运行，

① 林光汶、郭岩等：《中国卫生政策》，北京大学医学出版社 2010 年版。

同时也使广大医疗服务人员充满了时代奉献精神。然而，计划经济体制下的这种制度并不能长久地维持整个卫生体系的有序运行。到了20世纪70年代晚期，大型公立医院医疗技术陈旧、运行成本不足等问题逐渐暴露，政府对难以控制的公费医疗和劳保医疗两项制度也表现出高度担忧，同时，计划经济体系低效率运行带来的发展阻碍也已经到了需要改革的时候。

1979年，时任卫生部部长的钱信忠提出要运用经济手段管理卫生事业。此后，卫生部发出《关于加强医院经济管理试点工作的通知》，开始对医院进行“五定一奖”（定任务、定床位、定编制、定业务技术指标、定经济补助、完成任务奖励），同时也开始尝试对医院进行“定额补助、经济核算、考核奖惩”。这一时期，产生了两个改革典型：一是转换经营机制的“协和经验”，二是后勤服务社会化的“昆明经验”，这两个典型在全国备受推崇。由于实行“放权让利”的财政包干制，政府财政收支占GDP的比重急剧下降，政府投入严重不足，其中受影响最大的是农民的健康保障。1989年，国务院批转《关于扩大医疗卫生服务有关问题的意见》，引入承包制，并允许医院开展一定的商业活动以弥补医院财政亏空。1992年，更提出“以工助医”、“以副补主”的要求。从此，医疗卫生服务行业便开始了所谓的市场化改革[①]。

市场化之争的爆发，是在1993年全国医政工作会议上，时任卫生部副部长的殷大奎在报告中明确表示反对医疗服务市场化，这个表态随即被认为是“思想保守，反对改革”。这一时期的改革，医院将成本转嫁给公费医疗和劳保医疗两个支付体系，这种成本转移最终侵袭了两种体系的经济基础，一定程度上造成了两个体系的半瘫痪状态。1997年，《中共中央、国务院关于卫生改革与发展的决定》出台，随后，“医疗保障制度、医院管理体制、药品管理体制”三项联动改革启动。1998年，国务院颁布《关于建立城镇职工基本医疗保险制度的决定》，要求在全国范围内建立基本医疗保险制度，启动医药分家，药品招标采购，医疗机构分类管理等改革措施。2002年，《关于城镇医药卫生体制改革的指导意见》出台，这份指导意见确定了医药分业等几项原则，其中，“鼓励各类医疗机构合作、合并”，“共建医疗服务集团、营利性医疗结构”，“医疗服务价格开放，依法自主经营，照章纳税”等条目被解读为为市场化的医改开了绿灯。这一时期改革的一个典型案例是

① 陈文玲、易利华：《2011年中国医药卫生体制改革报告》，中国协和医科大学出版社2011年版。

宿迁的公立医院改革。随着改革的推进，宿迁私有化改革暴露出的问题开始被扩大，被部分学者认为是市场化失败的代表。2003 年，SARS 疫情在全国蔓延，中国开始反思公共卫生体系的漏洞，进而开始检讨整个医疗卫生事业体系存在的问题。2005 年，国务院发展研究中心课题组对这一时期的医改定论：中国医改基本不成功，至此，市场化之争被推向顶峰。2005 年，卫生部政策法规司司长刘新明在其讲话中提出“市场化非医改方向”。2009 年，《中共中央　国务院关于深化医药卫生体制改革的意见》出台，标志着新一轮的医改拉开序幕，新医改试图调和政府主导与市场化的关系。

二、医疗服务市场化改革之争

对于过去的医疗服务改革是否是市场化改革，中国学者分成了两派。以葛延风和王绍光等为代表的一派认为：“改革开放以来，中国医疗卫生体制发生了很大变化，但医疗卫生体制变革的基本走向是商业化、市场化，体制变革所带来的消极后果，主要表现为医疗服务的公平性下降和卫生投入的公共效率低下，而问题的根源在于商业化、市场化的走向违背了医疗卫生事业发展的基本规律[①]。”王绍光则把所有问题都归结为“对市场的迷信”，认定中国医改因为盲目照搬外国模式而患了“美国病”[②]。另一派则认为中国的医改市场化是“伪市场化”。以梁小民和顾昕为主要代表。梁小民认为：“少数本来就反对改革的人利用改革中的问题大做文章，而绝大多数群众把一些伪市场经济改革的做法当成真市场化。”[③] 顾昕认为：“当今中国公立医院的‘市场化’，是一种‘行政型市场化’，说其具有‘市场化’的特征，是因为公立医院日常运营的主要收入来源是收费，说其具有‘行政型’的特征，是因为公立医院的‘市场化’运行，方方面面都受到行政性协调机制的制约，故而呈现‘伪市场化’的特征。”[④] 顾昕将医改定位为“行政型市场化”之“伪市场化”，其判断依据是“公立医疗机构中绝大多数医疗服务项目的价格由政府确定，大部分常用药品的价格（最高零售限价、中标价和利润加成）也由政府确定，例如，药品加成率不得超过 15%也是政府规定的[⑤]。

---

① 葛延风、贡森等：《中国医改：问题·根源·出路》，中国发展出版社 2007 年版。

② 王绍光：《中国公共卫生的危机与转机》，中信出版社 2003 年版。

③ 梁小民：《医改之乱源于伪市场化改革》，《中国卫生产业》，2006 年第 10 期。

④⑤ 顾昕：《新医改三周年（四）中国医疗服务的“伪市场化”》，《中国医院院长》，2012 年第 3 期。

目前，大部分学者认为 2009 年以前的医改就是市场化改革，其判断依据是医院已经是一个以市场为基础的医疗部门，表现为：一是政府对医院的预算逐渐减少，因而政府在这个领域的管理权也减弱，医院成为了一个高度自治的部门。二是医院提供服务的生产要素价格基本上由市场产生。三是医院的发展能力取决于医院的政策适应能力。从制度上讲，医生收入的多少大部分取决于其提供的服务。四是购买方和服务方的分开彻底打破了医院传统的筹资方式。五是医生职业道德商业化，过去的利他服务精神已经消失①。

综上分析，市场化之争的焦点是市场化导致了医疗服务的种种问题，或者说中国医改根本没有过市场化。本书认为，医疗服务真正由市场进行资源配置的可以被称为市场型医疗服务供给模式，如美国模式。在这种模式下，价格机制调节市场供需，实现资源配置，美国的完全市场经济体系和自由经济思想支持了这种模式的存在。而中国医改的确是采取了市场化的改革方向，判断依据主要有三个：一是医疗服务市场自 1980 年以来逐渐向整个市场开放，允许社会资本办医；二是非公要素已经占据一定的市场份额；三是公立医院的自主权在扩大。中国医改市场化的程度如何，林士惠通过建立模型测算出②，2009 年为 46.99，并预测 2014 年达到 50，他认为从 1978 年起，每年增幅为 0.9，但到了 2000 年后开始放缓。此外，另一组数据可供参考，2009 年，我国公立医院有 14086 家，拥有床位 273 万张，卫生人员 346 万人，分别占全国医院数、床位数和卫生人员数的 71%、90%和 91%，诊疗和住院人次占 90%以上。截至 2015 年，公立医院达 13069 个，民营医院为 14518 个，分别占全国医院个数的 47%和 53%。公立医院的个数在减少，民营医院在增加，公立医院承担的诊疗人次从 90%下降到 88%。从这些数据可以看出，我国医疗服务仍由政府主导资源配置，市场化程度不高③。

过去的医疗服务改革产生了一些问题。首先，医疗费用过快增长和政府投入不足导致公立医院运行资金出现成本缺口，而这个缺口通过药费部分转

① 陈文玲、易利华：《2011 年中国医药卫生体制改革报告》，中国协和医科大学出版社 2011 年版。

② 林士惠：《我国医疗服务市场化指数构建及其应用研究》，中国医学科学院硕士论文，北京协和医学院，2011 年。

③ 市场化在 15%以下为非市场经济，15%~30%为弱市场经济，30%~50%为转轨时期市场经济，50%~65%为转轨后市场经济，65%~80%为欠发达市场经济或相对成熟市场经济，80%以上则为发达市场经济或成熟市场经济。参考来自顾海兵：《中国经济市场化程度："九五"估计与"十五"预测》，《经济学动态》，1999 年第 4 期。

嫁给了患者，导致了“看病贵”。其次，由于要维持医疗机构生存和运转，公立医院过度逐利，而政府监管缺位导致公立医院公益性淡化。最后，由于投入不够，医疗资源出现供不应求的失衡状态，加上行政化的医院管理机制导致公立医院管理效率不高，两个主要原因导致了“看病难”。可见，市场化本身不应该成为医改不成功的“替罪羊”。问题是政府的行政化与市场化在改革中相互掣肘导致的，即政府职能转变不到位，加上市场不成熟造成的。市场化是一种改革手段，未来政府将主要承担基本医疗和公共卫生服务的提供，工作重心应放在医疗服务的可及性和平等性建设上，财政资金应大量投入到健康环境、疾病预防、医学研究和特殊人群的医疗保障上，而非基本医疗将会越来越依赖市场，依赖优胜劣汰的竞争机制，这部分医疗费用则主要来自个人和个人购买的商业医疗保险。能不能发挥市场这只“看不见的手”的作用，关键在于政府是否科学运用合适的市场化工具，在于政府是否能扮演好自己的角色，发挥促进者、监督者和协调者的作用，制定科学的激励、监管、评估和协调机制来让市场发挥其重要作用。

此外，中国医疗服务市场化改革之争需要厘清一个重要范畴，即医药卫生体制改革是否采取市场化方向不能以医疗服务是否采取市场化方向而完全代表。医疗服务市场化改革只是医药卫生体制改革的一个组成部分，部分不代表整体。医药卫生体制改革还包括公共卫生服务改革，公共卫生服务强调政府责任，强调均等化，其公共产品属性更为突出，而医疗服务则具备竞争性和排他性，适当地发挥市场机制作用，能够保证其效率和公平得到更好的统一。

三、医疗服务供给体制存在的问题

回顾医疗服务改革历程，改革开放以来医疗服务改革基本延续了减轻政府财政负担和调动医院积极性的基本思路，致使医疗服务的公平性和公立医院的公益性受到一定程度的影响。尽管我们不能将这种影响简单地理解为医疗服务市场化改革带来的消极后果，但当前医疗服务的确存在一些问题，主要体现在以下五个方面。

（一）资源配置不均与行业垄断

我国是政府办医的国家，政府在制度、规划、筹资、服务、监管等方面承担主要责任，通过行政手段对医疗资源进行配置。以财政投入看，出现了配置不均的情况，从区域上看，东部获得的财政补助远远高于中部和西部，但中部和西部医疗机构的医疗收入却远远不及东部。这种配置机制就是收入越高，获得的补助越高，这与地方财政实力有关，但就实际情况而言，中央层面的转移支付应该向中西部倾斜（见图 4-1 和图 4-2）。此外，中国今天的医疗服务市场出现了公立医院垄断的局面，公立医院占据了医疗服务市场的绝大部分份额。2014 年，公立医院拥有的卫生技术人员数占全国同类人员数的 84%，而同期公立医院的诊疗人次为 24 亿人次，约占全国诊疗人次

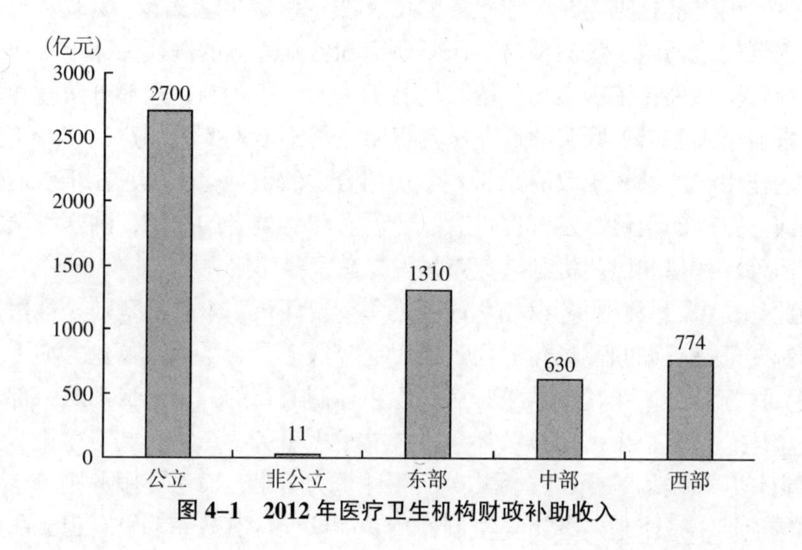

图 4-1　2012 年医疗卫生机构财政补助收入

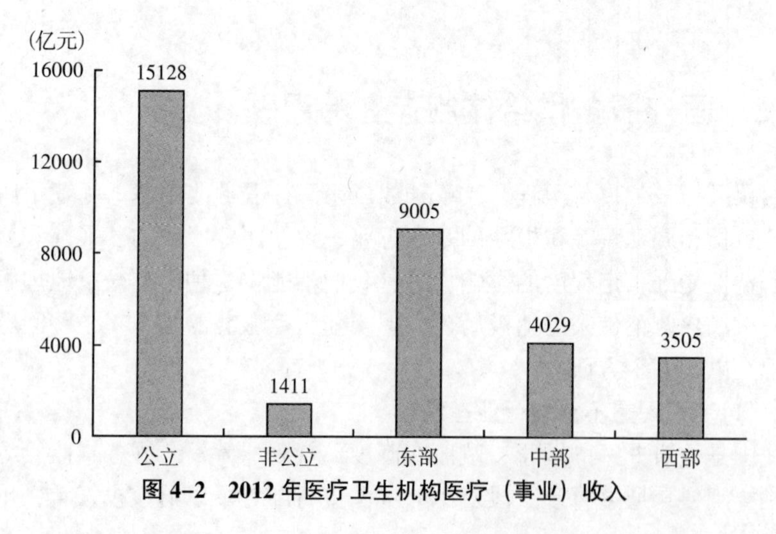

图 4-2　2012 年医疗卫生机构医疗（事业）收入

的 89%[①]。政府办医与行业垄断应该有一个很好的平衡，政府承担基本医疗服务的供给，但并不代表要形成垄断，垄断就会带来福利损失。

（二）政府投入不足

新中国成立以来政府一直在履行“办医院”的基本职能，公立医疗机构的建设主要依靠国家投入，医疗服务的优质资源也主要集中在公立医疗机构。但是，由于发展战略定位于经济发展，民生领域的财政投入一直遭到挤占，导致在医疗服务方面政府投入不足。从图 4–3 可以看出，我国每年的卫生总费用逐年增长，除了说明民众对医疗健康的消费投入增长外，也可以看出我国医疗费用的快速增长，然而卫生总费用占 GDP 的比例却没有明显增长，维持在 5%左右，与大多数发展中国家水平相当，但与发达国家接近两位数的比例仍有较大差距。2009 年新医改实施以后，卫生总费用中的政府卫生支出出现了增长，个人卫生支出有所下降，但投入到公立医院中以后，与公立医院收入相比，仅占 8%左右（见图 4–4），说明政府增加的财政支出并没有成为公立医院获得成本弥补的主要途径，而公立医院的主要收入还是来自业务收入，其中药品收入依然占业务收入的 46%左右。说明政府财政投入与“办医院”的职能不匹配，政府的卫生投入不足。

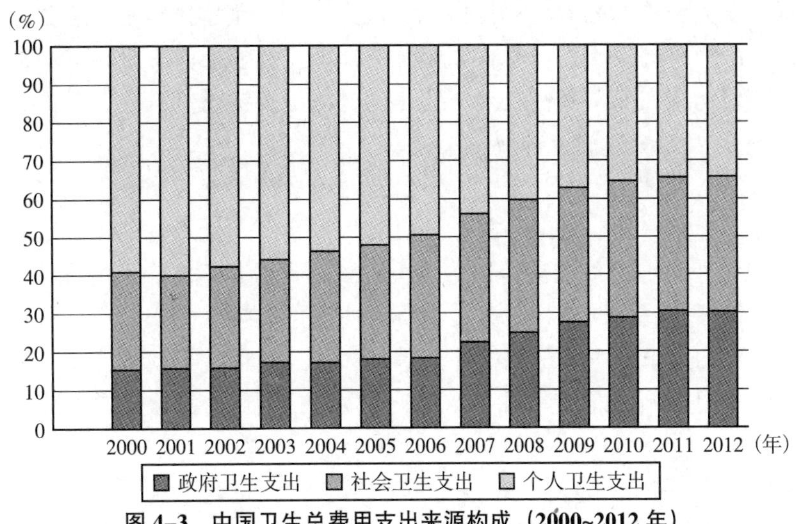

图 4–3　中国卫生总费用支出来源构成（2000~2012 年）

① 本部分数据没有注明出处的均来自《中国卫生和计划生育统计年鉴（2013）》。

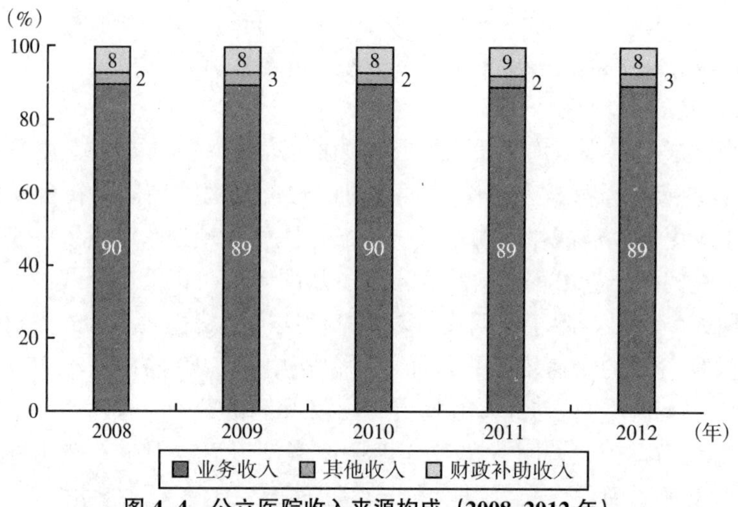

图 4-4 公立医院收入来源构成（2008~2012 年）

（三）公益性淡化

新医改中多处提到了维护公共医疗卫生的公益性，促进公平公正①。何为公益性，目前没有统一的看法，新医改政策将其解读为四个方面：一是强调政府提供医疗服务的责任，即落实医疗卫生事业的公益性质，把基本医疗卫生制度作为公共产品向全民提供，实现人人享有基本医疗卫生服务。二是强调公立医疗机构性质，所有权属于公有，即公益性质。三是公立医疗结构公益性主要体现在非营利性质上。四是通过医保购买基本医疗服务而体现公益性。

从公共管理理论出发，医疗服务公益性主要体现在公平、正义之上。公平有三个指标：一是获得医疗服务的机会均等，即不论患者的经济情况、社会地位和身处何地都可以获得医疗服务；二是医疗服务的利用平等②，即医疗服务提供者所提供的各种服务被消费者所认可和接受的程度，即医疗服务能满足患者的需求；三是最弱群体获得最大帮扶，即社会弱势群体获得了医疗政策的专门照顾。而正义则主要体现为政府打击侵害公众获取医疗服务权

① 参见《国务院关于印发医药卫生体制改革近期重点实施方案（2009~2011 年）的通知》（国发〔2009〕12 号）。

② 李文中：《我国健康保障制度的公平与效率研究》，首都经济贸易大学博士毕业论文，2011 年，第 107 页。

益的不法行为的程度。

以这几个指标看公立医疗机构的公益性，公平和效率方面都出现了淡化。例如，从获得医疗服务机会均等上看，我国存在医疗服务供给差异，体现为东部与中、西部差异，大城市与中小城市差异，城市与农村差异，居民与农民差异等（见图 4-5）。公益性淡化的原因主要是由于政府投入不足造成的。由于公立医院政府投入的不足（财政补助占医院总收入 9%左右），造成公立医院主要依靠自身业务收入来维持生存和发展，这造成医疗资源向投入产出比较高的城市集中，向药品加成较高的地方集中，同时也向高收入人群集中，最终造成医疗资源配置的不平衡，并导致公益性淡化。

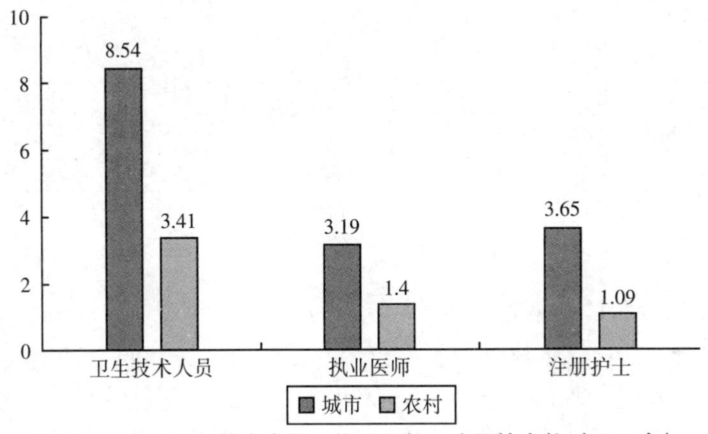

图 4-5　每千人口技术人员、执业医师、注册护士数（2012 年）

（四）管理体制总体滞后

相对于其他行业，我国医疗服务行业的管理体制总体滞后①。管理体制的滞后主要表现在宏观和微观两个方面，宏观制度设计方面，我国医疗服务制度设计缺乏严格的“守门人”制度，导致服务效率低；微观技术效率方面，我国医疗机构管理机制落后，导致技术效率低。在医疗服务制度设计方面，尽管我国不断地加强基层医疗卫生服务体系的建设，但还是没有形成一个“守门人”的初级医疗服务体系。由于没有这样一个初级医疗服务体系，

① 陈文玲、易利华：《2011 年中国医药卫生体制改革报告》，中国协和医科大学出版社 2011 年版。

公众一旦生病都会选择大型综合医院诊治，因为优势的医疗资源都集中在大型综合医院，这无疑加重了这类型医院的负担，造成了大型综合医院拥挤和等候时间长的服务现状（见图 4-6）。此外，在医疗服务技术效率方面，由于现有的行政化管理机制导致医院像一个官僚机构，首先要完成卫生行政部门的任务，其次是事业单位人员编制有限，无法满足日益增长的医疗服务需求，最后是薪酬激励机制缺乏，因此必然导致其管理效率低下。

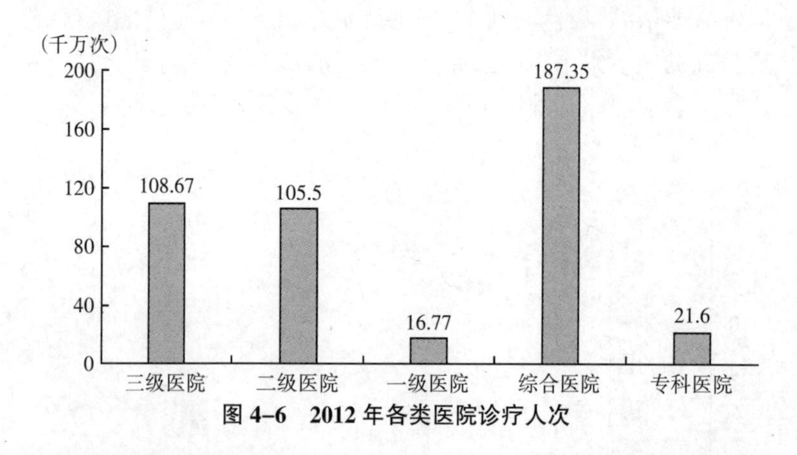

图 4-6　2012 年各类医院诊疗人次

（五）医疗保障水平较低

当前我国医疗保障体系主要由三个部分组成：城镇职工基本医疗保险、城乡居民基本医疗保险和城乡医疗救助制度。第四次全国卫生服务调查显示，城市居民拥有各种医疗保险比例为 71.9%，参加城镇职工医疗保险的为 44.2%，城镇居民基本医疗保险参保率为 12.5%，其保障力度不够，医疗保障基金结余较多。各项医疗保险制度之间的保障水平差距较大，医疗保险覆盖城镇职工中有 72.6%的门急诊患者医疗费用全部或部分得到报销，或从医保卡直接支付。新农合覆盖的人口中有 33.5%的门诊患者得到报销或从家庭账户中支付，65.6%的门诊患者需要完全自付医药费[①]。我国医疗保障在 2003 年新型农村合作医疗制度执行以后，得到巨大的改善，特别是在 2010 年基本达到全国覆盖后，我国农村广大居民得到了基本医疗保障，但整体保障水平仍较低，2010 年，职工医保住院实际补偿比为 63.2%，居民医保为

① 陈文玲、易利华：《2011 年中国医药卫生体制改革报告》，中国协和医科大学出版社 2011 年版。

47.8%，新农合为 43.1%。[①] 大病保险方面依然需要继续进行改革，正如前国家卫生部部长陈竺所言："让农村的尿毒症患者能够用得上最先进的透析器，让中国农村严重冠心病的患者能够用上支架，这才是我们社会主义制度优越性的真正体现。"[②]

第二节　中国医疗服务改革的困境

2009 年，中国新一轮深化医药卫生体制改革拉开序幕，新医改的主要目标是"建立健全覆盖城乡居民的基本医疗卫生制度，为群众提供安全、有效、方便、价廉的医疗卫生服务"。其中，作为四大改革体系之一的医疗服务改革方面的目标是"坚持非营利性医疗机构为主体、营利性医疗机构为补充，公立医疗机构为主导、非公立医疗机构共同发展的办医原则，建设结构合理、覆盖城乡的医疗服务体系"。由此可见，新医改中医疗服务改革的总思路是"公平与效率统一，政府主导与发挥市场机制相结合"。但通过近几年公立医院改革试点的基本情况看，本轮医改政策过于理想化，目前在如何强化政府责任，真正落实补偿机制，如何发挥市场机制作用方面，医疗服务改革都遇到了严峻的挑战。

一、新医改的基本思路

新医改中关于医疗服务改革的文件主要有《中共中央国务院关于深化医药卫生体制改革的意见》(2009)、《医药卫生体制改革近期重点实施方案(2009~2011 年)》(2009)、《关于公立医院改革试点的指导意见》(2010)、《关于进一步鼓励和引导社会资本举办医疗机构的意见》(2010)、《关于县级公立医院综合改革试点的意见》(2012)、《关于城市公立医院综合改革试点的指导意见》(2015)、《关于控制公立医院医疗费用不合理增长的若干意见》

① 李婷婷、顾雪非、向国春：《论慈善救助在医疗保障体系中的作用》，《卫生经济研究》2014 年第 9 期。

② 陈竺：《打好县级公立医院改革攻坚战》，《中国医院院长》2012 年第 14 期。

(2015)，这 7 个文件部署了医疗服务改革的基本路径。

（一）强化政府责任

新医改指导文件《中共中央国务院关于深化医药卫生体制改革的意见》中的改革基本原则之一是坚持公平与效率统一。文件中明确提出：政府主导与发挥市场机制作用相结合。强化政府在基本医疗卫生制度中的责任，加强政府在制度、规划、筹资、服务、监管等方面的职责，维护公共医疗卫生的公益性，促进公平公正。强化政府责任主要体现在以下几个方面：

1. 强化区域规划

《关于公立医院改革试点的指导意见》中提出要强化区域卫生规划，合理确定公立医院功能、数量和规模，优化结构和布局，完善服务体系。这一条进一步明确政府的基本职责是制度供给。新医改把基本医疗卫生制度作为公共产品向全民提供，并提出以人人享有基本医疗卫生服务为根本出发点和落脚点，说明政府的角色在发生转变，过去的角色更多是集“生产”和“供应”于一身的角色，但在新医改中政府的角色转变为提供制度、提供政策、只供给基本医疗卫生服务。

2. 加强基层医疗服务建设

新医改将医疗服务的工作重心放在了基层。《中共中央国务院关于深化医药卫生体制改革的意见》中提出要积极推进农村医疗卫生基础设施和能力建设，政府重点办好县级医院，并在每个乡镇办好一所卫生院，采取多种形式支持村卫生室建设，使每个行政村都有一所村卫生室，大力改善农村医疗卫生条件，提高服务质量。同时，在《医药卫生体制改革近期重点实施方案（2009~2011 年）》中明确提出四点：一是加强基层医疗卫生机构建设；二是加强基层医疗卫生队伍建设；三是改革基层医疗卫生机构补偿机制；四是转变基层医疗卫生机构运行机制。并规划了具体建设数字，如 2009 年全面完成中央规划支持的 2.9 万所乡镇卫生院建设任务，再支持改扩建 5000 所中心乡镇卫生院，每个县 1~3 所，支持边远地区村卫生室建设，3 年内实现全国每个行政村都有卫生室。

3. 加大政府财政补偿

《医药卫生体制改革近期重点实施方案（2009~2011 年）》中提出要逐步将公立医院补偿由服务收费、药品加成收入和财政补助三个渠道改为服务收费和财政补助两个渠道。政府负责公立医院基本建设和大型设备购置、重点学科发展、符合国家规定的离退休人员费用和政策性亏损补偿等，对公立医

院承担的公共卫生任务给予专项补助，保障政府指定的紧急救治、援外、支农、支边等公共服务经费，对中医院（民族医院）、传染病医院、职业病防治院、精神病医院、妇产医院和儿童医院等在投入政策上予以倾斜。

4. 改革公立医院管理体制、运行机制

新医改提出：公立医院要遵循公益性质和社会效益原则，坚持以病人为中心，优化服务流程，规范用药、检查和医疗行为。深化运行机制改革，建立和完善医院法人治理结构，明确所有者和管理者的责权，形成决策、执行、监督相互制衡，有责任、有激励、有约束、有竞争、有活力的机制。其中主要包括推进政事分开、管办分开、医药分开，推进补偿机制改革，完善财务管理，改革人事制度等。

5. 建立严格有效的监管体制

《中共中央国务院关于深化医药卫生体制改革的意见》中提出强化医疗卫生服务行为和质量监管，完善医疗卫生服务标准和质量评价体系，规范管理制度和工作流程，加快制定统一的疾病诊疗规范，健全医疗卫生服务质量监测网络，加强医疗卫生机构的准入和运行监管。其中包括医疗保障监管、药品监管、财务监管。对于公立医院，政府将实行全行业监管，医疗服务安全质量监管、运行监管，并建立社会多方参与的监管制度。

（二）发挥市场机制作用，增强竞争

在强化政府责任的同时，新医改基本原则之一是坚持公平与效率的统一：注重发挥市场机制作用，动员社会力量参与，促进有序竞争机制的形成，提高医疗卫生运行效率、服务水平和质量，满足人民群众多层次、多样化的医疗卫生需求。发挥市场机制作用除了在执行国家药物基本制度时考虑竞争招标外，在医疗服务方面主要体现在“鼓励和引导社会资本办医，形成多元办医格局”的基本思路上。“鼓励和引导社会资本举办医疗机构，有利于增加医疗卫生资源，扩大服务供给，满足人民群众多层次、多元化的医疗服务需求；有利于建立竞争机制，提高医疗服务效率和质量，完善医疗服务体系。这是新医改鼓励社会资本办医的基本目的。其主要方法是：鼓励和支持社会资本举办各类医疗机构；调整和新增医疗卫生资源优先考虑社会资本；鼓励社会资本参与公立医院改制；允许境外资本举办医疗机构。

1. 鼓励和支持社会资本举办各类医疗机构

政府为了鼓励和扶持民营医院的发展制定了一系列改善民营医院生存环境的优惠政策，其目的是打破当前公立医院垄断市场的基本局面，让民营医院与公立医院形成良性的竞争。

2. 调整和新增医疗卫生资源优先考虑社会资本

在当前人口老龄化的背景下，加上城镇化建设的推动，区域内医疗服务需求必然发生变化，特别是需要增加医疗资源时，应该给非公立医院留有合理空间，其目的也是让社会资本更好地参与到医疗卫生事业中，承担更多的社会责任。

3. 鼓励社会资本参与公立医院改制

引导社会资本以多种方式参与包括国有企业所办医院在内的公立医院改制，积极稳妥地把部分公立医院转制为非公立医疗机构，适度降低公立医院的比重，促进公立医院合理布局，形成多元化办医格局。这一条是新医改在为经营不善的公立医院找出路，是将经营的风险向市场转移的做法。同时，新医改也提出要防止国有资产流失和保障职工合法权益。

4. 允许境外资本举办医疗机构

进一步扩大医疗机构对外开放，将境外资本举办医疗机构调整为允许类外商投资项目。新医改明确将国内医疗服务市场向世界开放，目的是增加医疗资源，满足日益增长的医疗服务需求。境外资本在我国境内甚至可以实现独资，这是对医疗服务事业的一个巨大开放，特别是在医疗资源匮乏的中西部地区，国家鼓励境外资本举办医疗机构。

这些措施都是新医改强调发挥市场机制作用的表现，但在近期内这些政策无法快速地发挥其政策作用，它需要一个改革的突破口。新医改中也反复强调鼓励地方结合当地实际，开展多种形式的试点，积极探索有效的实现途径，并及时总结经验，逐步推开。

二、新医改遇到的“瓶颈”

医疗服务改革是新医改四大体系改革之一，在所有四大体系改革中，作为医疗服务改革的承载——公立医院改革的任务尤其艰巨。2010 年正式启动的公立医院改革选取了 16 个城市作为试点。按照既定的安排，2011 年将总结试点经验向全国进行推广。但从试点的情况看，目前的改革大多围绕较易推动的外围项目进行，如住院医师培训、医疗服务质量管理、医疗服务信息化、集团化、优质护理等。医改第一个三年过去后，《关于县级公立医院综合改革试点的意见》（2012）出台，改革的基本思路没有变化，仍以破除

“以药补医”机制为关键，改革补偿机制、落实医院自主经营管理权、统筹推进管理体制、补偿机制、人事分配、价格机制、医保支付制度、采购机制、监管机制等进行综合改革。经过这几年的改革，从公立医院改革的效果看，效果并不理想，医疗费用过快增长、政府投入不足、补偿机制难以落实、市场竞争机制没有形成等依然是主要问题，取得的成效主要是药品加成得到了明显控制，医保支付监管等发挥了作用。

究其原因，还是在于陷入了改革的困境，这些困境主要涉及“谁来办、谁出钱、谁监管”三方面的问题[①]。其中“谁来办”涉及医疗服务供给主体是谁、政府在供给中扮演什么角色、多元办医如何实现，具体又包含了政事分开、管办分开和营利性及非营利性分开等问题。“谁出钱”涉及财政补偿机制和医疗支付机制，其中又包括政府如何落实财政补偿、医疗支付方式改革等。“谁监管”涉及医疗服务质量、价格和医保基金的监管，其中又包括医疗服务如何定价、如何确保医疗服务质量和如何确保医保基金的安全运行[②]。

（一）政事和管办难分开

“政事分开”和“管办分开”是试点中涉及体制、机制最深的问题。“政事分开”主要是强调政府行政与事业职能的分开。“管办分开”是指卫生行政管理部门与其主管的公立医院在监管与举办的行政管理关系上适度分开。目前，公立医院改革在“政事分开、管办分开”上，力图打破医疗机构的行政隶属关系，实现医院的“去行政化”。从行政管理学角度看，政府希望行政和事业职能分开，从事医疗服务的医院不再进入行政体系，办医院的行政部门也不再直接干预医院履行其基本服务职责，否则，承担医疗服务职能的医院具有行政权力，则造成自己监管自己的嫌疑，容易导致监管失效。为此，公立医院改革需要“政事分开和管办分开”。

然而，在政策执行过程中，在这两个“分开”的理解上还有不少疑问。例如，履行办医职能的类似医院管理委员会或医院管理中心之类的机构设置在卫生行政部门之内还是之外？出资人如何履行其出资的权利和义务？医院管理委员会主要由政府成员构成还是由医院员工代表或社会人士构成？法人

---

① 胡薇：《公立医院改革的三大核心争议：谁来办、谁出钱、谁监管》，《行政管理改革》2011 年第 6 期。

② 陈文玲、易利华：《2011 年中国医药卫生体制改革报告》，中国协和医科大学出版社 2011 年版。

治理结构应该以何种形成存在和运行？在近几年的改革尝试中，试点改革大多囿于形式，尽管成立了医院管理委员会，但委员会的负责人仍由卫生行政主管部门的领导兼任，并未真正突破“管办合一”的局面。此外，一些法人治理机构也主要是承担议事的作用，并没有成为真正的决策机构，人事改革也面临诸多障碍。因此，笔者认为在目前没有真正“变革”情况下，政事和管办难以分开。

（二）财政补偿落实难

公立医院改革中提出要通过加大政府投入，完善公立医院经济补偿政策，弥补取消药品加成造成的医院收入缺口，逐步解决“以药补医”问题。然而，政府补偿机制却面临落实难的困境，具体体现为“补供方”和“补需方”应该如何兼顾。在这个问题上，过去的争论是究竟应该“补供方”还是“补需方”？持“补供方”观点的人认为要加大政府对公立医院的投入，通过直接补偿医院的方式来实现公立医院的公益性，解决“看病贵”的问题。而持“补需方”观点的人则认为提高医疗保险的筹资和支付水平，既可以对医疗服务进行监管，又可以提高支付能力，可解决“看病贵”问题[①]。而新医改则兼顾了两方面的意见，即政府投入兼顾供方和需方[②]。“补供方”针对的是医疗服务供给不足的地区，例如基层医疗服务和经济落后地区。这些地区的医疗服务天生不足，政府需要为公立医院基本建设和大型设备购置、重点学科发展、符合国家规定的离退休人员费用和政策性亏损进行补偿。“补需方”意味着政府将逐步增加财政对医保的补助标准，如2015年医保补助水平已提高到每人380元。同时，政府也为弱势群体全额和部分缴纳参保费，如破产企业退休职工、城乡低保家庭成员、五保户等。这些补偿不但需要中央财政的支持，更重要的是贫困地区的地方政府如何跟进的问题。

袁长海在2011年对4个省的131个公立医院的财政补偿情况进行调查，结果显示：富裕、中等和贫困地区县级医院财政补助分别占其总支出的6.61%、4.39%和4.76%，其中，富裕水平的县级医院平均获得财政补助均数为1146万元、中等的获得448万元、贫困的获得449万元。其中有11家医

---

① 胡薇：《公立医院改革的三大核心争议：谁来办、谁出钱、谁监管》，《行政管理改革》2011年第6期。

② 顾昕：《“补供方”还是“养供方”》，《中国医院院长》，2008年第1期。

院没有获得任何政府补助[①]。这组调查数据显示，既要“补供方”又要“补需方”的政策给政府带来了巨大的财政压力，在一些财政困难的地方，出现了无力落实财政补偿的现实困境。

（三）多元化办医缺乏公平竞争的市场环境

多元化办医是利用市场机制提供医疗服务的一个表现，它依赖于社会力量的参与，但就目前医疗服务市场的整体情况看，市场缺乏公平竞争的基本环境。

首先，中国优质医疗资源仍然集中在公立医院，公立医院占据垄断地位。新医改实施 5 年后，2015 年，全国的公立医院有 13069 个，民营医院有 14518 个，分别占全国医院总个数（27587 个）的 47%和 53%。与 2014 年相比，公立医院数量减少了 2%，民营医院增加了 16%。这说明政策开始发挥作用，即“稳步推进公立医院改制的试点，适度降低公立医疗机构比重，形成公立医院与非公立医院相互促进、共同发展的格局[②]”。尽管公立医院与非公立医院在数量上发生了变化，但二者提供医疗服务的基本情况仍然是公立医院占垄断地位。从床位数、卫生技术人员、诊疗人次看，2015 年，公立医院床位数占总数的 80%，卫生技术人员占总数的 84%，诊疗人次占总数的 88%（见表 4–1）。由此可见，目前民营医院从全局上要与公立医院展开竞争并不现实。

表 4–1　公立医院与民营医院医疗服务基本情况（2014~2015 年）[③]

	机构数（个）		床位数（张）		卫生技术人员（万人）		诊疗人次（亿人次）	
	2014 年	2015 年	2014 年	2015 年	2014 年	2015 年	2014 年	2015 年
公立医院	13314	13069	4125715	4296401	408.1	427.7	26.5	27.1
民营医院	12546	14518	835446	1034179	66.1	79.4	3.2	3.7
合计	25860	27587	4961161	5330580	474.2	507.1	29.7	30.8

① 袁长海、王守勇、李光英等：《我国县级医院绩效与财政补偿策略——基于 4 省 131 个医院的调查》，《中国卫生政策研究》2013 年第 1 期。

② 参见《中共中央　国务院关于深化医药卫生体制改革的意见》（中发〔2009〕6 号）。

③《2015 年我国卫生和计划生育事业发展统计公报》，中华人民共和国国家卫生和计划生育委员会网站，http：//www.moh.gov.cn/guihuaxxs/s10748/201607/da7575d64fa04670b5f375c87b6229b0.shtml。

其次，医疗服务市场缺乏公平竞争的机会。中国是一个以公有制为主，多种所有制并存的国家。尽管在市场经济体制下，所有制不再是市场竞争的障碍，但在医疗服务市场中，民营医院并没有获得与公立医院相同的市场竞争机会和地位。因此，在新医改中才会强调“民营医院在医保定点、科研立项、职称评定和继续教育等方面，与公立医院享受同等待遇；对其在服务准入、监督管理等方面一视同仁[①]”。造成民营医院无法享受与公立医院同等待遇的原因较多，但根本顽疾在于医疗服务本身的管理体制和运行机制的制约。以医务人员的培养为例，在中国，一个本科医学生在学校学习5年后，一般会选择一所医院开始自己的职业生涯。医学生到医院工作后，进入住院医生培养阶段，规范的医院会按照住院医师培养计划开始有目的、有步骤地培养医学生，这个阶段一般为5年，即住院医师。5年后，这批医学生开始成为诊疗的主力军，名称也变为主治医师。主治医师再做5年后，表现突出的可晋升为副主任医师。这意味着地位的改变，意味着进入医学专家的行列。这个人才培养机制是一种典型的“自培养”模式，与国外的医师培养不同，国外的医学生在毕业后不能直接到医院工作，而选择某个具有培养资质的医院接受住院医师培养，经费由国家补贴，培养结束后才能拥有行医资格[②]。这种培养模式导致我国医学生毕业后首选大医院工作，而不愿意到小医院工作，更不愿意到民营医院工作。因为只有到了公立医院才会获得更好的成长和成才机会。单从人力资源这一点就可以看出民营医院缺乏与公立医院公平竞争的机会。

最后，价格机制没有完全发挥作用。市场机制中价格机制是关键。市场发挥“看不见的手”的作用依赖于价格机制发挥作用，如果价格不能完全由市场供需决定，那么价格机制很难实现其调节资源的作用。新医改中提出要对非营利性医疗机构提供的基本医疗服务实行政府指导价，其余由医疗机构自主定价。中央政府负责定价项目、原则和方法，地方政府负责核定指导价格。同时，针对不同级别医疗机构和医生提供的服务实行分级定价。此外，政府通过医疗保障对医疗服务价格发挥制约作用。因此，目前公立医院提供的医疗服务定价机制属于政府管制。然而，目前的定价机制陷入了一个困

① 参见《国务院关于印发医药卫生体制改革近期重点实施方案（2009~2011年）的通知》（国发〔2009〕12号）。

② 罗力：《中国公立医院改革——关注运行机制和制度环境》，复旦大学出版社2010年版。

境，即政府为了破除“以药养医”的现状，在加大财政投入的同时又提高医疗服务的价格，如开增药事服务费、优质护理费、调整部分技术收费等，用这些财政补偿和增加的费用来弥补医院收入缺口，目的是保证公立医院的正常开支，不影响医生的积极性。这些费用的增加尽管可以纳入医保，但实际上推高了原本就增长过快的医疗费用，不利于解决“看病贵”的难题。要让价格机制发挥作用，需要相信市场，将应该纳入市场调控的医疗服务交给市场，如特需服务和非基本医疗服务。通过市场定价，消费者自己选择能承受的价格，通过消费者的选择来让竞争机制发挥作用。

（四）监管乏力

由于医疗服务本身存在“信息不对称”，必要的干预是政府保障公共利益不受侵害的基本做法。新医改加强政府监管的基本思路是行业监管和医保监管。行业监管的主体是卫生行政部门，即所有医疗机构不论所有制、投资主体、隶属关系和经验性质均由卫生行政部门实行统一规划、准入和监管，监管方法主要依赖三级医疗质量安全控制体系和各级专业医疗质量控制评价组织，同时也强调充分发挥社会各方面对公立医院的监督作用。然而，如果“政事不分、管办不分”，则这种监管仍然是传统的行政命令控制型的监管。医保监管针对医疗服务来说，主要是支付的监管。尽管医保监管经过近几年的发展已经成为政府监管的利器，但仍存在一些困境，如过度医疗与限制医疗现象并存。由于医保是第三方付费，极易使供需双方同时失去合理控费、节约基金的激励，在没有实行预付制改革的地区，过度医疗主要体现在超标准收费、自立项目收费、扩大收费范围和重复收费。而实行预付制后，医院又将控费指标转移到科室和医生，使得限制医疗的现象时有发生，如限量配药、要求医保人员自费购买医保目录内药品、“假出院”等，这些问题都给监管造成困难。此外，随着医保范围的不断扩大，人多、点多、钱多，监管人手少的“三多一少”矛盾也将给医保监管带来巨大压力。[①] 这些困境说明，政府应将提供医疗服务的工作重心从“执行”向“监管”转移，才能保证监管有力。

---

① 李建梅、罗永兴：《医保监管与支付制度改革联动——基于上海市的实践》，《中国医疗保险》2012年第10期。

第三节　PPP 给医疗服务供给带来的机遇

中国政府新一轮的医疗服务改革并没有打“市场化”旗帜，但也没有放弃“市场化”的方向。笔者认为市场化并不可怕，也并不需要躲藏。综观世界各国的医疗服务体制，完全由政府大包大揽的并不多见，完全由市场主导的也不多见，中国正处于发展的转型期，发展仍被定为中国的基本主题。医疗服务市场化改革必然是政府改革的基本方向之一。中国医疗服务改革离不开市场机制，公立医院改革更离不开市场机制。但这种改革不再是过去的卸包袱式的市场化改革，而是强调责任的市场化改革，即既要鼓励和吸引社会力量的参与，更要强调政府办医的责任，每个行政区域都应保留一定数量的公立医院，完全民营化不利于实现政府办医的基本职能。从新医改政策看出，强化政府责任的内容远比发挥市场机制作用要多。因此，发挥来自政府和社会资本的各自优势的 PPP 无疑是一个理想的治理工具。

一、何为医疗领域的 PPP

自 PPP 概念提出以来，经过 20 多年的发展，在许多领域已经积累了一些成果，包括 PPP 的概念界定、基本类型、运行机制等。综合而言，在 PPP 的定义上，主要有广义和狭义之分。广义的 PPP 是指公共部门与私营部门以某种形式合作，包括公共部门授权给私营部门为改善公共服务而进行的一种正式合作。狭义的 PPP 是指为了在基础设施建设中优化风险分担和最大化物有所值，公共部门与私营部门达成的一项长期合作协议[①]。本书研究的 PPP 是取自狭义的 PPP 概念。根据现阶段 PPP 在中国的运用情况看，本书将 PPP 界定为：PPP 是公共部门与私营部门为提供公共服务而建立起来的各种协议和长期合作关系。在中国医疗服务领域，PPP 现阶段主要用于医疗卫生基础设施建设和服务提供，使用 PPP 的目的在于弥补政府投入不足、适当转移风

① Akintoye, A., Beck, M. and Hardcastle, C., “Public-private Partnerships: Managing Risks and Oppor-tunities”, Blackwell Science: Oxford, Malden, MA, 2003.

险和实现物有所值。

PPP 包括了公共部门与私营部门之间就公共服务领域进行合作的全面规划，其中就包括医疗服务领域。通过合作，合作各方可以达到与预期单独行动相比更为有利的结果。在合作过程中，公共服务并不是一次性的合同买卖，而是建立一个由私营部门投资并运营的、独立的商业实体进行运作，在合同期内长期为公众提供高质量的公共服务。政府通过 PPP 医疗项目，与私人合作方共同承担责任和融资风险，并更主动地运用私营部门的优势保证所提供的服务的质量和效率，并通过价格和合同协议控制服务的履行，只有当私营部门提供的公共服务达到标准时，这些私营部门才能得到相应的回报。总而言之，PPP 有以下优点：①弥补政府在医疗基础设施上投入的不足；②各自分担了最合适自己承担的风险；③全生命周期运营的约束，优化建造和维护成本；④为导向的绩效评价思路带来了新的监管方案；⑤获得私营部门的管理技术和丰富经验；⑥公民和民间组织参与到治理和监督过程中。

（一）公共部门

公共部门是指为政府或者公民生产、提供、分配、出售、交付公共产品和服务的组织，其可能是国家层面的组织，也可能是州（市）的组织。政府为了提供公共产品或管理公共事务，特别是某个领域的社会事务而成立专门的管理机构，这些机构被统称为公共部门，如英国的卫生部。英国卫生部主要负责英格兰地区的医疗卫生服务，威尔士、苏格兰和北爱尔兰地区的医疗卫生服务由当地政府负责。英国卫生部还负责全面管理国家卫生服务体系，具体职责包括制定卫生和改革政策、卫生服务制度，通过独立机构对卫生服务进行监管。除了卫生部，在英国还有初级医疗保健信托机构（家庭医生联盟）、战略卫生局、国家卫生与临床评价研究所、健康促进委员会等。在美国，除了卫生部，还有美国公共卫生署、疾病预防和控制中心、食品和药品管理局等公共部门。

政府是公共部门中的核心组织。本书中使用的政府一词，是指狭义的政府概念，即政府的行政机构。尽管私营部门、非营利组织、社区和公民都可以参与到公共服务供给中，但公共服务的供给仍然以政府为核心主体。因为政府一方面通过供给公共服务满足社会成员的公共需求，实现社会福利的最大化，并通过选举获得社会成员持续的“权力让渡”来巩固政权；另一方面还可以为其他参与主体提供制度激励，进行公共物品产权的界定以及给予某些激励措施。此外，政府能规制其他主体供给公共服务时可能出现的某些负外部性[①]。

（二）私营部门

私营部门是指由个体或集团私营者经营的通常以企业形式存在并以营利为目的的不被政府控制的组织。私营部门是一个广义的概念，是除了政府部门以外的一切私人参与者，包括私营企业和非正式的私人实体。从资源配置的角度分析，“私”意味着个体消费者或生产者是经济决策人，他们关注利益最大化或效用最大化，以各自分散的方式做出资源配置决策。需要区别的是私有的非营利组织，其属于志愿者部门。

私营部门参与PPP的目的是开展一体化服务（IDS），以获得竞争优势。换句话说，通过达成这种关系，伙伴成员在市场上可以更加成功，戈尔茨坦（Goldstein）曾描述：美国卫生服务市场中组织间达成的一体化服务体系，其目的是向消费者提供方便可及、高质、协调和连续的服务，同时形成规模经济，减少重复，统一医生与医院的激励机制，并向支付者提供有效的签约工具。许多美国各地建立的一体化体系是对极度竞争的市场力量的反映。[②]对于医疗服务市场，收购、并购等方式并没有获得多少财务利益，相反，PPP成为了一种恰当选择。

（三）合作

合作是指为了实现特定的目标，团体间形成的相互信任、相互协作、相互负责的关系。合作既可以建立在部门内，也可以建立在部门间。在市场经济中，合作用于描述服务提供机构之间采取的三种联合层次：信任、协作和责任。信任是指为了实现预期结果而彼此信任对方的承诺。协作指观点不同的各个团体建设性地探讨其不同点，寻求超出自身有限视角之外的问题解决方式的一种过程。协作是三种方式中最复杂的一种，往往是一种正式协议[③]。责任是合作过程中，相互负责的机制，是合作过程中通过合同确定的基本归责方式。

构建合作主要有三种形式：市场、管理和网络。第一种构建合作的形式是市场，即组织机构依靠价格信号做决策，形成相互间的关系。例如，一个

① 石国亮、张超等：《国外公共服务理论与实践》，中国言实出版社2011年版。

② Goldstein，D. E.，“Alliances：Strategies for Building Integrated Delivery Systems”. Aspen：Gaithersburg，1995.

③ 转引自林光汶、郭岩等：《中国卫生政策》，北京大学医学出版社2010年版。

医疗机构可能选择将服务对外承包，因为承包方运作成本较低、服务更专业化或者可以用户化。这种通过合同形成的关系提高了效率。第二种构建合作形式是在正式的组织结构中统一管理。例如，一家专业医疗集团接管经营不善的某家医疗机构，利用集团资源重塑该医疗机构。第三种构建合作是在独立的组织机构间组建网络，通过协调调整关系和工作程序保证组织机构间的关系多样性和灵活性。组织机构间形成以信任为基础的合作。例如，一个社区的卫生和社会服务机构可能同意共同向 HIV/AIDS 患者提供服务，以灵活多变的形式填补服务的空白，将所需的多样化资源连接起解决复杂的问题。

二、何为中国政府力推的"政府与社会资本合作模式"

党的十八届三中全会提出了关于"允许社会资本通过特许经营等方式参与城市基础设施投资和运营"精神。2014 年，财政部为了落实这一会议精神发文以推广"政府和社会资本合作模式"（PPP）来拓宽城镇化建设融资渠道。2015 年，《国务院办公厅转发财政部发展改革委人民银行关于在公共服务领域推广政府和社会资本合作模式指导意见的通知》（国办发〔2015〕42 号）发布，中央政府将 PPP 运用范围扩大到几乎所有公用事业领域，包括医疗事业，并将其提升到"稳增长、促改革、调结构、惠民生、防风险"的战略意义高度，以至于 2015 年被称为"PPP 元年"。

（一）PPP 的中国版本

PPP 是一个外来概念，中国政府将其定义为"政府与社会资本合作模式"，其根本目的是引入这个成熟的公共部门与私营部门合作机制来鼓励、引导民间资本参与到公共服务供给中，从而转变政府职能、激发市场活力、打造经济新增长点。将 PPP 定义为"政府与社会资本合作模式"完全符合中国政府的需求和中国市场经济环境。在中国，人民政府是公共部门的核心机构，决策权力是宪法赋予人民政府的权利和义务。"私营部门"一词是国外的市场经济体制所决定的界定，在中国的市场经济体制下，国有企业和民营企业一样承担市场经济职能，共同在市场中竞争，法律地位也是平等的，因此，"社会资本"一词较"私营部门"一词更符合中国的实际情况。

采用中国自己定义的 PPP 有三个好处：首先，规制 PPP 的各种模式比较灵活，不用生搬硬套国外的模式。例如，前文提到的 PFI 模式，私有化模式等，可以根据中国 PPP 法律完善的程度、政府经验不断的积累和监管能力的不断提高而适当放宽PPP的创新模式及运用领域。例如，在一些国家内，优质的医疗资源集中在私营部门，临床服务外包是具备可行性的，而在中国却不具备这种条件，因此“临床服务外包（科室外包）”在中国是被严令禁止的。其次，更符合中国长期一贯的政策延续。“政府”和“社会资本”两个词汇在中国行政体系和各种行业领域有很好的共识基础，政策中常见“政府与社会资本合作”[①]字样。而“公共部门”和“私营部门”需要搭建新的认知体系，不利于新政策的推广。最后，“政府与社会资本合作模式”这一概念能更好地满足政治要求。我国是公有制为主体的国家，公共服务供给合作的目的不是私有化，大多PPP项目的最终所有权要移交政府，甚至所有权不发生变化。合作只是为了发挥市场竞争机制的作用，发挥来自非官僚体制约束下的企业家精神的力量，只有将企业家精神引入PPP，才能真正地运用好社会资本的管理经验和专业技术，从而提高公共服务供给的质量和效率。

（二）中国中央政府推广PPP的根本目的

政府和社会资本合作模式是公共服务供给机制的重大创新，即政府采取竞争性方式择优选择具有投资和运营管理能力的社会资本，双方按照平等协商原则订立合同，明确责权利关系，由社会资本提供公共服务，政府依据公共服务绩效评价结果向社会资本支付相应对价，保证社会资本获得合理收益。政府和社会资本合作模式有利于充分发挥市场机制作用，提升公共服务的供给质量和效率，实现公共利益最大化。中国政府推动PPP模式提供公共服务的意义在于：有利于加快转变政府职能，实现政企分开、政事分开；有利于打破行业准入限制，激发经济活力和创造力；有利于完善财政投入和管理方式，提高财政资金使用效益[②]。

这三个有利于代表了中央政府将PPP视为政府继续推动改革的一个治理工具，目的是让地方政府通过PPP实现政府职能转变，完善地方政府财政投入和管理方式，并拉动社会资本投资基础设施建设，从而继续推动经济增长。PPP具有很高的战略意义，它是考验地方政府和锻炼地方政府治理能力的具体举措。中央政府不是无力投资基础设施建设，而是在一定范围内尝试

---

① “政府与社会资本合作”是一个宏观政策，“政府与社会资本合作模式”专指PPP这种项目机制，有一定的区别。因此，本书选择了“PPP”作为简称。

② 参见《国务院办公厅转发财政部发展改革委人民银行关于在公共服务领域推广政府和社会资本合作模式指导意见的通知》（国办发〔2015〕42号）。

运用现代治理工具来提高国家治理体系的整体治理能力，打破传统政府采购体制下的行业垄断。部分地方政府认为 PPP 只是一个融资工具，当地方财政盈余丰富，实力强大的情况下没有必要采用 PPP，因为 PPP 比传统政府采购要复杂得多。实际上，这些地方政府并没有看到 PPP 带来的创新价值。

PPP 最大的价值在于其内生的激励机制既鼓励社会资本科学设计基础设施、提高效率节约运行和维护成本，实现全生命周期的物有所值，又激励政府创新。由于 PPP 是新事物、新工具，政府不得不应对这种新的治理工具，包括财政管理能力、现代金融融资能力、绩效考核能力和合同监管能力，通过合作不但能获得资金，还能获得来自社会资本的管理经验和专业技术。例如，通过 PPP 政府在污水处理上可以获得更先进的技术（详见第一章）；在药物研发领域，政府通过合作能获得更多的知识，对药物研发的推进和监管积累经验，降低政府对药物监管的信息不对称，增强自身保护公共利益的能力。2017 年，《政府和社会资本合作（PPP）综合信息平台信息公开管理暂行办法》（财金〔2017〕1 号）公布实施，这个关于 PPP 项目信息披露的制度是我国政府采购领域的一个“里程碑”，它要求入库项目必须即时、适时公开项目的进度信息和重要招采信息，极大地提升了 PPP 项目的透明度。这是发达国家都无法做到的，它是国家治理能力提升的一个重要标志。PPP 带来的不仅是社会资本的资金、专业技术和管理经验，更重要的是，PPP 是政府自身能力提高的重要“练兵场”。

三、PPP 给医疗体制机制改革带来的机遇

目前，中国与发达国家医疗服务情况的相同之处有三点：一是都面临着健康需求增长与经济增长放缓带来的需求与投入的矛盾，因此，采用 PPP 主要解决的是弥补财政投入不足的问题。二是由于都是以政府供给为主的服务模式，因此带来了服务差和效率低的问题，需要引入私营部门的专业技术和管理经验来提升效率。三是都面临如何提高资金使用价值和规避风险的现代化管理要求。自新医改实施以来，医疗服务方面的改革在取得成效的同时，还有很多环节尚待攻坚。公立医院作为医疗服务提供的主体，涉及利益面广、牵涉部门众多，制度缺口大，改革的推进显得异常困难。作为新公共管理理论指导下的民营化工具，PPP 实现其基本价值，破解其改革困境的基本方法主要体现在以下五个方面。

(一) 弥补财政投入不足，实现以买代偿

中国政府卫生支出占财政支出的比重在逐年增加，满足了国家政策的基本要求，即卫生支出增长与财政支出增长同步，但医疗卫生投入仍然不足(财政补助占卫生总费用约为10%，见图4-4)，说明我国医疗服务投入的资金缺口十分巨大。我国“十三五”规划中对公共服务供给上提出的指导思想是“推动供给方式多元化，能由政府购买服务提供的，政府不再直接承办；能由政府和社会资本合作提供的，广泛吸引社会资本参与。制定发布购买公共服务目录，推行特许经营、定向委托、战略合作、竞争性评审等方式，引入竞争机制。创新从事公益服务事业单位体制机制，健全法人治理结构，推动从事生产经营活动事业单位转制为企业”。在健康事业领域鼓励社会力量兴办健康服务业，推进非营利性民营医院和公立医院同等待遇[①]。可见，鼓励和引导社会资本办医是未来医改的一个重要战略。

通过PPP引入的社会资本主要投入在医疗服务的基本设施建设上，包括医院楼宇、医院大型设备、医院物业服务上，为医院实现现代化提供了资金来源，缓解了政府“补供方”的压力。而医院提供的医疗服务，则主要通过政府、企业（单位）和个人以医保的形式共同承担，也缓解了政府“补需方”的压力。此外，通过PPP的形式打破医院所有制的限制，使医院能够提供更多的非基本医疗服务，获得更多的盈利空间，一方面，能满足不同人群的多样化、多层次需求；另一方面，私营部门通过这部分非基本医疗服务收入来获得稳定的回报，减轻政府财政补偿的压力。而政府则通过以奖代偿的方式发挥激励机制作用来实现对医院的监管，即医院完成基本医疗服务任务则获得政府的奖励；反之，则受到处罚。与此同时，政府可将在医疗服务投入上节省的开支转向公共卫生服务投入，向医院购买公共卫生服务，如医院提供的公共卫生应急服务、医疗救助等，从而使政府为低收入人群，特别是为医疗救助对象购买医疗服务，成为一个“精明的购买者”，实现公共利益。

(二) 激励机制强化了政府责任，促进了公益性

新医改特别强调改革的方向是回归公益性，将维护人民健康的权益放在第一位。按照新医改强调的公益性看：一是落实医疗卫生事业的公益性质，

---

① 参见国务院《中国国民经济和社会发展第十三个五年规划纲要》(2016)。

把基本医疗卫生制度作为公共产品向全民提供，实现人人享有基本医疗卫生服务；二是强调公立医疗机构所有权属于公有；三是公益性表现为非营利性；四是通过医保付费体现公益性。按照这个思路，PPP 可以突出公立医院的公益性。首先，政府与社会资本合作的各种协议模式中，大部分合作医院的所有权属于政府，除了私有化以外，其他的合作协议并不改变公立医院产权，或者最终所有权都会移交政府。其次，在使用政府付费的运行模式中，通过财政预算约束保证和强化了政府履行建设医院基础设施的责任。再次，采用 PPP 改革的医院大多定位为非营利性医院。最后，医保付费也可进入 PPP 改革医院。

然而，PPP 除了以上思路外，在实现医疗服务公益性方面还有其独到之处。目前，公立医院公益性淡化主要体现在医疗资源分布不均衡、医疗服务获取机会不公平和弱势群体没有得到政策关照。通过 PPP 特别是借鉴一些发展中国家，如巴西、印度、南非等国的经验可以弥补公益性淡化的问题。首先，我国医疗服务资源分布不均衡带来了可及性差的问题。当前，我国的优质医疗资源主要集中在城镇，边远地区的患者的医疗服务可及性较差，再加上交通成本，无疑加重了获取服务的经济压力，导致我国医疗服务获取机会的不平等。对于医疗服务可及性的问题，目前在世界范围内都存在。澳大利亚、印度和南非通过政府与社会资本合作试图改善医疗服务的可及性，如印度的远程医疗系统就是采用 PPP 实现的。当前，我国也正在建设远程医疗系统，为边远地区的村民提供远程医疗服务，PPP 是一个值得尝试的工具。其次，我国医疗服务供给，忽略了社会最底层的公众需求。尽管我国已经建立起了医疗救助制度，但从实际情况看，医疗救助补贴力度非常有限，导致医院遗弃病患的情况时有出现。PPP 在帮助社会底层公众方面，印度和南非都有实践的案例，政府通过与私营部门合作向生活在最底层的民众提供医疗服务。最后，政府与社会资本合作是一个灵活的协议，它并不局限于医院的建设、运营等，还包括了更广泛的合作，如医疗保障。

（三）发挥价格机制的调节作用

新医改鼓励和引入社会资本办医的目的之一是让民营医院与公立医院开展竞争，其中，价格竞争就是一项基本内容。然而，在基本医疗服务领域，不管是公立医院还是民营医院都接受医保支付体制的价格管制，价格机制并没有发挥作用。相反，就目前情况来看，民营医院的收费比公立医院要高得多。

而采取政府与社会资本合作模式，是直面当前优质医疗资源集中于公立医院的现实，充分发挥公立医院的医疗服务的优势，并引入私营部门的资本和管理优势，将二者进行结合。同时保持公立医院的公有性质，让公立医院与公立医院开展竞争，在相同的竞争起点上，通过私营部门的管理技术来提高效率和服务质量，让患者在相同价格的基础上选择服务质量更优的医疗机构，从而发挥竞争机制作用。

此外，通过 PPP 可以让公立医院提供更多样化的医疗服务。例如，非基本医疗服务和特需服务，让这部分服务的价格机制接受市场供需变化的调节，更好地发挥市场配置资源的根本作用。

（四）理顺公立医院管理体制、运行机制和监管机制

政府推动公立医院改革的目标是满足公众的健康需求，通过“政事分开、管办分开、医药分开、营利和非营利分开”实现这个目标。政府与社会资本合作正是政府改革的催化剂，通过实施 PPP 改革能够更好地理顺公立医院的管理体制、运行机制和监管机制。

首先，在管理体制方面，通过 PPP 公立医院从原有的行政管理体系中脱离出来，政府不能完全直接控制医院的内部管理，而只履行出资人的权利义务，从而实现外部行政和事业管理的分开。在内部运行上，通过成立股东大会或理事大会，实现董事会领导下的院长负责制，从而建立现代企业的管理模式，实现了内部的行政管理与业务管理分开。此外，政府通过 PPP 引入私营部门参与公立医院产权改造，不管是否由私营部门控股，医院成为一个独立的法人实体，按照公司法，自主经营，自负盈亏，脱离了原来的事业单位编制，摆脱了对政府的依赖。医院运营由私营部门负责并承担运营风险，政府作为其中一个出资人履行出资人职责，从而实现“管办分开”。政府对医院提供的医疗服务，可以通过对项目医院绩效监管的评价结果支付给私营部门合适的费用作为回报，也可以通过医保获得稳定的收入回报弥补投入成本。卫生行政部门成立的医院管理局等机构则对医院实行行业管理，实现了真正意义上“管办分开”。

其次，在运行机制方面，PPP 引入私营部门经验可以提高公立医院管理效率。国务院《2011 年公立医院改革试点工作安排》中提出要探索建立理事会等多种形式的公立医院法人治理结构，要求明确理事会、院长及医院管理层、职工代表大会等的职责，构建决策、执行、监督相互分工、相互制衡的权力运行机制。因此，采用 PPP 的关键作用在于引入私营部门的管理经验来提高公立医院管理效率，如建立绩效薪酬制度和竞争上岗制度等。通过 PPP 融资改扩建的公立医院在增加新的基础设施的同时实现了医院现代化，而医院的现代化满足了公众的公共需求预期。采用 PPP 促进医疗基础设施、设备的现代化，改善医疗服务技术水平。

最后，在监管方面，通过实现真正意义上的“政事分开、管办分开”，从而使政府实现角色的分离，从过去集“决策、执行、监管”于一身的角色转为“监管者”的角色，让政府将更多的精力集中在监管上，这样才能解决上文中提及的监管困境。

（五）实现资金的物有所值

新医改强调政府办医的责任，明确了政府负责公立医院基本建设和大型设备购置、重点学科发展、符合国家规定的离退休人员费用及政策性亏损补偿等，同时又严格控制公立医院建设规模、标准和贷款行为，原因是政府试图实现财政资金的物有所值。与传统的政府采购相比，PPP 的优势是能更好地控制工程预算，通过合同约束施工进度和成本。PPP 能发挥控制成本的根本理论解释是产权理论，由于产权在特许经营期内是私营部门所有，出于对利润最大化的考虑，私营部门会努力控制成本。

具体来讲，PPP 主要通过两个方面实现资金的物有所值：首先，在竞争中授予项目。引入竞争是新公共管理的一大特征。新公共管理理论认为与通过官僚制方式提供产品与服务相比，通过签订合同而提供具有竞争性的产品和服务有助于降低成本。与传统的政府购买不同，PPP 向多个符合条件的私营部门进行招标，通过竞标使得财政投入更符合经济效益。另外，PPP 将严格运用经济评估技巧，包括风险评估。其次，建立长期合同和问责制。PPP 建立的长期合作伙伴关系相对政府的一次性购买（通常是 2~4 年）时间跨度更长，其往往是一个集设计、建设、融资和维护于一体的长期过程，几乎涵盖了项目设施的整个寿命期。问责制体现在整个合同期限内。在合同期内，政府通过 PPP 建设营运的医院购买的是服务而不是资产。例如，公立医院将住院服务、信息技术服务、建筑大楼和地面维护、停车和保安等服务外包给私营部门，当这些服务达到标准时，政府才付费，达不到时，则不付费或减少付费，从而实现资金的物有所值。

第五章 中国医疗服务领域的公私合作探索及规制陷阱

在PPP没有被正式推广之前，中国医疗服务民营化改革一直在不断地进行探索，很多改革模式的实质也是公私合作，体现的是合作精神，如医院后勤服务社会化、公立医院托管、股份制改革、公立医院集团化改革、医院基础设施建设代建制等，在这些探索中，有成功的，也有失败的。其中，“科室外包”是一个失败的模式，在国外被称为“服务外包”。为什么澳大利亚、南非和印度可以通过“服务外包”提供临床服务，而在中国就不行，并且还被严令禁止？其原因是：临床服务外包的前提是私立医院的诊疗水平服务质量并不差，甚至强过公立医院。

本章通过比较全面的视角看待PPP在医疗服务领域的运用，而不局限于基础设施建设的案例，目的是更全面地认识PPP的广泛用途，探索PPP的一般规律，研究PPP成功需要的制度和现实土壤，只有在中国土壤上能开花结果的PPP模式才是政府和人民大众需要的民营化模式。

第一节　中国医疗服务领域的公私合作概况

萨瓦斯认为中国是社会主义国家民营化的先驱①。PPP 顺应的是民营化的思想，是自觉地运用民间社会资本的力量改善政府运作，进而改善整个社会的工具。在我国医疗服务改革的历程中，民营化改革的案例并不少，然而很少使用 PPP 的相关概念进行分析研究，究其原因有三：一是 PPP 主要来自基础设施融资，其概念的成熟是近 20 年的事。二是市场化、民营化与 PPP 的概念还没有进一步厘清，导致概念的混用。三是 PPP 概念是在近期才被引入中国医疗服务领域的。这造成小部分学者认为，在中国医疗卫生领域还没有 PPP 案例。但一些较早将 PPP 概念引入中国医疗服务领域的学者在 2005 年后就开始使用 PPP 分析我国一些公立医院改革，如郭永瑾、严素勤、周成武等。虽然 PPP 概念近几年才被引入我国医疗服务领域，但这并不代表我国医疗服务民营化实践才刚起步，公立医院产权改革早在 20 世纪 90 年代已经有了一些改革案例，可以被认为是 PPP 在我国早期的实践探索。

一、中国医疗领域的 PPP 供给探索

2009 年之前最近的一次医改是 1997 年，其标志是《中共中央　国务院关于卫生改革与发展的决定》的颁布实施，当时的改革原则之一是“举办医疗机构要以国家、集体为主，其他社会力量和个人为补充”②。2000 年，国务院又先后出台了《关于城镇医药卫生体制改革指导意见的通知》和《关于城镇医疗机构分类管理的实施意见》，改革强调“加强卫生资源配置宏观管理。加快实施区域卫生规划，采取多种措施调整和控制卫生资源的存量和增量。鼓励各类医疗机构合作、合并，共建医疗服务集团”③。至此，地方政府开始重视和引导民间资本开办非营利性医疗机构及营利性医疗机构，并进行分类

① ［美］E. S. 萨瓦斯：《民营化与公私部门的伙伴关系》，周志忍等译，中国人民大学出版社 2002 年版。
② 国务院《中共中央　国务院关于卫生改革与发展的决定》（中发〔1997〕3 号）。
③ 国务院《关于城镇医药卫生体制改革指导意见的通知》（国办发〔2000〕16 号）。

管理。民间资本快速涌入医疗服务领域，并采取各种形式参与到医疗服务供给中。民间资本办医除了兴办民营医院之外，也出现了一些 PPP 模式，主要表现为业务外包、特许经营和私有化。

（一）业务外包

业务外包是指为了提高公共资金投资项目的效率或质量，政府与社会资本方签订的服务合同、管理合同、建设合同、维护合同、设备合同、混合合同和租赁合同等。例如，建设、IT 系统、消毒、餐饮、人力资源管理、药品采购等合同。

1. 服务合同

服务合同是指政府和社会资本提供一种特定服务，如实验室服务、餐饮服务。在我国，医疗机构将服务业务外包的情况较多，主要是非临床服务，如餐饮服务、停车服务、绿化服务等。这种外包在我国被称为"后勤服务社会化"。非临床服务的外包有利于医疗机构专心于核心临床业务，同时还能依靠社会资本的专业技术和经验来改善非临床服务的质量。非临床服务外包在我国非常普遍，如云南省禄丰县人民医院将医院绿化外包给私人企业，每年以 6 万元向专业绿化公司购买绿化维护服务，将医院打造成了花园式医院。

2. 管理合同

随着外包业务的逐渐发展，一些公立医院开始尝试将医院管理进行外包，即管理外包。管理合同是指将公共设施或人力资源管理从政府转移到社会资本，包括管理所有设施和人员的权力和责任，如雇用和管理医务人员、药品和设备采购①。在我国，这被称为"医院托管"。医院托管是指医院产权所有者将医院的经营管理权交由具有较强经营能力并能够承担相应经营风险的机构有偿经营，以明晰医院所有者、经营者、生产者权责利关系，实现医院效益最大化的一种经营方式。目前，国内知名的医院管理公司有中美华医、北京凤凰等。该模式主张：医院经营管理实行专家化，以充分发挥专家的优势特长；医院院长由专业管理机构选聘；专业管理机构通过与政府签订合同的方式划清出资者与管理者的权力边界，获得相应的管理权限；通过建立董事会（或管理委员会）模式打破传统的内部治理结构。

---

① Irina A.Nikolic，Harald Maikisch，"Public-Private Partnerships and Collaboration in the Health Sector: An Overview with Case Studies from Recent European"，The World Bank，2006.

目前，国内尝试这种改革模式的公立医疗机构包括以下几例：广东博爱集团 2000 年异地托管了南昌市第五医院；2003 年，新成立的上海仁济医疗管理有限公司托管了无锡市南长区人民医院和浙江省苍南县人民医院；2003 年，民营性质的上海蓝十字医院管理投资有限公司与上海浦南医院签订了正式托管合同。

3. 建设合同

建设合同是指翻新和维护医院的基础设施。为了应对医疗市场的激烈竞争，医院需要不断升级改造其基础设施，改善就诊环境。而基础设施建设投入巨大，公立医院依靠自身积累或财政拨款难以筹集足够资金。民间资本具有充裕的资金以及对建设项目的丰富管理经验，无疑是公立医院进行基础设施建设理想的合作伙伴。在我国，常见的合作方式有设计—建设（DB）模式和建设—转让（BT）模式。DB 模式又称代建制，一般由公立医院或政府委托项目建设法人负责基础设施建设，由医院或政府负责监督、验收、使用和维护。这种外包方式，除了在吸收社会资本的资金外，更重要的是从设计开始就引入了专业机构，凭借其工程管理的专业技能和经验，缩短工期，减少投资，提高建筑质量。BT 模式一般由公立医院和社会资本共同出资建设基础设施，在合同约定期限内以一定比例从医院的收入中提成或收取建筑物租金，合同到期后公立医院可以无偿收回或低价收购建筑物。

2001 年，上海在全市公立医院基础设施建设中全面推行 DB 模式。截至 2014 年，规划总投资达 256.4 亿元，医院规划建设项目达 75 个，涉及上海市 24 家市级公立医院中的 23 家，在规划的项目中，已竣工的项目有 51 项，其中 36 个获得“白玉兰奖”。这些项目极大地改善了上海市市级医院的基础设施。2014 年，市级公立医院门诊人次达到 6601 万人次，占到全市总门诊人次的 74%[①]。

（二）特许经营

特许经营主要是对政府拥有的现有基础设施和新基础设施进行建设、运营。中国《市政公用事业特许经营管理办法（2004）》将特许经营定义为“政府按照有关法律、法规规定，通过市场竞争机制选择市政公用事业投资者或经营者，明确其在一定期限和范围内经营某项市政公用事业产品或者提供某

① 张建忠、乐云：《医院建设项目管理——政府公共工程管理改革与创新》，同济大学出版社 2015 年版。

项服务的制度”。特许经营最初期的形式是 BOT，同时特许经营的发展壮大也得益于 BOT。在医疗服务领域，特许经营主要被用来吸引社会资本建设医院楼宇，然后继续经营这些楼宇的物业管理，此外还包括其他的非临床支持服务，而核心的临床服务仍由原来的公立医院负责。在我国，这种模式被称为委托经营，即把医院交给国内比较有名的医院管理公司，由它们负责经营。与管理外包不同，特许经营方一般是投资方，履行出资人的义务，同时会对原有医院进行翻新或扩建，他们在股权结构中占 51%以上的股权，对医院的管理是全方位的管理，包括人事管理、资产管理和物业管理等，投资方从运营中收回投资成本，合同期满后，所有权归政府。

2004 年，河南新乡市将 5 个公立医疗机构与中国华源集团进行合作，华源集团出资 1.05 亿元，新乡市政府出资 0.45 亿元，二者共同组建华源中原医院管理有限公司，成为了我国较早的特许经营案例。2010 年，北京市门头沟区医院作为公立医院改革试点单位，采取 PPP 模式中的“改建—运营—移交”（ROT）模式引进凤凰医疗集团进行公立医院改革，凤凰医疗集团投入资金 7500 万元对医院进行升级改造，获得 20 年的经营管理权，通过管理费和向医院供应药品、医疗设备等收回投资回报①。

（三）私有化

私有化是指将公共基础设施的所有权转移或出卖给民营资本，同时包括所有风险。私有化往往包括部分私有化和全部私有化。部分私有化又包括股权转让、资产转让等。在我国，“私有化”一词比较敏感，因为私有化会改变原医院的产权性质，但我国新医改的目标之一就是鼓励一些经营不善的公立医院通过进行改制而改善经营状况。在我国，私有化主要体现为股份合作制和医院整体转让。

1. 股份合作制

股份合作制是当前公立医疗机构产权制度改革中较为普遍的模式，这种模式有两种类型：一是院内筹股；二是院外筹股。该模式兼具合作制和股份制的特点，按照“资金共筹、经营共管、风险共担、收益共享”的原则对医疗机构进行股份合作的产权制度改革。

院内筹股，即为了激励员工积极性，医院向院内职工转让股份。全体股

① 李军：《第三路径：见证门头沟区医院改革》，中央广播电视大学出版社 2012 年版。

东以各种形式的资产进行投资，形成的全部资产归全体股东所有，并按支付比例享受权益；股东既是劳动者又是出资人，实现了资本合作与劳动合作的有机结合；经营成果按国家规定的分配政策，部分归股东受益，部分归全体职工受益；一旦发生经营亏损或倒闭，全体股东将按出资比例共同承担风险与责任。

公立医疗机构股份合作制的直接目标是把公立医疗机构逐步转变为企业化的法人实体，通常必须恪守几个基本的原则：院内筹股模式的范围严格限定为改制医疗机构的正式在册职工；股份由“持股会”统一管理，国家股、法人股、职工个人股实行同股同价、同股同权同利；内部职工持股按岗位轻重和贡献大小来确定其出资认购的股权份额或配送股金额。同时，为保证改革的公平性，防止贫富差距的拉大，应该设置内部职工持股的限额。股份合作制医院的管理机构是“职工持股会”，其由持有医院内部职工股的职工组成。理事和理事长由会员大会选举产生。医院的重大事宜由理事长主持并召集持股会员大会决定，主要包括制定、通过和修改“职工持股会”章程，决定分配方案等。内部职工持股的资金来源主要有三个途径：职工出资认购、单位资产配股和劳动累积配股。院外筹股模式一般指政府拥有一部分股份，但在51%以下，院外股东占51%以上，医院成为一家股份制医院，并按照公司法进行管理。

1999年，吉林省柳河医院股份制改革采用的是院内筹股。2004年，江苏省盱眙县中医院采取院外筹股形式改革，合作方是江苏鹏胜集团，至2012年，该医院的股份中民营资本占70%，医院收入从改革初期的600万元上升至13000万元[1]。

2. 产权整体转让

目前，公立医疗机构产权整体转让模式的基本形式有拍卖和出售两种。产权整体转让是在无法对医院进行彻底改制的情况下，将医院整体转让给社会资本进行经营管理。其操作的基本方法为：将公立医疗机构的资产通过招标拍卖转让出售给经营者，经营者享有节余的经营收益并承担经营风险。公立医疗机构产权整体转让模式的根本目的在于吸纳私人投资，促使社会资金流入卫生部门，弥补政府投入的不足；同时通过对医疗卫生机构产权交易条

① 江卫平：《医院改制工作过程中应注意的相关问题》，《中国新技术新产品》，2012年第3期。

件的约束，运用市场交易手段突破传统行政管理的限制，重新选择医疗机构的经营管理者，促进专业管理人才走上管理岗位。改制后的医疗卫生机构通过解聘、辞聘和跨地区招聘等方式对人力资源进行优化组合，改变了传统医疗卫生机构的人力结构，有助于推动转制后的医疗机构开展新的运营。

浙江省金华市原第三医院通过产权整体转让改制为民营的广福医院，转让后的广福医院在经营管理、医疗服务、设备与技术等方面均迈上了新的台阶，成功地摆脱了原有的经营困境①。

二、中国医疗服务领域的 PPP 典型案例

我国医疗服务的主要生产者是公立医院，并且以政府创办为主。20 世纪 90 年代起，我国公立医院产权改革如火如荼地进行，一些公立医院改制的案例可以被认为是 PPP 的雏形，因为其具备了 PPP 的一些基本特征，如社会资本的参与、公立医院的资本运营管理、股份制改革等。其中，有不少地方的公立医院改革突破了原有制度的束缚，取得了较大的成绩。

（一）管办分开的催化剂：新乡华源特许经营案例

新乡市公立医院改革被称为“新乡模式”，得到了原国家卫生部的肯定。其中，新乡市中心医院通过近 10 年的改革取得了很大的成绩。这个模式的思路是“集团化管理为平台的管办分开”。这个模式的成功是 2004 年的新乡公立医院产权改革持续推进的结果，可以说产权改革成为了该模式成功的催化剂。新乡市位于河南省北部，2012 年总人口为 570 万人，其中市区人口 106 万人。2012 年地区生产总值达 1619 亿元，属于大城市。2005 年，河南省新乡市政府与中国华源集团下属的华源生命产业公司合作组建的华源中原医院管理有限公司成立。公司注册资金为 1.5 亿元，其中华源生命注入 1.05 亿元现金，占 70%，新乡市政府产权代表以 5 家医院 0.45 亿元净资产参股，占 30%。公司整体接受新乡市市属 5 家医院：市中心医院（三甲医院）、市第二医院、市第三医院、市妇幼保健院和市中医医院。协议期限 50 年②。

① 朱建生：《金华广福医院改制后的变化及其可持续发展的思考》，《中国医院》，2003 年第 10 期。

② 熊鹰、谢振斌、江山：《新乡市公立医院管办分开改革模式的实践与探索》，《中国医院管理》，2009 年第 3 期。

1. 新乡市政府推动改革的动机

新乡市政府引入社会资本参与公立医院改制的主要动机有：

（1）满足当地医疗服务需求。新乡市是河南工业重镇，是心脑血管疾病、呼吸疾病和肿瘤疾病高发地区。全市改革时有8家市属医院，新乡医学院的3家附属医院，多家职工医院、部队医院及县区医院。该地区医院虽多，但是医疗技术并不能完全满足当地的患者需求，由于交通便利，患者多到北京、上海等地治疗，加重了患者交通费用的负担，因此，政府希望尽快改善当地医疗技术来满足公众需求。

（2）弥补财政投入不足。据调查，2004年政府对改制的5家医院的财政投入约为215万元，对当地占30%市场份额的市中心医院只投入83万元，而最困难的新乡市第三医院，按1张床位100元补助计算，每年财政拨款仅为15万元[①]。可见，财政投入严重不足，医院发展受到了限制。

（3）通过企业经营，引进先进医疗技术，提高管理效率。据统计，改制前市中医医院、市妇幼保健院、市第三医院等医院处于连续亏损中，负债率达200%，市第二医院负债率超过100%，只有市中心医院略有结余。因此，政府计划在引入资金的同时，引进先进的医疗技术和管理经验，从而改善几家改革医院的现状[②]。

2. 华源参与公立医院改革的动机

中国华源集团原为国资委直接管辖的大型企业，主要业务集中在纺织、制药、药物流通等领域（2007年重组并入华润集团），华源拥有全资和控股子公司11个，同时还拥有华源股份、华源发展、华源制药、上海医药和双鹤药业等一批上市公司，是当时中国最大的医药企业集团和纺织企业集团。2003年，集团成立了控股子公司——中国华源生命产业有限公司，并提出了“建立大生命产业链”的发展理念。华源生命公司以“关注人类健康”和“关爱生命”为理念，以生物、医药、健康为发展领域，发展了医药制药、医疗流通和医疗器械等多板块的产业集团。作为进军医疗服务领域的尝试，2003年，华源集团提出要与新乡市效益最好的市中心医院合作，参与地方医疗卫生体制改革，其动机包括：①通过对医院的资源整合和管理来提高医

① 金虹：《“新乡—华源”牵手　五家医院捆绑改制》，《医院管理论坛》，2004年第8期。
② 熊鹰、谢振斌、江山：《新乡市公立医院管办分开改革模式的实践与探索》，《中国医院管理》，2009年第3期。

院运行效率，为医院改革探索经验；②希望通过自身的医药、器械产业和医院对接，完成产业链上的价值转移，形成产业协同效应，从而树立整个生命产业在行业竞争中的核心竞争力[①]。

3. 改革内容

2004年4月，项目公司成立，下辖5家新乡市公立医院，约1700张床位，职工约3000人，退休职工约600人。公司设股东大会，下设董事会和监事会。董事会设4个委员会：专家顾问委员会、提名薪酬委员会、审计委员会和投资决策委员会。公司管理由总经理负责，下设中会计师和副总经理。管理机构包括医政事务部、保障事务部、财政部、综合办公室、学科总监，负责管理5家医院以及各医院的各学科，集团还设有药品器械配送、洗涤、基建中心[②]。

（1）集团化管理和功能定位。

改革医院的功能定位和规划为：中心医院为集团核心，成为大综合、大专科，发挥其现有的肿瘤、心血管内科、神经内外科的专业优势。第二医院以骨伤科见长，走小综合、大专科之路；妇幼保健院将集团各医院的妇科集中，成为妇科中心；中医院保留中医特色，并成为集团康复中心；第三医院则成为社区服务医院。

内部功能定位：学科建设方面，集团制定了整合目标、学科总监管理制、科主任管理制、手术管理制、三级医师查房制和经济核算方案；财务方面，总会计师对公司负责，具体监督各医院财务收入与支出，实行收支两条线，通过财务预算实现，每月收入全上报，每年支出按预算，公司相当于第三方财务公司，收入与支出资金由医院各自保留；后勤方面，成立药械配送中心、基建维修中心、洗涤中心，统一服务5家医院。

5家医院采取集团化管理，全部医疗资源由华源统筹管理，落后的医院获得了华源的资金、中心医院的人才资源和设备等。例如，中医院原来是一家濒临倒闭的医院，资源整合使其获得了新生，在资源整合中，中心医院某主任调任中医院院长，同时，医院还获得了中心医院的X光机和救护车。过去每月亏损30万左右，到2004年8月，医院的收入已经达到约60万元，

① 杜乐勋等：《医院资本运营》，中国人民大学出版社2007年版。
② 金虹：《“新乡—华源”牵手　五家医院捆绑改制》，《医院管理论坛》2004年第8期。

同时在医疗资源整合之后成立了“中风康复医疗中心”[①]。

（2）管理机制。

绩效薪酬制度：管理层薪酬采用年薪制，年薪的30%每月发，70%在年底与绩效挂钩[②]。医院管理层的聘用由公司提名，与市委组织部门协商之后由董事会讨论通过后任命。医院中层全部由院长聘任，聘期一年，未被聘用人员不再享受原职务待遇，一般工作人员由各科主任、护士长经院长授权后聘任，其他科室效益工资奖金按既定的医技、门诊和药剂效益工资奖金计算公式考评后发放。同时，允许办理内退，2005年起内退人员岗位工资全额发放。

在管理方面，集团整合5家医院的各种资源，并引进“产品线”管理理念。“产品线”设立一个技术总监，负责协调与疾病有关的临床研究和技术支持，医疗教育工作，协调放化疗、肿瘤内外科的工作，以及负责产品线的收益和成本管理。在5家医院中，病人的术前准备、术后康复可以在康复中心进行，费用按照所住医院费用收费，一方面降低了成本、另一方面也缓解了中心医院的住院负担[③]。

在人事方面，改制后的医院从政府办医院转变为社会办医院，5家医院职工管理实行“老人老办法，新人新办法”。改制后进入医院的职工全部按照企业化管理。改制前在职职工保持事业单位职工身份3年不变，之后纳入社保管理体系，公司需要负担全部职工社会保险问题。此外，政府已预留2500万元资金解决后续的职工社保问题。

4. 改革评价

改革一年之后，新乡市5家公立医院的发展取得了一定的成绩，但是，2006年华源集团出现了管理问题，经过国务院国有资产管理委员会的调整，华润集团对华源集团进行了重组。新乡公立医院改革也因此受到了影响，2007年，华源集团退出新乡公立医院改革。华源退出以后，新乡市政府按照之前改革的成功经验，将“华源中原医院管理有限公司”更名为“新乡中原医院管理有限公司”，后又改为“新乡中原医院管理中心”，继续推行“管

① 陶倩：《新乡医改现在时》，《当代医学》2005年第10期。

② 张智慧：《新乡医改过程论》，《当代医学》2005年第12期。

③ 金虹：《“新乡—华源”牵手　五家医院捆绑改制》，《医院管理论坛》2004年第8期。

办分开”的医改模式[①]。从 PPP 的理论视角看新乡的公立医院改革，可以发现以下几个问题。

（1）政府没有完善的激励、协调和监管机制。政府在双方合作开始后没有形成一个完善的激励机制，如过渡时期的资金支持，政府对中心医院每年 83 万元的财政拨款在改制后取消了。在协调上，政府也没有发挥其应该发挥的作用。华源与新乡各公立医院之间的协调，依靠的是华源集团，而政府出现了职能缺位。部分合理的人事分配制度因医院员工反对而放弃。在监管方面，对医院的产权改革政府没有过多的制度约束，仅有的两个不变是“非营利性质、职工身份属于事业单位编制”，对于资金是否按期投入方面没有特别的合同约束。例如，中心医院新建的外科大楼投资资金来源于贷款，尽管是华源帮助融资并做了担保，但资金并非来自华源，一些大型设备的购买是以从华源“借钱”的形式获得的。

（2）产销一体值得深入研究。华源参与改革的动机主要是获得企业全方位的发展。华源拥有自己的制药企业、器械企业，一开始就想通过并购医院来实现自己产、供、销一体的经营理念。这个意图通过其后不断地试图参与并购医院也有所体现。这种做法在 PPP 模式中也存在，值得进一步深入研究。

（3）社会资本的专业技术不足。产权改革中医院的非临床支持服务由华源公司负责，但是华源公司并没有将这些业务承包给专业公司，导致运营成本过高。原医院的后勤人员过多，也是导致其成本高的原因之一。

5. 案例总结

由于沿用了华源产权改革的经验，新乡市政府继续将管理权下放至医院管理中心，2009 年，5 家医院完成资金投入近 3 亿元，建成 3.52 万平方米的中心医院外科大楼，新乡市其他几家医院完成了改造、装修各类房屋设施，购置各类基础性医疗设备。5 家医院净资产增加近 1 亿元，提高了 66%，资产负债率控制在 75%以内。同时，随着医疗设备的更新和添置，各医院的诊疗水平也得到了提升，以介入手术为例：2003 年，各类介入手术不足 200 台，且主要是在邀请外地专家的主导下开展的，到 2007 年，各医

① 熊鹰、谢振斌、江山：《新乡市公立医院管办分开改革模式的实践与探索》，《中国医院管理》，2009 年第 3 期。

 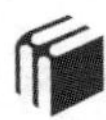

院自主开展的介入手术达到 1700 例[①]。

新乡华源的产权改革时间不长，但却为后续促进新乡实现“管办分开”的改革起到了关键的作用。首先，医院实现了从卫生行政部门中独立出来，从完成任务向绩效管理转化，实现了医院向企业化和法人化的发展。其次，集团化管理带来的资源整合使发展滞后的医院获得了新的发展，实现了共赢。最后，通过引入社会资本的管理经验实现了管理质量和效率的提升。因此，可以说产权改革成为了公立医院改革的催化剂。

（二）私有化带来的资源集聚效应：金华三院股份制改革案例

金华市位于浙江省中部，2012 年总人口 470 万人，其中市区 94 万人，2011 年全市实现生产总值 2447 亿元，属于中等城市[②]。2000 年，中国广厦集团整体受让、控股第三人民医院。中国广厦集团投资 2.8 亿元，拥有 72% 的股份，医院内部职工和外部自然人拥有股份占 4.2% 和 23.8%[③]。金华市第三人民医院也因此成为一家民营企业控股的股份制非营利性医院，该模式属于私有化模式。金华三院的改革是中国民营企业办医院的一个典型案例，经过十几年的发展，医院从 2000 年的 200 名职工，核定床位 200 张的专科医院发展为 2012 年的核定床位 600 张，职工 1055 人的三级乙等肿瘤专科医院。

1. 金华市政府推动改革的动机

金华市第三人民医院是一所结核病诊治专科医院，1985 年，原金华结核病防治院改名为金华市第三人民医院。1991 年发展为以防治结核病和肿瘤为主的综合性医院。1995 年，金华市全面实施卫生部《加强与促进结核病控制项目》的决议，将结核病归口到了防疫站管理之后，医院的门诊、住院人数急剧下降，医院开始出现持续的亏损，生存出现困难。改革前，医院总负债 1530 万元，净资产负债 38 万元，已成为政府的财政包袱[④]。政府希望通过整体出让，引入企业资金，盘活医院。金华市第三人民医院除了结核病防治外，还有肿瘤诊治和其他科室。1996 年，金华市卫生局在三院增挂了

---

① 熊鹰、谢振斌、江山：《新乡市公立医院管办分开改革模式的实践与探索》，《中国医院管理》2009 年第 3 期。

② 根据中国城市经济学会中小城市经济发展委员会《中国中小城市发展报告（2010）绿皮书》划分标准划分。

③ 朱建生：《金华广福医院改制后的变化及其可持续发展的思考》，《中国医院》2003 年第 10 期。

④ 杜乐勋等：《医院资本运营》，中国人民大学出版社 2007 年版。

“金华市肿瘤医院”的院牌。为了让这个医院获得发展，政府决定将医院整体出让给企业，经过考察和权衡，最终选择了浙江广厦集团。

2. 广厦参与公立医院改革的动机

浙江广厦集团是一个民营企业，当时的主要业务是水利、煤电、房地产等业务。2012 年，广厦控股集团已经是中国民营企业 500 强的第 11 位，中国企业 500 强的第 152 位，主要经营范围包括建筑、房地产、能源、金融、制造、教育、医疗等领域。采访资料显示，集团董事局主席楼忠福认为，积极投资、捐助社会公益事业，不仅是拓宽企业发展领域的需要，也是企业应承担的一份社会责任。同时，参与公立医院改制一定要在国家政策法规范围内进行，绝不能存有私心，急功近利[①]。可见，广厦集团参与公立医院改革的定位主要是承担社会责任。

3. 改革内容

改制的第一步是产权明晰，即由广厦集团一次性买断第三人民医院；第二步是组建新医院，将医院改制成为自负盈亏的非营利性民营医院。医院由广厦建设集团有限责任公司、职工持股会、自然人三方共同出资组建，总股本 3000 万元。原三院在职职工全部由新医院接收，在总资产中计提职工保障金 586 万元，离退休人员全部剥离，从总净资产中提取 248 万元，由社保部门托管。

（1）法人治理。改制后，医院由股东会、董事会、监事会和以院长为核心的高级执行人员组成的经营班子构成医院法人治理结构，形成了新型的医院领导体制[②]。医院管理制度为董事会领导下的院长分工负责制。法人治理结构是现代医院制度中最重要的组织架构，它是在产权明晰的基础上建立的，其核心内容是机构的所有权、决策权、经营权、监督权的分割与制衡。

（2）行业监管。广福医院虽然成为了民营医院，但它有一个重要的特色是服从行业管理原则，服从属地管理原则，其业务主管为金华市卫生局。

（3）资金投入。医院出让的目的是获得资金，在改制中，广厦集团承诺在三年内向医院投资 1 亿元，5 年内完成投资 2 亿元。资金首先用来还债，支付土地未付款 239 万元，承担 530 万元的债务。其次是计提各种保障金 796 万元。之后，广厦集团投资 2.8 亿元，建设总建筑面积为 5.4 万平方米

① 杜乐勋等：《医院资本运营》，中国人民大学出版社 2007 年版。

② 朱建生：《金华广福医院改制后的变化及其可持续发展的思考》，《中国医院》2003 年第 10 期。

的医院建筑，包括门诊行政楼、住院楼、放疗楼、手术楼和生活服务与动力中心等，并购置大中型设备，如美国产直线加速器、日本产数字血管减影机、美国产螺旋 CT、美国产诺力刀等 26 台（件）①。

（4）管理机制。医院采取了企业化管理，实行绩效薪酬制度，如全员聘任、合同制和技术职称评聘分离制、业绩考核末位淘汰制等。薪酬制度包括基本工资、绩效工资、贡献奖三部分。医院业务发展所需的高级技术人员，实行"一人一策"办法。后勤服务人员逐步实行市场化运作，与市场接轨。

4. 改革评价

私有化在本案例中取得了成效，主要在于社会资本源源不断地注入，使一个高负债运营的公立医院获得了发展，这是市场化改革的资源集聚效应发挥的作用。社会资本对医院的投资，一方面，减轻了政府的财政负担；另一方面，通过偿还债务、建设楼宇、购置设备、吸引人才使医院发展壮大，取得了改革的成功。

（1）社会资本投资的定位明确。广福医院定位为非营利性医院，包括股东在内不能够分红，即便医院盈利，也只能是用于医院的正常运转和可持续发展，盈利的利润只能用于卫生事业。广厦集团对该公立医院的投资主要是承担社会责任，同时扩大经营业务的种类和范围。由于定位准确，广福医院获得了更自由的发展空间。

（2）政府行业监管发挥作用。广福医院尽管属于广厦集团，但其业务方面还是由金华卫生局负责管理。这个做法相当于政府在监管医院的临床服务，特别是在价格监管中发挥作用。广福医院投资巨大，在运转后的 3 年，其收入与投资相比还是负数。尽管如此，其医疗服务的价格却低于公立医院，这一点与一般民营医院不同。医院在降低费用的同时却提升了服务质量，如提供五星级酒店式的阳光病房和个性化服务。提供低价和优质服务的同时并没有降低医疗服务质量，严格接受了卫生行政部门的监管，使该医院获得了市场。

5. 案例总结

私有化在我国公立医院改革中并不少见，但鲜有成功的案例，其最主要

---

① 朱建生：《金华广福医院改制后的变化及其可持续发展的思考》，《中国医院》2003 年第 10 期。

的原因还是政府“甩包袱”的主导思想导致公立医院的“一卖了之”。反观本案例，医院在私有化的同时，医院并没有完全脱离政府，在出让过程中，合同要求的社会资本的注资完全实现，同时在医疗服务供给上获得了政府的支持和严格的监管，体现了监管的重要性。

（三）区域内完全私有化出现新问题：宿迁公立医院改革案例

宿迁公立医院改革从2000年起，采取了私有化的改革模式，截至2003年底，全市124个乡镇卫生院和县级以上10个二级医院以公开拍卖为主要形式的产权制度改革全部完成，当地公立医院全部变为“民投、民有、民办、民营”[①]。宿迁公立医院改革在全国范围内是一个独特的案例，争议很大。2006年，以李玲为代表的北京大学中国经济研究中心医疗卫生改革课题组和以清华大学公共管理学院博士后魏凤春为代表的两个课题组对宿迁进行了调查，并各自对宿迁的公立医院改革做出了判断。李玲认为，宿迁医改没有解决“看病贵”的问题[②]。魏凤春则认为：宿迁的改革是一种积极的尝试，它对经济欠发达地区医疗卫生体制改革具有明确的借鉴意义[③]。宿迁市将辖区内的公立医院转变为民营医院，其主要做法属于医疗服务市场化改革，医疗资源配置完全由市场进行调节，是一次大胆的尝试。

1. 宿迁市政府推动改革的动机

（1）财政无力负担医疗服务投入。宿迁地处苏北，经济比较落后，财政收入少，医疗事业的发展面临极大的困难。2000年，全市124个乡镇卫生院总资产17058万元，负债总额为8316万元，资产负债率为48.8%，部分乡镇卫生院资不抵债，床位利用率约20%。“九五”期间，宿迁市预算内卫生经费拨款1.57亿元，仅能解决部分人头经费支出，不能满足医疗卫生事业发展的需要[④]。

（2）发挥市场配置资源的作用，增加医疗服务供给。当地政府卫生部门负责人认为：针对医疗资源短缺问题，政府能解决最好，如果解决不了，则对来自社会资本的助力也绝不拒绝。在政府加大投入的同时，也要打开

---

①④ 国家科技部软科学项目《国有医院产权制度改革研究》课题组：《中国医院产权制度改革操作技巧》，中国协和医科大学出版社2004年版。

② 北京大学中国经济研究中心医疗卫生改革课题组：《宿迁医改没有解决“看病贵”问题》，《中国医药导报》2006年第22期。

③ 魏凤春：《宿迁市医疗卫生体制改革考察报告》，转引自臧星辰：《医疗改革市场化中的政府职责——以宿迁市医改为例》，《重庆科技学院学报》（社会科学版），2012年第1期。

投资大门，欢迎民间资本进入医疗领域，扩大总量，培育更多的优质医疗资源[①]。

2. 改革内容

宿迁的公立医院改革采取了股份制改造、公开拍卖和协议转让等多种方式，对市、县、乡三级医疗机构实施以产权制度为核心的改革措施，把具有竞争性的医疗事业单位改造成市场竞争主体。截至 2003 年，全市乡镇卫生院和 10 个医院完成了改制任务[②]。

（1）政府由“办医院”向“管医院”转变。宿迁市公立医院进行了产权制度改革，形成了合伙制、混合所有制、股份制、独资等办医主体。虽然有个别医院和外部公立医院联合（如鼓楼医院集团宿迁市人民医院），或者有个别外部公立医院在宿迁建分院（如上海东方医院宿迁分院），但总体上，目前宿迁地区各个层次的医疗服务机构都已经由民间资本购买或经营，宿迁市政府已经完全从办医格局中退出[③]。

（2）市场竞争增加医疗服务资源。宿迁采取了一系列政策鼓励社会资本进入医疗服务领域，医院数量和医疗卫生总资产迅速扩张。2000~2010 年，全市医疗卫生资产从 4.95 亿元增加到 41.86 亿元，是改革前的 8.4 倍。人均卫生资产达到了 766 元，全市卫计人员总数达 13929 人，千人拥有卫生技术人员 2.55 人，医疗机构床位 12283 张，千人拥有床位 2.25 张，有 121 个乡镇卫生院和 848 个村卫生室达到了省定建设标准[④]。

（3）医院医务人员积极性提高、服务质量提高、效率提高。改制后的医院完全自负盈亏。在竞争的压力下，医院的所有者引入了企业经营机制，切实加强了对医院的管理，改善了医疗人员的服务态度，大力宣传医院的专家和先进设备，减免挂号费，降低单项医疗检查收费，降低药品单价，提供免费接送病人的流动巴士等附加服务。很多措施确实给老百姓带来了实惠，得到了老百姓的认可，老百姓对医院服务态度的满意程度明显提高[⑤]。

① 唐涛：《改革不问出处　宿迁医改的理论脉络》，《中国卫生产业》2006 年第 9 期。

② 国家科技部软科学项目《国有医院产权制度改革研究》课题组：《中国医院产权制度改革操作技巧》，中国协和医科大学出版社 2004 年版。

③⑤ 北京大学中国经济研究中心医疗卫生改革课题组：《宿迁医改没有解决“看病贵”问题》，《中国医药导报》2006 年第 22 期。

④《宿迁市 2010 年国民经济和社会发展统计公报》，江苏省宿迁市统计局，http：//tjj.suqian.gov.cn/tjjbj/index.htm。

3. 改革评价

在本案例中，私有化带来的资金效应减轻了政府财政负担，提高了管理效率，在宿迁的公立医院改革中发挥了作用，但整个辖区内没有一个公立医院的现实，导致了一些新问题的出现，其中有不少的经验和教训值得总结。

（1）财政投入向公共卫生倾斜。由于政府不再“办医院”，过去一直挤占公共卫生投入的一部分财政资金投向了公共卫生。1999 年，宿迁财政对卫生的投入是 0.32 亿元，2010 年是 3.16 亿元，增长了 8 倍，而江苏全省财政对卫生的投入增幅是 2.4 倍①。

（2）政府激励机制比较完善。地方政府制定了相关的激励制度鼓励民营医院发展：一是将民营医院发展纳入区域卫生发展规划，同等条件下优先考虑、优先审批发展民营医院。二是准入门槛较低，允许企事业、社会团体、公民个人依法申办民营医院。三是财政激励机制支持民营医院发展。市财政安排激励专项经费，对市区固定资产投资 3000 万元以上，县级城市 1000 万元以上，乡镇 300 万元以上的民营医院，各级政府依据自己财力按医院投资额的 1%~5%进行奖励。奖励经费用于设施、设备建设。四是鼓励金融机构贷款支持。五是土地支持，非营利性民营医院可申请土地划拨，与公立医院同样减免有关建设规费（免受地方性收费市以下留用部分，在服务性收费方面按最低收费标准减半收取）。六是税收优惠，如非营利性民营医院免征各项税收。

（3）政府监管机制有待加强。李玲提出了许多宿迁公立医院改革存在的问题，包括医疗设备盲目向高端发展；医生诱导病人多做检查和手术；三级医疗服务网络被打破导致过度供给和诱导消费，增加了民众医疗负担；基层医疗队伍向上流动，削弱了基层医疗服务质量；缺乏准入监管；质量和财务监管不足等②。这些问题都体现出政府监管机制有待加强。

4. 案例总结

宿迁公立医院改革被民众理解为“卖光式”改革，被政府解释为通过资产置换，进行医疗领域的结构调整。从 PPP 的研究视角出发，其改革属于私

---

① 臧星辰：《医疗改革市场化中的政府职责——以宿迁市医改为例》，《重庆科技学院学报》（社会科学版）2012 年第 1 期。

② 北京大学中国经济研究中心医疗卫生改革课题组：《宿迁医改没有解决“看病贵”问题》，《中国医药导报》2006 年第 22 期。

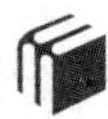

有化模式，是地方政府将区域内的医疗服务完全私有化。

笔者认为：一个地方性的改革不管怎么改，首先要考虑整个国家医药卫生体制依赖的政治、经济、社会和技术环境。引入社会资本办医的目的是打破公立医院垄断的局面，让民营医院与公立医院竞争，医改的意图绝对不是不要公立医院，让政府从“办医院”中退出。不管是私有化还是PPP，都不是“万能的钥匙”，全部公立医院都私有化，必然会造成地方政府在医疗服务领域的职能部分缺失。2011年起，宿迁市投资16.2亿元兴建宿迁市人民医院证明了在现行医药卫生体制下，公立医院必不可少。

（四）北京市门头沟区医院案例[①]

北京市门头沟区医院1951年建院，承担着门头沟区近30万人口的基本医疗服务。2010年8月，门头沟区医院作为公立医院改革试点单位，引进凤凰医疗集团进行公立医院改革。改革采取PPP模式中的“改建—运营—移交”（ROT）模式，凤凰医疗集团投入资金7500万元对医院进行升级改造，获得20年的经营管理权，通过管理费和向医院供应药品、医疗设备等收回投资回报。

门头沟区医院改革的基本政策是“五变八不变”。“八不变”是指医院公益性不变，非营利性不变，国有性质不变，国有资产所有权不变，政府监管不变，职工身份不变，党、团、工会、妇联等组织体现不变，医院名称不变。“五变”则是指投入机制、决策机制、运行机制、管理价值和监管机制的改变。

凤凰医疗集团是国内最大的股份制医疗集团之一，集团法人实体是北京凤凰联合医院管理股份有限公司。凤凰医疗集团管理医院的模式主要有两类：一是营利性医疗机构的股权投资，即公立医院改制并购，如北京建工医院。二是非营利性医疗机构的经营权投资，PPP模式，如门头沟区医院[②]。2016年4月，据大公网资讯报道：“凤凰医疗公布将以37.22亿元向华润医疗收购Ample Mighty Limited全部股权，完成交易后，华润医疗变身成为凤凰医疗控股股东。[③]”

① 案例整理参考李军考斯：《第三路径：见证门头沟区医院改革》，中央广播电视大学出版社2012年版。

② 吴茜：《公立医院PPP模式应用：两个案例对比》，《地方财政研究》2015年第8期。

③ 据媒体报道：2016年9月，凤凰医疗集团已经更名为华润凤凰医疗控股有限公司。

1. 北京市门头沟区政府推动改革的动机

门头沟区医院是北京市门头沟区两家较大的综合性医院之一，1996年获得二级甲等医院，被定位为区域的医疗中心，但实际医疗服务水平较低。为了提高医院的诊疗水平并促进其发展，门头沟区政府决定对医院进行改革，设想通过引入大型医疗集团对医院进行升级改造。其改革的主要动机为：

（1）发展区域医疗健康事业。门头沟区位于北京西郊，其“十二五”发展规划定位为“首都西部综合服务区”，重点发展依托首都、面向世界、服务市民的旅游文化休闲产业。无论是发展旅游文化产业，还是打造综合服务区，发展区域的医疗健康事业是门头沟区一个重要的基础事业建设。引入社会资本资金对医院进行升级改造可以提升医院竞争力，促进医疗事业发展。

（2）提高区域诊疗水平。门头沟区医院承担着整个区的基本医疗卫生服务的职责，虽然可以基本维持经营，但已经不能应对市场激烈竞争带来的挑战，人才流失严重，并直接影响了医院的服务水平和学科建设，影响了当地患者对医院的信任。

（3）实现管办分开、政事分开，提高医院运行效率。通过引入大型医疗集团的管理经验参与公立医院改革，完善医院运营模式和管理模式，从而提高医院管理效率。

凤凰医疗集团参与医院建设和运营的动机主要有三个：

（1）对业务发展具有战略意义。直接与政府合作，对集团进一步参与北京市乃至全国其他地区的公立医院改革，进一步扩大业务发展空间和市场影响力具有战略意义。

（2）巩固集团发展。只有规模化发展才可能建立起医疗服务社会价值和商业价值共赢的机制。

（3）扩大其社会影响力。通过对医院的投资和管理，不但能获得稳定的投资回报，还扩大了企业的社会影响力。

2. 改革内容

（1）医院升级改造。医院升级改造包括门诊楼外立面装修，1.6万平方米新综合楼建设和医院整体环境工程建设，包括院前广场、景观、道路、绿化等。通过大量的装修改造，医院实现了现代化转型，建筑面积达4.2万平方米，开放床位502张，拥有职工800余人，其中具备高级技术职称的职工有50余名，拥有博士和硕士共78名。医院设置了内科、外科、妇科、儿

科、眼科、耳科、鼻科、喉科、中医科、皮肤性病科等临床科室。重点建设了心血管中心、口腔中心、血透中心、北京急救中心门头沟分中心、健康管理中心等特色科室。

（2）合作阶段规划。合作协议中对 20 年期限进行了阶段规划，第一阶段 5 年，重点以区医院为合作平台开展合作；第二阶段 5 年，根据第一阶段合作成效逐步将合作领域和目标平台推广至其他区属公立医院机构、基层社区医疗卫生服务中心，并探索股份制合作新模式；第三阶段 10 年，根据前两阶段的合作成效将合作向区域健康产业化方向扩展，全面实现区域卫生、医疗和健康管理的规模化和产业化。在北京凤凰联合医院管理股份有限公司对门头沟区医院进行全面管理的同时，建立门头沟区医院和社区卫生服务中心城乡联动一体化管理机制。

（3）五变八不变。针对未来改革可能会产生的问题，门头沟区政府和凤凰医疗集团的合作协议及配套文件中详细规定了“五变八不变”。“不变”是“变”的前提。为了防止“国有资产流失”，所有权不发生变化，凤凰投入的 7500 万元也属于国家所有。为了保证公立医院的公益性和非营利性不变，政府为医院制定了更为严格的绩效评估体系。在公益职能未完成的情况下，管理费就不会拨付。为了保护职工的利益，原职工身份不变，合同职工享受同工同酬。党、团、工会、妇联等组织体系不变，医院名称不变。

“五变”的目的是要打破原有的体制机制束缚从而对医院进行改革。在投入机制上，在科学界定所有者与管理者权责基础上建立起多元投入机制。在决策机制上，组建医院理事会负责医院经营管理决策和重大事项审批。在运行机制上，由事业单位运行机制向现代医院管理制度转变，主要包括人事管理和薪酬管理。在管理机制上，建立理事会领导下的院长负责制，取消院长行政级别。在监督机制上，由主管部门自我监管向政府、监事会、第三方多元监管转变。

3. 改革评价

2009 年 12 月，北京市卫生局公布了对北京市远郊区县医院服务能力评价的评估结果，门头沟医院在 11 个区域医疗中心的综合排名为倒数第一。2008 年门头沟区医院门诊量达到 221457 次，病床使用率 67.26%，病床周转次数 16.57 人次/年，全年出院人数 4971 人次，占全区总门诊量的比重仅为

22.3%，到2010年则下降到20.5%[①]。这一系列指标都说明了该医院的经营和发展面临困境。社会资本的投资让医院的面貌焕然一新，基础设施得到提升，既吸引了顾客，也吸引了医疗人才，加上专业医疗集团的专业技术和管理经验，给医院带来了新的发展机遇。

（1）翻新、升级基础设施带来形象提升。凤凰医疗集团投入的7500万元全部用于医院基础设施建设。医院全部翻新升级，病房全部设置独立卫生间，更换病床、家具和相应的人性化设备、设施。医院急救中心、影像中心、口腔中心、血透中心等新建工程全部完工，床位从252张增加到502张。由于形象提升，吸引并留住了社区居民，为医院发展打下坚实的硬件设施基础。

（2）诊疗人次增加、医疗质量和效率提升、费用降低。2013年医院门急诊人次达到55.20万人次，比2009年增长了92.54%；出院人次达到9914人次，比2009年增长了72.97%；转院率下降了54.01%；有82.4%的医保人员选择在区内医院就诊，较2009年上升32.6%，二次均住院费用低于同级同类医院平均水平[②]。

（3）人才引进、医疗技术水平得到提升。医院改革吸引了大量的人才，高级职称员工增至61人，硕士从30名增加到72名，博士人数从没有增加到10名，其中有2名为博士后。2012年，住院手术例数同比增长44.93%[③]，已开展包括关节置换、无痛胃镜、急诊PCI（冠心病介入治疗）手术以及显微神经外科手术在内的多项技术[④]。

4. 案例总结

从2010年改革至今，整个门头沟的医疗事业发展发生了巨大的改变，凤凰医疗集团基本实现了对门头沟医疗事业的托管。截至2016年4月，凤凰医疗集团旗下的门头沟区医疗机构包括北京京煤集团总医院、北京市门头沟区医院、北京市门头沟区中医医院和北京市门头沟区妇幼保健院。

2016年3月，《北京市城市公立医院综合改革实施方案》（京政发〔2016〕10号）公布实施，政策的“推进社会力量参与公立医院改革试点”部分提

---

① 邓勇、袁学亮：《公立医院改革的“ROT”模式解读及其适用探析》，《中国医院》2016年第5期。

② 赵莹莹：《转院率降了门诊量增了》，《北京晚报》2014年1月18日。

③ 韩琮林：《门头沟医改启示录》，《北京商报》2013年3月11日。

④ 贾文清、张威：《公立医院试行IOT模式的实践》，《医院院长论坛》2013年第2期。

出了“鼓励企业、慈善机构、基金会、商业保险机构等社会力量办医，优先支持举办非营利性医疗机构，推进医疗领域政府与社会资本合作（PPP）。推进公立医院产权制度改革”。这一提法是目前国内地方政府医改政策中首次提出推进 PPP 参与公立医院改革的正式说法。中央医改政策中尚没有直接提出以 PPP 模式引导社会资本办医。北京的地方政策之所以能有此突破，是因为 PPP 在北京已经有了不少实践，地方政府已经积累了一定的经验。同时，北京市医疗资源非常丰富，使用 PPP 办医对整个医疗资源规划能起到有益补充。

门头沟区医院与凤凰医疗的 ROT 模式使医院得到了发展。然而，近期凤凰集团的经营发生了一些变化。2015 年，其与安监总局、中信信托合作拟对煤炭总医院进行的改革还没有结果。2016 年，凤凰集团又被华润医疗控股，这一系列的变化给门头沟区医院改革带来了许多不确定性。

第二节　昆明市公立医院改革案例分析

2010 年，卫生部等五部委联合发布《关于公立医院改革试点的指导意见》，昆明市被选为首批试点改革城市。在新医改之前，2008 年，昆明市将市内的优质医疗资源进行整合，吸引社会资本的进入，在多元化办医和满足公众多层次的医疗需求上突破了一些制度的“瓶颈”，取得了一定的成效。例如，公立医院改革在实现了“政事分开，管办分开”的同时，建立起一个完整的法人治理机构。昆明市公立医院的改革模式按照新医改的政策视角看属于引入社会资本参与公立医院改制。从 PPP 的视角看，昆明市第一人民医院星耀医院属于 PPP 特许经营中的 BOOT 模式，昆明市第一人民医院和市儿童医院则类似特许经营中的 DBFO 和私有化的 BOO，但昆明市公立医院改革还是与 PPP 有所不同。笔者认为，昆明市公立医院改革案例仍主要定位为混合所有制的产权改革，与现阶段政府推动的 PPP 模式有一定差距，但可以作为地方政府 PPP 项目的经验积累。

一、昆明市公立医院改革的概况

（一）基本情况

昆明市是云南省的省会城市，地处中国西南，全市国土面积 21011 平方公里，辖 5 区 1 市 8 县。2010 年常住人口为 636 万人，属于大城市。2010 年底，居民平均预期寿命 76.57 岁，人群总死亡率 6.12‰，婴儿死亡率 8.05‰，孕产妇死亡率 38.94/10 万，高于全国平均水平。2010 年末，昆明市共有各级各类医疗卫生机构 3004 个，总床位 38056 张，平均每千人拥有床位数 5.7 张。共有医院 218 个，按医院类别划分，有综合医院 133 个、中医医院 12 个、中西医结合医院 4 个、专科医院 69 个；按医院床位规模分，800 张以上床位的医院 8 个、500~799 张床位的医院 4 个、100~499 张床位的医院 73 个、99 张床位以下的医院 133 个。2010 年，昆明地区各级各类医疗机构总诊疗人次为 3589.30 万人次，其中 218 个医院共诊疗 1868.44 万人次，出院人数 101.09 万人次，每百门、急诊入院人数为 4.7。病床使用率为 85.78%，平均住院天数 10.3 天[①]。

（二）改革的主要内容

2008 年 2 月，昆明市委、市政府出台《关于加快推进医疗卫生事业改革与发展的意见》和《关于进一步加快民营医院发展的实施意见》，主要改革原则是实行“管办分开”，社会办医院，政府管医院；鼓励社会投资，引入竞争机制；完善医疗机构法人治理结构，实行自主经营；政府投资向需方倾斜。该政策中强调“鼓励社会力量举办民营医院”，其中明确提出了改革目标，即到 2012 年，民营医疗机构资产占全市医疗卫生总资产的比例达到 70%以上，同时出台了相关财政税收激励政策和补偿政策。另外，对于公立医院改革，提出要落实公立医院改革措施，采取鼓励和激励政策，吸引各类社会资本，以多种方式参与公立医院改制重组，使其成为独资、股份制或混合所有制，具有独立法人地位的经营主体[②]。

2010 年 5 月，作为 16 个国家公立医院改革试点联系城市，昆明市在国

① 参见《昆明市 2011~2015 年医疗机构设置规划》，昆明市卫生局，http：//www.kmws.gov.cn/。

② 参见 《中共昆明市委、昆明市人民政府关于加快推进医疗卫生事业改革与发展的意见》（2008 年 2 月 24 日），http：//kmds.km.gov.cn/。

家新医改政策指导下先后出台了3个重要的地方政策《昆明市人民政府关于印发昆明市深化医药卫生体制改革总体方案的通知》（昆政发〔2010〕43号）、《昆明市人民政府关于印发昆明市公立医院改革实施的通知》（昆政发〔2010〕46号）和《昆明市公立医院改制工作的实施意见》（昆政发〔2010〕44号）。其中，《昆明市公立医院改制工作的实施意见》是昆明市公立医院改革具体实施的指导政策。该指导政策明确了昆明市公立医院改革采用的形式是“按照保留存量、引进增量、增资扩股的模式改制公立医院，保留原医院名称。吸引各类社会资本参与，实行股份制办院，双方共同注册成立股份制医院，充分调动经验者和广大医务工作者的积极性，建立医院法人治理结构”，并且在五年的规划中明确提出“原则上政府不再新办常规医疗服务机构”[①]，与中央提出的“调整和新增医疗卫生资源优先考虑社会资本”的政策一致。由此，昆明市公立医院改革有了一个突出的亮点，就是在鼓励社会资本办医上走出了一条政府与企业合作的新路径。昆明市公立医院改制工作的实施意见出台后为前期出现的一些问题做了解答。例如，在股权设置上政府股权原则上不低于34%。另外，还明确了资产处置、人员安置、成本测算等问题，为公立医院采取改制提供了政策基础。

在昆明市公立医院改革规划中，第一批改革的医院是昆明市第一人民医院、市儿童医院和市口腔医院。目标是在2010年，三家医院基本完成改制，并总结经验，逐步推广。2009年5月，昆明市第一人民医院和云南省城市建设投资有限公司签订了出资人协议。2009年6月，双方共同成立的甘美医疗投资管理有限公司正式挂牌，甘美公司注册资本金7.5亿元，其中城投公司现金出资4.5亿元，医院以实物资产作价3亿元入股，双方股权比例为城投公司占60%，市第一人民医院占40%。2012年4月，昆明市卫生局和华润医疗集团签订了昆明市儿童医院股份制合作协议。根据协议，双方将注册成立华润昆明儿童医院有限公司，合资经营华润昆明儿童医院。医院性质初期为非营利性质，市儿童医院资产经评估确认为4.2亿元，包括1.2亿元无形资产，持股34%，华润集团投资7.6亿元，持股66%。2010年11月，昆明市口腔医院实施股份制改革。医院和浙江通策医疗集团签订合作协议，由通策医疗集团出资2600万元，占股51%，医院资产评估价2439万元，占

① 参见《昆明市人民政府关于印发昆明市公立医院改革实施方案的通知》（昆政发〔2010〕46号）。

股49%，双方共同建设昆明市口腔专科医院。

二、昆明市引入社会资本参与公立医院改革的基本过程

（一）改革的动机

2011年，国务院下发《关于支持云南省加快建设面向西南开放重要桥头堡的意见》（国发〔2011〕11号），正式将云南省对外开放上升到了国家战略层面，西部大开发和桥头堡建设战略的实施，使得云南省迎来了快速发展的良好机遇。昆明市作为云南省的省会城市，20世纪90年代以来，迎来了城镇化、工业化建设的高峰期，城市规模不断扩大。在昆明市城市规划中，昆明被定为中国面向东南亚、南亚开放的门户枢纽，由昆明主城、呈贡新区和空港经济区组成中心城区，总面积为1722平方公里（含滇池草海水域10.7平方公里）。与城市发展规划相比，昆明市卫生资源分布的情况却远远滞后，昆明市主城区面积最早只有50多平方公里，现在扩大到200多平方公里，但医院布局却没有变化，大型综合医院集中于城市一环以内。此外，2008年底，昆明市60岁以上户籍老年人口达到76万人，占总人口的14.45%，且每年增长速度为3.5%。随着城市老龄化、高龄化趋势的加快，老年医疗、保健、护理等医疗服务需求将大幅增加。因此，昆明市制定的卫生事业“十二五”规划中提出要优化调整区域医学中心布局，增加城乡优质医疗资源比重。积极配合现代新昆明建设，不断向昆明城市新区进行扩展，增加省市级优质医疗资源的总量，突出各医院的专科特长建设，努力改善专科医院短缺的状况。在增加医疗服务供给的同时，昆明市公共资金面临巨大的压力，为此，鼓励社会资本参与医疗服务供给的思路逐渐形成。

（二）改革的思路

1. 政府主导

昆明市政府对医疗服务供给采取政府主导的基本原则主要体现在三个方面：

一是政府通过制定政策主导医疗服务的供给。新医改实施以来，昆明市政府和卫生行政主管部门出台了一系列改革的指导政策。除了《改革总体方案》和《公立医院改革实施方案》外，还出台了《公立医院改制工作实施意见》，指导公立医院改革有序进行。

二是政府成立专门的管理机构管理全行业医疗服务机构。为了强化对医

院的管理，昆明成立了医院管理局。医院管理局受市卫生局委托，在委托权限范围内，统一规划、设置昆明地区各级各类医院，对昆明区域内的公立医院、民营医院实施全行业属地化管理，确定公立医院规划和发展方向，保证社会公益性目标的实现。

三是政府通过管理医生来实现主导。昆明市医改政策之一《昆明市医师多点执业管理实施办法（试行）》鼓励优秀的医生多点执业。政府正在探索“政府养医生、社会资本建医院的办医模式”[1]。

2. 社会参与

昆明市鼓励社会资本参与到医疗服务供给中，主要体现在两个方面。

一是鼓励社会资本参与公立医院产权多元化改造、重组。政府吸引各类社会资本参与，实行股份制办院，建立医院法人治理结构，并可自行选择营利性或非营利性经营性质。政府吸引社会资本办医的主要目的之一是弥补财政投入的不足。为了完成昆明市新城区的医疗机构设置，政府除了拿出土地外，已经不可能再做更多的投入，于是利用来自社会的资金来升级、翻新和新建公立医院就成为了一个理想选择。

二是鼓励社会资本办民营医院。在《关于进一步加快民营医院发展的实施意见》的政策中给予了民营医院最大的发展支持，包括享受税费、土地、许可准入和人员待遇平等、投资奖励和补偿制度倾斜等 9 个方面的优惠政策。此外，在改革方案中还提出了到 2012 年民营医疗机构资产占全市医疗总资产的比例达到 70%以上，民营医疗机构床位占到全市总床位的 50%以上的发展目标[2]。

3. 引入市场竞争机制

引入市场竞争机制的思路主要体现为：

一是引入企业管理经验，提高医疗服务质量和社会满意度。公立医院改革的目标之一是降低医疗服务成本和医药费用，切实缓解群众“看病贵、看病难”的问题。新医改取消了药品加成，导致医院收入降低，政府为保证医务人员的积极性不降低而采用的基本方法是增加财政投入，完善补偿机制，降低运营成本。其中，降低运营成本的主要方法就是让公立医院实施现代化

---

① 参见《昆明市人民政府关于印发昆明市深化医药卫生体制改革总体方案的通知》（昆政发〔2010〕43 号）。

② 参见《昆明市人民政府关于印发昆明市公立医院改革实施方案的通知》（昆政发〔2010〕46 号）。

的企业管理制度，引入绩效考核，实施奖惩制度。昆明市将三个公立医院作为试点，采取企业化管理的方式，就是要充分地利用企业的现代化管理方式来经营医院，降低医院运营成本，提高医疗服务质量。

二是通过改革提升医院实力，对其他区域内公立医院形成竞争压力。昆明市集中了云南省最优质的医疗资源，然而，由于公立医院的垄断性，昆明市医疗服务市场并没有形成应有的竞争机制，各大医院呈现出管理效率低下，医生护士服务态度差，诊疗等候时间过长的情况。因此，通过改革让公立医院提升实力，允许开设部分特需服务，满足多层次、多样化的医疗服务需求，从而对其他公立医院产生竞争压力，改善整个行业的服务质量。

（三）改革的模式

1. 改制重组模式

该模式按照保留存量、引进增量、增资扩股的模式，实行股份制办院，建立自主经营、自主管理、自我发展、自负盈亏的独立法人。该模式的特点是公立医院产权发生变化，同时建立起独立的法人治理机构，实现管办分开。以目前昆明市改制的医院产权变化看，政府所占比例在 49%以下，投资方占 51%以上。在 PPP 的几种模式中，产权发生变化的比较多，如特许经营和私有化，但是特许经营有一定的年限，在合作年限到期后资产所有权往往要移交给政府。从昆明市的改革看，合作合同并没有设置期限。此外，3 个改革的公立医院中，昆明市第一人民医院和儿童医院的合作方都是国有企业，医院采取股份制改革后，产权性质仍属于国有，这就不存在“移交”这一概念，也不存在“私有化”这一概念，这是与 PPP 的区别之处。

2. 品牌技术输出模式

公立医院利用现有的技术和品牌与社会资本合作新办医院，输出先进的技术、专业团队和管理模式，放大品牌技术效应，提高全社会综合医疗服务能力。这一模式的典型案例是昆明市第一人民医院与星耀集团合作开办的星耀医院。星耀集团提供土地和房屋，市一医院提供人员、技术和设备。所有资产的所有权都保持不变，医院前 10 年占股 49%，后 10 年占股 51%。PPP 中特许经营的 BOOT（建设—拥有—经营—移交）就是这种典型模式。

3. 医院间资源整合共享模式

该模式鼓励各级各类医院探索以资本、技术、管理为纽带，通过合作、托管、重组等方式建立松散型或紧密型的医疗集团，促进医疗资源合理配置。并且在经卫生行政部门批准后，公立医院的医学影像、检验、病理等医

技辅助科室在经过标准化建设和行业评估之后可面向社会其他医疗机构开放，从而降低社会成本，提高医疗资源的利用效率。这一模式中，公立医院的医学影像、检验、病理等辅助科室向社会开放与 PPP 中的临床支持业务外包相同。目前，昆明市主要采取的是医院间的合作，如昆明市延安医院与呈贡县人民医院的合作。

三、医院案例

（一）引入社会资本增加基层医疗资源的创新：星耀医院

昆明市第一人民医院星耀医院是由昆明市第一人民医院和以房地产开发为主的星耀集团合作创办的民营股份制非营利性二级甲等医院，医院占地面积 10 亩，总建筑面积 7900 平方米，编制床位 110 张，星耀医院被定位为社区医院，建设方星耀集团是云南省昆明市本地的一家房地产开发集团。

2007 年云南省昆明市举办第七届全国残疾人运动会，云南省政府采用“政府支持、市场运作、企业投资”的模式兴建运动会需要的基本场馆设施。政府不提供资金，只提供土地和优惠政策，政府规划体育城占地 2200 亩，其中 1200 亩用于修建体育馆、网球中心、国家标准田径赛场及商业配套。[①]而 1000 亩用于住宅及写字楼建设，星耀集团获得了该合作项目，项目投资共 50 亿元，由星耀集团下属昆明新亚洲体育运动城有限公司建设运营。从 PPP 视角看，这是一种典型的 BOO（建设—运营—拥有）模式。在这个项目中，政府用土地换取了运功场馆的使用，而企业获得了大量的土地开发房地产项目，为了使项目更具有吸引力，建设社区学校、社区医院成为了地产商的营销计划。

1. 医院情况

星耀集团和昆明市第一人民医院经过多次磋商，最终在 2006 年底达成合作协议。双方共同出资、注册成立了“昆明市第一人民医院星耀体育城医疗有限责任公司”，编配有相应资格、资历的医护人员 60 余名，将按照卫生部建设标准、政府有关社区医院配备标准及国家有关建筑规范进行建设。昆明市第一人民医院星耀医院设有门诊部、医技科室、外科住院部、内科住院

① 刘荣、赵光洲：《对体育地产开发的战略思考——以依托第七届残运会的昆明新亚洲体育城项目为例》，《昆明理工大学学报》（社会科学版），2007 年第 4 期。

部和医学整形美容部等部门，并配有手术室和急救车，常见病、多发病及一般手术都可在社区医院进行治疗。医院协议中明确，前10年星耀集团占51%的股份，后10年昆明市第一人民医院占51%的股份。这种企业与公立医院之间合作建设的社区医院属于PPP中的BOOT模式，如图5-1所示。

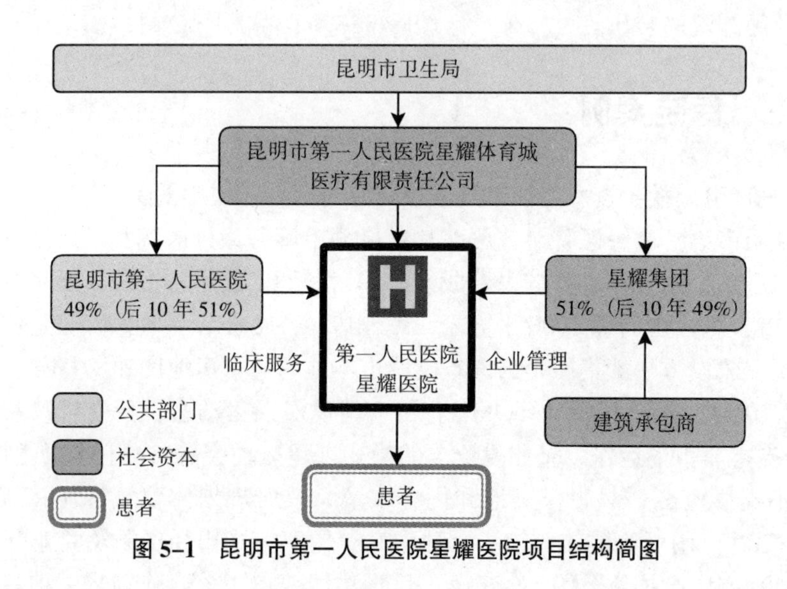

图5-1 昆明市第一人民医院星耀医院项目结构简图

2. 项目评价

社区医院作为我国基层医疗机构的重要组成部分，承担着基层医疗卫生服务的重要功能。目前，我国基层医疗机构主要包括城市社区卫生服务中心（站）、乡镇卫生院和村卫生室。而城镇基层医疗卫生机构又分为政府举办和非政府举办。新医改提出政府要向公众提供基本医疗服务和公共卫生服务，而社区医院是最直接的提供机构。然而，就我国目前的社区医院的整体情况看，政府公布的统计数据显示，截至2015年9月，全国社区卫生服务中心（站）共34522个，每年都保持增长。但从2012年起，政府创办的社区卫生服务中心数量却出现了逐年减少的情况，2012年政府办的占总社区卫生服务中心数量的60%，到了2015年减少为53%①。出现这种现状的原因：一方面，数量减少是受乡村一体化管理后，村卫生室合并的影响；另一方面，说

① 国家卫生和计划生育委员会：《2015年9月底全国医疗卫生机构数》，2015年12月，http：//www.nhfpc.gov.cn/zwgkzt/pwstj/list_2.shtml。

明政府提供基层医疗服务，特别是城市社区医院的情况并不乐观，政府“养不起”数量庞大的社区医院。在这种背景之下，采用PPP模式建设社区医院成为了昆明市的一次探索。项目的优势是由社会资本建设医院，购买设备，公立医院提供技术和医务人员。共同向社区居民提供医疗服务，同时自然形成了一种转诊机制。既发挥了社区医院的基本医疗服务作用，也发挥了“看门人”的作用。

3. 案例总结

中国的城镇化建设带来了巨大的房地产商机，许多房地产企业为了使项目具有更多的营销亮点，已经将传统的住房商品经营成了集商业、教育、医疗、养生、旅游等一体化的项目。该项目是一种典型的政府与私营部门合作的案例。其发挥的优势主要体现在四个方面：

一是吸引社会资本投入，新增基层医疗资源；该医院运营至2015年已经近10年，该社区医院服务区域范围达2700亩，覆盖昆明市官渡区新亚洲体育城附近的多个新小区，辖区常住人口8000人，流动人口约17800人。2013年，该社区医院诊疗人次为14万人次，并且逐年增长。该中心解决了城镇化建设的基础设施建设问题，并提供了新亚洲体育城新增社区居民的基本医疗和公共卫生服务，这为昆明市城镇化建设新增了一种重要卫生资源。

二是社会资本的参与合理分担了风险。本项目中，政府分担政治风险，社会资本分担建设风险、运营风险、收入风险等。星耀医院设施由星耀集团投资兴建，承担了项目的设计和建设风险。此外，也承担了前几年亏损的风险。星耀医院2008年前处于亏损状态，2009年持平，从2010年起实现盈利。

三是引入公立医院优质资源，保障医疗卫生服务能力。当前患者对基层医疗机构不信任，存在趋高心理因素，导致患者首诊不愿意选择社区卫生服务中心，进而导致社区卫生服务中心“看门人”的作用受到明显影响，从而影响分级诊疗的实现。由于获得某公立医院的支持，中心可以开展的手术和检查都超过了普通社区卫生服务中心的水平，从而使医院获得了信任，获得了顾客。

四是实现了双向转诊，上下联动的诊疗机制。截至2015年，星耀医院向昆明市第一人民医院及其他上级医院转诊2700余人次，昆明市第一人民医院和其他医院也向中心转回手术后康复病人及恢复期病人631人次，星耀医院和昆明市第一人民医院实现了双向转诊。

（二）昆明市第一人民医院

昆明市第一人民医院（以下简称市一医）是昆明市一所百年老院，始建于1914年，当时是一家警察医院，后对市民开放，更名为"宏济医院"。1955年更名为"昆明市人民医院"。1958年与法国人开办的"甘美医院"合并，1963年正式改名为"昆明市第一人民医院"。市一医是一所三级甲等医院，改制前编制床位800张，在职职工1094人。原医院位于昆明市巡津街，占地面积38亩，由于巡津街处于市内一环，医院现有土地无法满足医院的发展，2007年市一医抓住昆明市城镇化建设的机遇获得了北市区一处地块（规划用地125.13亩），但无力进行建设，因此产生了寻求合作伙伴建院的想法。与此同时，新医改公立医院改革正同步推进，昆明市被选为试点改革城市，市一医成为了政府尝试引入社会资本办医的试点医院。

1. 改革内容

2008年2月，昆明市卫生局与市一医共同向社会发出邀约寻求北市区医院建设项目的合作伙伴，项目基本建设投资约6.1亿元，建设面积9.96万平方米，选址于昆明市北市区（新市区），规划用地125.13亩。合作方式以股份制方式筹建。经过认真选择和多轮谈判，昆明市卫生局最终选择了国有企业云南城投。2009年1月，昆明市第一人民医院与云南城投集团签订了北市区新建医院项目的合作协议。2010年6月，云南城投甘美医疗投资管理有限公司成立。云南城投集团投入4.5亿元，占股份的60%，昆明市第一人民医院以医院全部资产入股，折合3亿元，占40%。至此，昆明市第一人民医院成为云南省国资委监管下的国有企业下属的一家非营利医院，其性质仍然是公立医院。尽管其不再属于昆明市政府，但正如卫生行政管理部门所说："不求所有，但求所用。"2013年，由云南城投集团承建的昆明市北市区医院封顶完工，医院规划床位1000张，其中将设置10%的特需床位。

（1）改革的动机。市一医2007年获得了土地审批，但却没有资金进行新址医院的建设。据有关部门测算，新建一所床位1000张的医院需要投入10亿元左右。昆明是欠发达地区，政府无力承担。医院领导在接受记者采访中提到"如果医院自己去贷款，对医院发展、职工收入影响很大。而且当时市一院贷款建外科楼的几千万元债务还没有还清，如果再贷款，连利息都还不起"。因此，选择招商引资的方案成为卫生局和医院的共识，选择云南城投的原因是国有企业安全可靠不会造成国有资产流失，城投经济实力雄

厚，开分院的愿望实现也有保障[1]。

云南省城市建设投资集团有限公司（云南城投集团）成立于2005年，是经云南省人民政府批准组建的现代大型国有企业，2007年上市，2009年纳入云南省国资委监管。公司总资产500亿元，拥有20多个控股公司，主要经营业务为房地产开发和水务服务，并涉足教育、医疗、酒店、金融和物流等业务。云南城投参与改制的动机：城投与医院合作，不期望通过医院收入来偿还前期投入。作为上市公司，未来将把医院的资产和现金流计入公司市值中，增加公司业绩，拉动股票升值[2]。“投资医院，一方面是服务百姓的事，另一方面作为新兴产业的支撑，如养生地产，医院的专家可以对此做支撑，原本简单的地产业增加了附加值。又如健康旅游，还有市场广阔的抗衰老治疗产业，这些医院的发展模式都可能与企业的战略发展融合。”[3]

（2）产权改革。市一医原来属于昆明市卫生局下属的一家公立医院，经过产权改革变为了国有企业控股的公立医院。该模式从PPP视角看，类似“私有化”中的BOO模式，即建设—拥有—运营模式。合作企业建设、拥有并实际上永久运营合作项目。但合作伙伴是国有企业，因此，用“私有化”概念表述并不准确。因此，以中国的实际情况看，市一医完成了产权改革，由原来的市一级政府出资举办转变为省一级政府出资举办，但市一级政府仍占股权的40%，在这个过程中完成了新医院的建设和法人治理结构的构建。

（3）法人治理结构。云南城投甘美医疗投资管理有限公司是一家按照《公司法》成立的具有法人资格的公司，公司由云南城投集团控股，城投集团董事长任公司董事长，公司总经理为市一医院长。公司成立监事会和理事会，总经理（院长）向董事会负责，并成立公立医院监事会。各公立医院成立由医院职工代表、人大代表、政协委员、纪委监察代表组成的医院监事会，对医院的管理和运行情况进行监督，充分发挥医院党委的政治核心和职工代表大会的民主管理与监督作用，实施院务公开，推进医院民主管理。医院实行董事会领导下的院长负责制，院长对董事会负责。院长拥有医院的经营管理和人事管理权限，通过民主程序决定医院内设业务机构，自主招聘员

①② 刘巍：《公立医院艰难改制》，《中国医院院长》2010年第15期。

③ 王云：《昆明市一院北市区分院预计明年底收治病人》，《云南网》，2011年10月31日，http：//kunming.yunnan.cn/html/2011-10/31/content_1886523_2.htm。

工、设置专业技术岗位、确定薪酬分配办法、决定非资产性的经费支出。院长按照维护公益性的要求行使职权，确保医院严格执行国家法律法规和政策，承担社会责任①。

（4）管理机制。医院改革影响最大的是职工的安置。如同其他事业单位改革，医院的改制将影响医务工作人员的事业身份编制问题。而事业编制对员工影响最大的是社会保障问题。市一医的职工安置办法是："老人老办法，新人新办法。"主要内容包括：

1）医院改制之前的在编职工和已办理内退手续的在编职工，被定义为"老人"。

2）安置的原则：①"老人老办法"，保留所有"老人"的事业身份和事业单位待遇直至退休不变，改制前已退休的人员和"老人"退休后纳入事业单位社会保障统一管理。"五险一金"、档案工资、调动等依旧参照事业单位相关规定执行。②合同制职工安置，改制后，职工与医院签订的合同终止，双方在自愿的前提下重新签订《劳动合同》，按照《劳动合同法》的相关规定执行，新聘用的员工是企业职工。即所谓的"新人新办法"。此外，政府给予市一医的人事支持政策为改制后按照实际需要给予一定的事业编制用来吸引人才。

关于分配制度，市一医的具体改革方案正在酝酿之中。据相关领导透露，薪酬制度与绩效考核紧密联系在一起，大的调整方向将是大力压缩行政、后勤人员，鼓励员工向一线（临床）发展，由于过去临床承担风险大，工作辛苦，同时与其他二线（医技等）、三线（行政、后勤）的薪酬基本相同，导致一线员工工作积极性不高。因此，未来的改革将使工资等级与薪酬待遇向一线临床员工倾斜。让医院专心于临床服务，同时，对于"新人"和"老人"实施同工同酬，包括过去年终的绩效都完全相同。

（5）医疗服务。由于北市区新医院正在建设之中，医院新大楼还没有完全投入使用，但未来的医疗服务供给将出现一个新的变化。据相关领导透露，医院未来将提供一部分特需服务，这符合中央新医改的基本要求，即允许医院提供10%的特需服务，以满足不同消费人群的多样化医疗服务需求。在未来北市区的新医院，医院将设置一些特需病房，病房除提供医疗服务

---

① 参考《昆明市公立医院改革（国家联系试点城市）实施方案（2010~2012年）》。

外，还提供类似宾馆、家庭的基本功能，满足病患的多样化需求。市一医是国家首批试点改革公立医院之一，对于药品零差率销售制度的改革已经开始执行，医院采取了药房托管的基本方法，目前改革正在实施中。

2. 案例总结

目前，市一医改革正在推进之中，要完全对改革进行评价尚不具备条件。但是从合作协议达成看，融资已经取得成功。市一医是全国第一家通过与企业合作进行改制的三甲医院，其本身就是一种突破。这种突破主要体现在三个方面：

（1）强强结合。市一医是昆明市的优质医疗资源之一，在临床服务方面拥有较强的实力。而云南城投集团则是云南省实力较为雄厚的国有企业，能够提供医院持续发展需要的资金。这种合作是用昆明市的医疗资源吸引了省级的资金投向卫生事业，是一种强强合作。

（2）体制突破。公立医院原有体制的突破，主要体现在用人制度和分配制度上。①医院院长实现了董事会选聘、医院实现全员聘用，这是用人制度的突破。②分配制度打破了“大锅饭”，让员工多劳多得。

（3）集团化发展。医院目前属于云南城投集团控股下的非营利性医院，其未来将实现管理上的突破，首先是企业化的管理，其次是集团化发展，主要体现在未来对多个社区医院的托管，形成集团内的双向转诊。

（三）昆明市儿童医院

昆明市儿童医院（以下简称市儿童医院）前身是1920年英国教会（中华圣公会）创办的“惠滇医院”，1950年被昆明市政府接管，1958年改建为昆明市儿童医院。改制前，该医院是云南省唯一一所儿童综合性专科医院，医院床位336张，在职人员522人。由于医院无法满足昆明市儿童就医的需求，2005年，儿童医院开始谋划建设新医院。2008年，昆明市政府将儿童医院南市区新院建设纳入昆明市“十一五”发展规划和重点建设项目，并向社会公开寻求建设合作伙伴。

1. 改革内容

2008年，昆明市卫生局与市儿童医院共同向社会发出邀约，寻求南市区医院建设项目合作伙伴，基本建设总投资4.1亿元，建设总面积7.96万平方米，选址南市区（新市区），规划用地113亩，合作方式为股份制方式筹建。由于发出邀约后，并没有寻得合适的合作伙伴，在政府投入不足的情况下，市儿童医院通过自筹资金1亿元、贷款近4亿元，以每月还贷200万元的方式，经过3年建设于2012年基本完成了第一期的基础建设，2012年10月17日正式运营，一期项目总投资6.99亿元，建设面积95916平方米，病床800张。与此同时，2012年4月，经过多轮谈判协商，昆明市卫生局和华润医疗集团签订了昆明市儿童医院股份制合作协议，双方注册成立华润昆明儿童医院有限公司，合资经营华润昆明儿童医院。

（1）改革的动机。昆明市儿童医院位于市内一环的黄金地段——书林街，占地面积13亩，业务用房面积为1.88万平方米。2008年，医院的门诊量已经突破80万人次，由于医院业务用房有限，设备陈旧，已经无法满足昆明市儿童的就医需求，因此，医院开始筹划扩建医院。2008年，昆明市政府确定在南市区新建一所儿童医院。昆明市卫生局与市儿童医院共同向社会发出邀约，寻求南市区医院建设项目合作伙伴。

华润医疗集团是华润集团控股的下属公司，2011年10月成立，主要业务包括医院投资与管理、医疗器械、融资租赁。其母公司华润（集团）有限公司（华润集团）是一家在香港注册和运营的多元化控股企业集团，2003年归属国务院国有资产监督管理委员会直接管理。华润参与儿童医院改革的动机主要是获得投资收益，并主要通过运营来收回投资成本。

（2）产权改革。医院性质初期为非营利性质，市儿童医院资产评估后为4.2亿元，包括1.2亿元无形资产，持股34%，华润集团投资7.6亿元，持股66%。由于合作协议没有时间限制，从PPP的角度看属于BOO，合作方属于国资委下属企业，儿童医院出资人由过去的市一级政府变为了中央政府。在合作协议签订后，医院资产和负债转移到华润医疗集团。

（3）医院现代化建设。儿童医院位于南市区前兴路的新院，在设计中充分考虑患者为儿童的特点，从多方面体现了“以人为本、儿童至上”的理念，整体上实现了医院的现代化建设，主要表现为建筑现代化和设备现代化。

建筑的现代化主要包括自动化、数字化和人性化。新址医院在自动化方面，实现了楼宇的通风系统、给排水系统、电梯系统、智能照明系统等建设。在数字化建设方面，医院完成了HIS系统和PACS系统的融合、建立了LIS系统、医疗一卡通信息收费系统、医生工作站、排队呼叫系统等。在人性化方面，医院楼宇设计充分考虑了儿童的基本特点，设计了许多“儿童化”的基本设施和服务。例如，儿童急诊区设置包括挂号、收费、检验、放射、诊疗和输液一体化的就医空间，让患儿尽量减少跑动，方便及时就医和家长看护。门诊每层楼设有收费、挂号和残疾人专用窗口，每层楼每个科室

均设有“分诊台”。此外，新院大楼打破医院严肃氛围，为儿童营造乐园般的就医环境，包括楼层分颜色、医护人员粉色着装、设有儿童游乐设施和弹性地面等。

设备现代化主要指医院通过改扩建添置了许多先进设备。目前，医院有螺旋 CT、DR、CR、全自动生化分析仪、多普勒彩色超声仪等 100 余台大中型医疗仪器设备。在提供非临床服务上，儿童医院新址医院的停车服务是一个代表，新院为患者提供了 500 个地下停车位，极大地解决了医院停车难的问题。

（4）管理、运行机制。华润医疗集团接管儿童医院后，在法人治理结构方面，建立了董事会法人管理机制，医院的重要事项由董事会进行决策。政府则主要负责行业标准监管。人事制度方面，全面推开同工同酬，探索制定公立医院绩效工资总量核定办法。医药分开方面，逐步取消药品加成，对门诊取消药品加成所减少的合理收入，按照“取消多少，补偿多少”的原则，由中央、省、市、县（市、区）财政给予足额补助。在管理机制方面，精益管理，质量管理等思维被引入医院管理机制中①。在成本管理方面，通过协同产业来节省成本，例如医疗设备、药品耗材的采购，公司可以成立单独的财务中心、流通中心，替代现有的供应商。此外，科室进行托管，如配镜中心、康复科、保健科等，托管给合同公司的医院管理团队管理，托管费可以作为利润抽调出来。

2. 案例总结

市儿童医院改制后，医院占地 127 亩，业务用房建筑面积 12 万平方米，编制床位 900 张，职工 1154 人，专业技术人员 1033 人。医院设有 20 个职能部门，35 个临床医技科室，内外科均实行二级分科，医技科室功能齐全，设备先进，实现 HIS 和 PACS 系统融合，建立健全了 LIS 和电子病历等信息化系统。2012 年，门诊量达 94.6 万人次，出入院患者达 2.7 万人次，住院手术 8460 例，病床使用率为 119.37%。市儿童医院改制取得的成效主要体现为医院通过合作伙伴转移了经营风险，同时突破了原有体制的束缚，在实现特需服务、薪酬分配等方面取得了明显成效。

---

①《华润医疗集团 2015 年社会责任报告》，华润医疗集团有限责任公司，2016 年。

四、昆明市公立医院改革取得的成效

昆明市公立医院改革主要的特点是引入社会资本对公立医院进行改制。从 PPP 理论角度看，属于 PPP 的初级阶段，其中星耀医院是典型的 BOOT 模式，市口腔医院属于私有化模式，市第一人民医院和儿童医院属于混合股份制改革。尽管最终评判昆明市公立医院改革是否成功还为时较早，但从迈出改革这一步，以及通过改革来达到“破”的效果方面可以说已经取得了成功。目前，改革取得的成效主要体现在六个方面。

（一）多元化办医，满足公众多层次、多样化的医疗服务需求

昆明市公立医院改革从 2008 年启动以来定位比较清晰，即满足人民群众的多层次、多样化的医疗需求。昆明市医疗服务资源占全省的 1/4 至 1/3，多元化的医疗服务体系却没有建立起来，与经济社会发展的需求并不相称。此外，新医改的指导方针是社会资本建立的医疗服务机构，到“十二五”末，社会资本办医的床位规模和服务能力要达到全部医疗服务供给的 20%，这是引入社会资本，形成多元化办医格局的新医改政策措施之一。因此，为了满足公众的多层次、多样化的医疗需求，昆明市将一部分优质资源拿出来进行产权改制，突破原有体制的限制，向市民提供多层次、多样化的医疗服务。例如，市儿童医院和市第一人民医院，都设置了特需病房，为一部分经济条件好的病人提供个性化的服务。

（二）弥补财政投入不足，增加医疗服务资源

昆明市用优质的医疗资源来吸引社会资本的进入，其思路是“不求所有，但求所用”，其中一个目的是解决建设发展的投入不足问题。从昆明市 3 家公立医院改革看，改革为昆明市医疗卫生事业吸引了十几亿元的资金，极大地缓解了财政投入的不足，弥补了市一医和儿童医院新址医院基础设施建设的资金缺口。同时，除了市口腔医院外，其他两家引入的是国有资金，并不改变两家公立医院的所有制，只是分别属于省级国资委和中央级国资委。新增的这些投入极大地改善了昆明市 3 家公立医院的医疗服务设施状况。2012 年 10 月，昆明市儿童医院南市区新院正式投入运营，一期项目总投资 6.99 亿元，建设面积 95916 平方米，病床 800 张，极大地缓解了昆明市儿童就医困难的现状。2013 年，昆明市第一人民医院位于北市区的新院逐步投入使用，未来近 1000 张的床位将为北市区居民提供优质的医疗服务。

昆明市口腔医院由过去的 33 张牙椅增加到了 2013 年的 70 台，未来还要增加到 200 台。

（三）实现了“政事分开、管办分开”

新医改提出通过“政事分开、管办分开”改善医院的管理和运行机制。昆明市 3 家公立医院的改制成功实现了“政事分开、管办分开”。

首先，医院改制打破了原有的体制关系，医院不再是卫生局主管下的医疗事业单位，而是转变为企业（集团）的下属分公司，完全按照《公司法》经营运行。此时，卫生局转变为公司的股东之一，履行出资人的权利义务，从而实现了“政事分开”。

其次，公司运行打破了原有的隶属关系，公司成为一个独立的法人实体，实行董事会领导下的院长负责制。院长受聘于公司董事会，向董事会负责，实现了“政事分开”。

最后，卫生局成立医院管理局，对所有辖区内的营利性医院和非营利性医院进行行业管理，不论医院产权性质如何，都必须履行医院的基本职责，即在救死扶伤的同时，完成卫生局规定的基本医疗服务和公共卫生服务，而这部分服务政府通过“购买服务”实现补偿和监管。

（四）为医疗服务供给引入竞争机制

目前，我国的优质医疗资源主要集中在公立医院，公立医院的垄断经营带来的是管理效率的低下和服务质量差。昆明市作为改革试点，突破体制的目的是引入企业先进的管理理念，提高公立医院的管理效率，从而对其他公立医院产生冲击，让区域内的公立医院形成竞争，促进整个行业的发展。目前，昆明市公立医院引入社会资本的做法已经取得初步成效，给其他省级公立医院带来了巨大的竞争压力。昆明市内的省级大型综合医院都集中在城市二环左右，例如昆明医科大学附属第一医院、第二医院；云南省第一人民医院、第二人民医院；解放军（昆明）总医院、昆明市延安医院等三甲医院。目前，已经有医院开始采用 PPP 模式进行分院的建设。例如，云南省第一人民医院新昆华医院一期综合医院 PPP 项目、云南省昆明医科大学第一附属医院呈贡医院（一期工程）PPP 项目等（可参见附件二）。

（五）调整财政资金的投入方向

在医疗投入方面，市级医院往往是财政投入的主要对象，而县级和乡村医疗机构获得的投入有限。昆明市通过引入社会资本，一方面，改善了市级医院的办医条件，实现了医院的现代化建设；另一方面，为昆明市医疗服务的财政投入提供了一个调整的空间。昆明市在采取公立医院改革后，加大了对乡镇卫生院和县级医院的财政投入，最大的好处是在乡镇一级的医疗机构实现了国家基本药物的“零差率”，政府有能力实现财政补偿。

（六）改善医院运行机制

改善公立医院内部的运行机制是新医改的主要内容，包括公立医院人事制度、收入分配制度、财务管理制度、信息化建设等改革。昆明市引入社会资本的同时，还考虑通过产权改革、企业控股来改变公立医院的运行机制。

首先，按照《公司法》建立起一个完善的法人治理结构，即董事会领导下的院长负责制。

其次，建立现代企业的薪酬管理制度，通过绩效薪酬调动医务人员的积极性，从而提高管理效率和服务质量。在薪酬制度改革方面，改制医院采用年薪制等方法吸引和留住人才。而对于一般员工，由于采取“同工同酬”制度使得过去的非编制员工看到了希望，工作积极性得到很大的提升，而过去的编制内员工，依然保留事业单位编制身份，依然享受事业编制的福利待遇，因此，员工积极性普遍提高。

最后，通过企业管理制度实现医院设备、药品采购和管理的现代化。通过改制，医院的药品、设备等的采购不再按照过去的政府招标模式进行，这种新的自主招标使医院获得了更多的自主权。

第三节　中国医疗服务领域 PPP 供给模式的规制陷阱

我国的公立医院民营化改革尚处于探索阶段，采取的改革模式主要参照国有企业改革的基本模式。在合作的案例中，有一些案例被定性为失败的案例，得出这个结论的依据是合作的结束或是产权性质的又一次变更。然而，这种判断过于片面，一些医院通过改革理顺了管理体制，整合了医疗资源，建立了现代化的管理机制，即便改革中途企业退出，政府回购，医院的产权再次回归公有，也并不意味着改革的彻底失败。反观前文各种民营化改革案例，此处产生了一个值得深思的问题，即公立医院产权属性发生变化后的所谓失败案例，是因为产权变化就会导致公立医院改革失败吗？显然这才是值

得深究的问题。笔者认为，要研究本问题，需要认清中国医疗服务领域PPP供给模式的规制陷阱。规制是一种制度设计，好的规制可以发挥政府主导的作用，但不好的规制或者落后于发展的规制则可能变成陷阱。

一、中国医疗服务领域的PPP供给处于初级阶段

联合国欧洲经济委员会（UNECP）研究报告根据各国PPP发展的成熟度和活动数量将不同国家的PPP发展阶段划分为三个阶段，中国被界定在第一阶段。根据上文案例可以看出，中国的医疗服务PPP处于发展的初级阶段，主要体现为：

（一）定义政策框架和检验法律可行性

在医疗服务领域，使用PPP模式提供公共基础医疗设施和服务的依据主要集中体现在引入社会资本办医的医改政策中，尚处在定义政策框架和检验法律可行性的阶段。新医改方案中引入社会资本办医的总体思路是："鼓励和引导社会资本发展医疗卫生事业。积极促进非公立医疗卫生机构发展，形成投资主体多元化、投资方式多样化的办医体制。"这是医改在政府与社会资本合作上做出的具体指导，其中具体途径包括：鼓励社会资本依法兴办非营利性医疗机构；积极引导社会资本以多种方式参与包括国有企业所办医院在内的部分公立医院改制重组；稳步推进公立医院改制的试点，适度降低公立医疗机构比重，形成公立医院与非公立医院相互促进、共同发展的格局。

但在一些具体的民营化模式上的指导意见并不详细，例如，《关于促进社会办医加快发展的若干政策措施》（国办发〔2015〕45号）中指出："通过特许经营、公建民营、民办公助等模式，支持社会力量举办非营利性医疗机构，健全法人治理结构，建立现代医院管理制度。"该处的特许经营应被解读为商业特许经营。商业特许经营的概念是指特许经营权拥有者以合同约定的形式允许被特许经营者有偿使用其名称、商标、专有技术、产品及运作管理经验等从事经营活动的商业经营模式。这并不是PPP模式中的特许经营。"公建民营"可以看成是PPP模式的服务外包或管理服务外包，而"民办公助"可被解读为政府购买服务。可见，我国医疗领域的PPP发展正处于定义政策框架的阶段。

（二）项目选择和发展概念

中国医疗服务领域的PPP案例并不多，也没有系统的总结，因此，在引

入社会资本进行改革时，更多的是参考国有企业的股份制改革。但不能将医院完全等同于企业，医院还有一定的特殊性，这个特殊性就是医疗服务存在的信息不对称比较明显，还有医疗服务自身带有的社会福利性质，因此 PPP 医疗卫生项目的敏感度较高，政府在选择是否采用 PPP 模式时权衡因素较多。此外，从中国 PPP 案例看，种类并不多，这与中国民营医疗集团发展不够成熟有关。目前，中国的优质医疗资源掌握在公立医院手中，医疗集团特别是来自社会资本的医疗集团本身实力还不够强大，社会大众对民营医院的信任程度也还不够。截至 2016 年底，在本轮医改的各种政策中，仍没有出现推广“PPP”模式一词，仅仅使用了引入社会资本参与公立医院改制的提法。从各地的案例看，从 2014 年起，地方政府、公立医院、社会资本方才开始使用 PPP 概念界定公立医院与社会资本合作的各种改革，在医疗卫生行业，PPP 被认为是基础设施提供的一种方式。

（三）推广和建立市场

PPP 还处于一种推广和建立市场的阶段。在早期的实践中，PPP 的几种模式效果并不理想，如科室外包的做法。由于中国的民营医院能力参差不齐，如果不考虑中国实际情况而一味模仿国外的业务外包在中国是行不通的，这为后续推广 PPP 带来了负面影响。因此，大多数公立医院产权改革在使用“外包”概念时比较慎重。直到近期，引入社会资本参与公立医院改革才成为新医改的一个重要战略，再加上国务院发文推广使用 PPP 提供公共服务，一些过去遮遮掩掩的民营化改革才又活跃起来。从昆明市案例看，地方政府改革动机中的“建立市场，形成对公立医院的冲击”基本上在不断地形成。从市一医和儿童医院的案例中看出，市级公立医院通过融资获得了巨大的发展，对省级公立医院已形成竞争压力。通过改革建立市场的基本想法得到了印证。

二、中国医疗领域的 PPP 模式发展障碍

中国医疗服务市场化改革一路并不平坦。今天，从国家改革发展的大政方针上看，医药卫生体制改革以政府主导加市场机制的战略已成为国策，没有必要再去争论政府主导还是市场主导。值得研究的重点是要让市场机制发挥作用，首先必须要有公平竞争的思想解放和实实在在的立法规制。如果不打破现有的医疗服务供给体制机制约束，不从顶层设计开始，PPP 要在医疗

领域发挥创新作用将受到严重影响。

（一）不信任市场的思想禁锢

目前，整个中国对于市场这只“看不见的手”是不够信任的。这种不信任不仅体现在制度设计上，更体现在社会主体身上。不仅政府不够信任，包括社会公众和企业都不够信任，这与我国的社会文化传统和价值观有密切的关系，这是中国最大的现实。中国政府一边在制定如何使市场在资源配置中起决定性作用的政策，如《国务院关于促进市场公平竞争维护市场正常秩序的若干意见》（国发〔2014〕20号），另一边却在制定若干的产业扶持政策。在医疗服务领域，一方面鼓励和引导社会资本办民营医院与公立医院竞争，另一方面却有“将符合条件的非公立医疗机构纳入医保定点范围”[①] 的规定。既然是合法取得《医疗机构执业许可证》的医疗机构，为什么还要设置“符合条件”四个字，这为地方政府寻租提供了制度依据。

一部分决策者、学者和消费者认为，在医疗服务市场上，“信息是不对称的”，“用脚投票”会因为疾病的突发性影响消费选择的理性。然而这种以点带面的判断对于整个医疗市场是狭隘的。首先，对于一般非突发性的疾病，消费者是有权利选择医院和医生的，突发性疾病或创伤不是医疗消费的全部。其次，消费者可以通过口碑和预测影响市场。最后，如果仅仅将疾病的治疗视为健康需求的全部，就不能理性地看待价格机制在调节供求关系上所发挥的作用，也会否定市场竞争能促使医疗机构提高效率，降低成本。

此外，企业也不信任市场。企业相信与政府建立良好的关系，是获得项目的重要途径，导致企业愿意在与政府建立良好关系上进行投资，而在增强竞争性，实现创新上少有投资。与政府建立良好的关系是PPP项目达成协议的重要因素，同时，也是未来项目运营取得成功的重要因素，但并不是最核心的因素，如果项目公司（SPV）不具备控制市场风险的核心竞争力，不能使各个利益相关方都达到满意，项目也很难获得真正意义上的成功。

（二）缺乏公平竞争环境的现实困境

2010年，新医改系列政策《关于印发公立医院改革试点指导意见的通知》（卫医管发〔2010〕20号）中提出：鼓励、支持和引导社会资本进入医疗服务领域，完善政策体系，为非公立医疗卫生机构经营创造公平竞争的环

---

① 参见《国务院办公厅转发发展改革委卫生部等部门关于进一步鼓励和引导社会资本举办医疗机构意见的通知》（国办发〔2010〕58号）。

境。《关于进一步鼓励和引导社会资本举办医疗机构意见的通知》（国办发〔2010〕58号）中提出通过鼓励社会资本办医、优化非公立医疗机构用人环境和外部学术环境、支持非公立医疗机构配置大型设备等具体措施创造公平竞争环境。但还有一些重要的利于实现公平竞争的顶层设计没有受到足够的重视，例如医疗教育和人才培养体制改革、事业单位与企业的退休后的养老保险待遇差别等问题。如果这些根本的问题得不到解决，民营医院和公立医院在市场上就处于不公平的竞争环境，就无法真正通过"用脚投票"实现市场竞争。这才是民营社会资本进入医疗市场的现实藩篱，是中国医疗服务市场化遇到的真正羁绊。

如果没有公平竞争的环境，PPP模式一旦将公立医院改制为民营医院，就会使医院陷入不公平竞争的现实困境。没有公平竞争的可能，改制后的医院就会对提升核心竞争力失去信心，人才培养和技术提升的长期战略就会遭到忽视。一旦缺乏人才，医疗技术水平就会下降，医疗服务质量风险就会加大，管理效率就会降低，从而导致医院管理恶性循环。基于该现实困境的存在，在现阶段采用PPP进行公共医疗基础设施和服务提供的改革，应尽量选择国有资本，不改变公立医院的公立属性，保证其未来获得公平的待遇。

（三）政府信用和监管危机

公立医院改革需要政府的长期支持，这需要政府信用稳固，特别是在改革中，公立医院的编制、科研、补偿、职称和职工社保等问题上的支持是目前政府信用最大的考验。地方政府能否公平对待这些改制医院，真正落实医改要求，与其他公立医院一样享受最大限度的公平是改革能否持续推进的关键。此外，在PPP改革中，由于牵涉的部门较多，包括卫生、财政、人力资源、工商等，如果没有地方人民政府的协调，各部门很难形成一致意见，因此政府主动积极的协调也是关键因素。

另外，政府监管也是改革中值得重视的环节，医院没有监管将会造成严重的后果，特别是医疗质量和安全是改革能够持续的基本保障。《关于进一步鼓励和引导社会资本举办医疗机构的意见》中提出通过规范执业、守法经营、加强指导、提高管理、增强社会责任等加强对非公立医院的监管。当前，部分非公立医院表现的过度逐利性、投机性和欺骗性，除了由于医院本身忽视了"治病救人"的社会责任外，违法成本低也是产生道德风险的主要原因。此外，政府如果采用股份制改革将原来的公立医院非营利性改为营利性而政府又参股的话，则存在潜在问题。因此，现阶段宜采取PPP模式中的

特许经营模式，产权属于政府或最终移交政府，并且以非营利性为基本定位。

（四）公众参与不够

中国公众参与公立医院改革的程度不够，主要表现在两个方面：

首先，公众对公立医院改革不是非常关心，特别是普通群众。笔者在调查访谈的过程中对医院病患进行调查了解，大多病患并不知道医院在改革，对医院的改革也不关心。

其次，政府和公立医院在改革方面的宣传也不够。政府和公立医院担心改革会影响患者的选择，会增加患者流失风险，因此很少主动宣传。从善治的角度看，我国公立医院改革的参与性和透明性还有待加强。

三、中国 PPP 医疗卫生项目的陷阱规避

既有的立法规制和政策惯性如果不及时调整都会成为新事物发展的陷阱，这是改革需要“整体观”的具体体现。PPP 医疗卫生项目看上去是引入社会资本的一个融资工具，但在不同的公共服务领域，根据政府所承担的不同责任，PPP 带来的挑战是不一样的。例如，在 PPP 项目的付费机制上，公立医院的基础设施建设和大型设备购买责任方是政府，引入社会资本的根本目的不是转移这个责任，而是将短期的支出责任变成长期，同时通过项目全生命周期的高效管理实现财政资金的物有所值。如果地方政府要通过 PPP 项目分担这个责任，并不是不可以，但需要从整体上考虑如何进行项目设计才能规避现有的规制陷阱，才能保证公共利益不受损害。

（一）要求财政医疗支出更稳健

传统的政府采购方式要求政府要承担的责任过重，因此，现阶段的医改政策中才出现“控制公立医院规模盲目扩张”、“严禁公立医院举债建设”、“促进大型设备资源共建共享”的措施[①]，一方面，是为了降低医疗费用过快增长，另一方面，是防止地方政府债务过重。但是，如果不是盲目扩张，而是因为城镇化建设需要配套医疗基础设施、公立医院现代化建设要求对基础设施翻新升级，政府又该如何应对，因此，才有了 PPP 医疗卫生项目。

PPP 医疗卫生项目涉及医院基础设施改建、扩建和迁建的投资成本巨

---

① 参见《国务院办公厅关于印发深化医药卫生体制改革 2013 年主要工作安排的通知》（国办发〔2013〕80 号）。

大，如果只依靠管理费、非临床服务收入和供应链利润等收回非常困难，或者说收回的时间比较长，因此难以吸引到社会资本。所以在项目设计时，要求地方政府履行公立医院的建设职责，以租金或财政补贴的形式给社会资本投资回报，也就是在项目回报机制上使用政府付费或可行性缺口补助两种模式。这是PPP项目公益性的重要体现，如果在合同订立时采用的是使用者付费，那么合同期限就必须有足够长的期限，否则社会资本就有从医院的总利润中获得投资回报的动机，就会从规制设计上促使被规制者"诱导消费"或"过度消费"。如果项目采取的是政府付费或可行性缺口补助，地方政府在进行财政承受能力论证后，按政策就必须将项目支出纳入预算安排，落实资金来源的稳健性，以保障按时支付这笔费用。

（二）要求PPP医疗卫生项目定位为非营利性医院

PPP医疗卫生项目定位为非营利性医院符合国家医改的总思路，同时定位为非营利性医院意味着医院受到规制的权利义务约束。

在权利方面，首先，定位为非营利性医院可以享受税费优惠。PPP项目如果定位为非营利性医院，在新医改鼓励社会资本办医的总原则下可获得相当多的税收免征优惠，但营利性医疗机构"自用的房产、土地，自其取得执业登记之日起，3年内免征房产税、城镇土地使用税"[①]。此外，"营改增"后，相关政策提出：医疗机构提供的医疗服务免征增值税。但文件中指出，"医疗服务"是指"医疗机构按照不高于地（市）级以上价格主管部门会同同级卫生主管部门及其他相关部门制定的医疗服务指导价格（包括政府指导价和按照规定由供需双方协商确定的价格等）为就医者提供《全国医疗服务价格项目规范》所列的各项服务，以及医疗机构向社会提供卫生防疫、卫生检疫的服务"。可见营利性医疗机构自主定价的服务不在范围之内[②]。费用方面，非营利性医院享受免征优惠，营利性医院减半征收行政事业性收费。其次，获利及分配措施。非营利医疗机构扣除成本后的收入只可用于发展规模和提升质量，而营利性医疗机构的则可让投资者获得利益。此外，非营利医疗机构的主要服务要符合国家定价，而营利性医疗机构有自己的定价权。

在义务方面，也是未来PPP项目监管的重要思路：营利性医疗机构根据

① 参见《国务院办公厅印发关于促进社会办医加快发展若干政策措施的通知》（国办发〔2015〕45号）。

② 参见《财政部国家税务总局关于全面推开营业税改征增值税试点的通知》（财税〔2016〕36号）附件3《营业税改征增值税试点过渡政策的规定》。

市场需求自主确定医疗服务项目。非营利性医院既然是非营利性的，就有必要提供公益性的服务，政策规定为“政府举办的非营利性医疗机构主要提供基本医疗服务并完成政府交办的其他任务，其他非营利性医疗机构主要提供基本医疗服务，这两类机构也可以提供少量的非基本医疗服务”，“当发生重大灾害、事故、疫情等特殊情况时，各类医疗机构均有义务执行政府指令性任务”[①]。综上而言，要符合新医改的要求，PPP 医疗卫生项目应定位为非营利性医院。

（三）要求更高的监管能力

社会资本办医的监管从过去的行政监管加行业监管转变为行政监管加行业监管和合同监管。看似监管得到加强，实则政府监管面临更大挑战。

首先，医疗 PPP 项目会削弱传统的行政监管。过去公立医院是卫生行政部门直接的管辖单位，行政部门依赖原有的行政管理体系对公立医院进行行政管理，公立医院院长本身也是行政体系内的人员，通过行政上的垂直管理，上下级之间的行政命令会产生监管作用。然而，改革后，医院院长可能不再是行政体系的人员，也没有行政级别，传统的行政监管遭到削弱。

其次，我国医疗行业监管架构及设计思路主要针对传统的公立医疗机构，对 PPP 医疗卫生项目的监管还不完善，例如财务制度、医院等级评审制度等都是以传统公立医院为对象的，相关监管政策急需完善。

最后，合同监管要求政府提高监管能力，开发有效的监管工具。

（四）要求更多的理论和制度创新

从本轮医改的各种政策中可以看出，政府职能转变、提升国家治理能力还有待继续通过改革来实现。在《关于印发公立医院改革试点指导意见的通知》（卫医管发〔2010〕20 号）中对公立医院改革的基本措施仍然是传统的公共管理手段，即行政命令，例如，公立医院补偿机制、公立医院人事制度和收入分配制度改革、公立医院绩效考核制度。这些改革手段都是传统的公共行政工具，而不是新公共管理理论和治理理论下的工具。以公立医院扩建基础设施和购置大型设备为例，政府可发挥税收和金融政策的工具，对非营利性医院的投融资政策适当放开，让非营利医院发行免税债券为医疗基础设施筹集资金。

---

① 参见《关于印发〈关于城镇医疗机构分类管理的实施意见〉的通知》（卫医发〔2000〕233 号）。

第六章
中国 PPP 医疗项目现状与命题验证

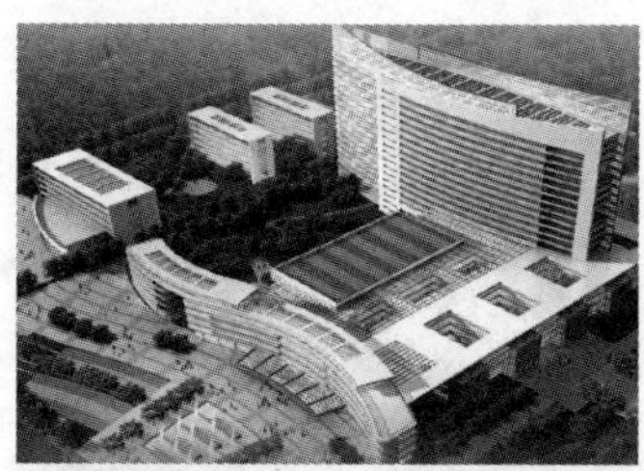
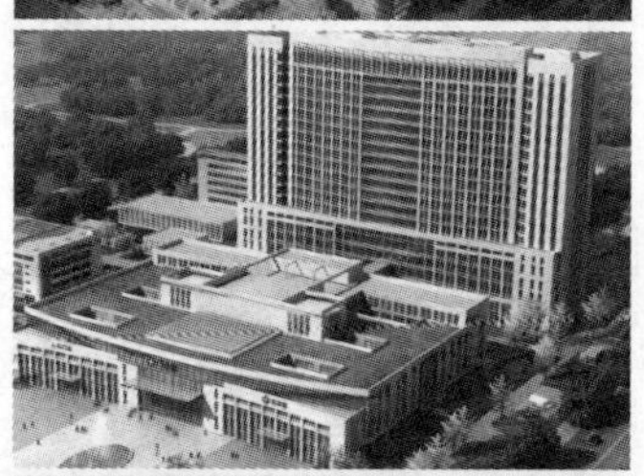
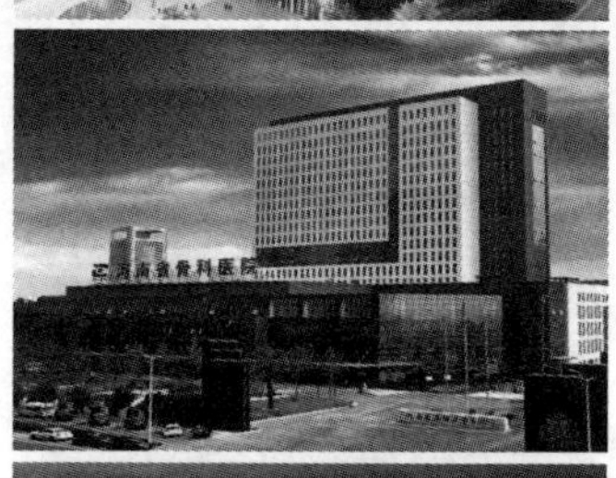
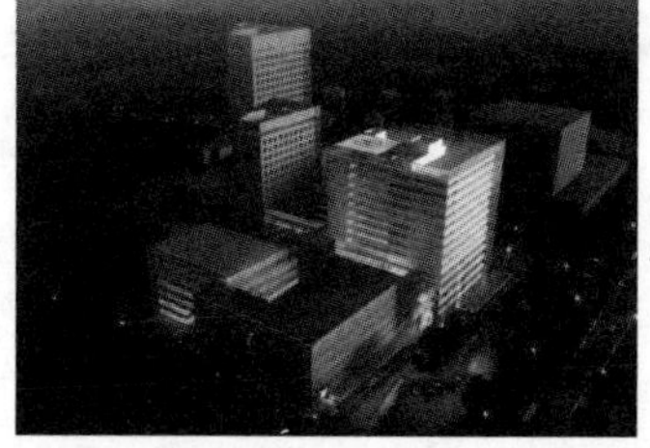

截至 2016 年 10 月，财政部 PPP 中心的“全国 PPP 综合信息平台项目库”发布第四期季报，全国入库项目共 10471 个，总投资需求额 12.46 万亿元，执行阶段的项目共 946 个，总投资需求额 1.56 万亿元，落地率 26%。如此巨大的 PPP 项目显示出了地方对基础设施建设和提升公共服务质量的巨大需求。在医疗领域，城镇化发展对医疗基础设施的需求非常迫切，加上“银色浪潮”的到来和大众健康期望值的升高，多样化、多层次的医疗服务供给出现了供不应求的情况。

本章整理了近期财政部 CPPPC 项目库中医疗卫生领域入库项目的基本情况，对中国 PPP 医疗项目现状进行了总结分析，然后结合国内外医疗领域 PPP 的研究成果，通过向中国国内专家发放调查问卷验证文献命题，包括 PPP 医疗项目的动机、关键成功因素、风险分担、潜在的问题、对策建议和项目绩效评估等。最后结合调查分析，总结促进 PPP 医疗项目健康发展的规制命题，为 PPP 医疗项目的协议达成和运作成功提供借鉴参考。

第一节 中国 PPP 医疗项目发展现状

2014 年，财政部为贯彻落实党的十八届三中全会精神下文推广运用政府和社会资本合作模式（PPP）促进经济转型升级、支持新型城镇化建设。2015 年，国务院转发财政部、发展改革委员会和人民银行三部门《关于在公共服务领域推广政府和社会资本合作模式的指导意见》，将 PPP 推广到所有公共服务领域，并将其提升至“稳增长、促改革、调结构、惠民生、防风险”的战略意义高度。在这种背景下，一些公共事业部门陆续出台相关行业政策推广 PPP 提供公共服务。综观全球的实际情况，各国是否在医疗领域采用 PPP 提供医疗基础设施和服务，与各国的政治、经济、社会和技术因素相关。

一、PPP 医疗项目的 PEST 环境分析

当前中国是否具备 PPP 医疗项目开展的环境，可以通过 PEST 模型进行分析。即对政治（Politics）、经济（Economic）、社会（Society）和技术（Technology）四个基本环境因素的分析。如果这四个环境都具备了好的条件，才有利于 PPP 项目协议的达成和实现项目最终的成功。

（一）政治环境

目前，大多数国家的政策过程由以下环节组成：问题的发现和报告、公众和媒体的参与、利益集团的博弈、决策部门的考量、政策的审议通过、政策的执行力度、实施效果评价等。政策过程的公开程度、各方利益得到表达的程度、各利益方的政治能量和政府行政体系的执行能力都是决定政策最后形态和实施效果的重要因素①。

在中国，至今没有一部《医疗法》，但在新医改的核心政策中提出了把基本医疗卫生制度作为公共产品向全民提供，政府主导与发挥市场机制作用相

---

① 蔡江南：《医疗卫生体制改革的国际经验：世界二十国（地区）医疗卫生体制改革概览》，上海科学技术出版社 2016 年版。

结合，强化政府在制度、规划、筹资、服务、监管等方面的职责，维护公共医疗卫生的公益性，促进公平公正。这说明，基本医疗服务供给是中国政府的基本职责之一。在发挥市场机制作用方面的指导意见是：通过特许经营、公建民营、民办公助等模式，支持社会力量举办非营利性医疗机构，健全法人治理结构，建立现代医院管理制度，丰富筹资渠道。再加上 2015 年国务院下文推广 PPP 提供公共服务的政策，PPP 医疗项目的政治环境是非常有利的。

（二）经济环境

经济环境主要包括宏观和微观两个方面的内容。宏观经济环境主要是指一个国家的人口数量及其增长趋势，国民收入、国民生产总值及其变化情况以及通过这些指标能够反映的国民经济发展水平和发展速度。微观经济环境主要是指项目所在地区或所服务地区的消费者的收入水平、消费偏好、储蓄情况、就业程度等因素。再从供求关系看，伴随着人口的老龄化、城镇水平的提高、生活方式的改变、财富的增长以及全民医保的推进都驱动了市场扩容。从人均卫生支出看，中国居民人均卫生支出额从 2009 年的 1314.3 元增长至 2014 年的 2586.5 元，年平均增长率为 14.4%。从供给看，每千人口医疗卫生机构床位数在 2009 年为 3.32 张，2014 年为 4.83 张，年平均增长 7.8%[①]。前者增长速度是后者的近 2 倍。可见，医疗市场需求空间还很大。

政府是否有能力雇佣医疗机构提供卫生保健产品取决于该国的经济发展水平和税收收入。在当今世界，没有通过税收收入进行卫生筹资的国家已经比较少见，税收收入的高低直接制约了卫生保健产品的生产和提供。最近的 20 年，部分国家经济持续下行，加上人口老龄化和慢性病扩散带来的需求增长，各国政府扮演的角色正受到经济因素的严重影响。中国是世界经济大国，人均 GDP（2015）已经进入 8000 美元行列，但从政府实际对公立医院的投入补偿情况看，补偿部分与医院的人员经费支出相去甚远，特别是财政严重依赖中央转移支付的地区，地方政府对公立医院的投入是杯水车薪。因此，地方政府引入 PPP 分担财政支出的压力是符合当前的经济环境的。

（三）社会环境

社会环境包括一个国家或地区的居民教育程度和文化水平、宗教信仰、

① 数据来自《2012 中国卫生统计年鉴》及 2014 年、2015 年的《卫生和计划生育事业发展统计公报》。

风俗习惯、审美观点、价值观念等。在欧洲，人们普遍认为提供卫生保健产品是政府的重要职能，但在以个人自由为重的美国，相当多的人认为提供卫生保健不是政府的职责，甚至连美国医学会都在 20 世纪 60 年代激烈地反对《联邦医保法案》的通过。这种社会环境的不同导致了欧洲和美国在医疗卫生制度上的重大差异，虽然他们在政治、经济上相似程度较高。在中国，以政府办医为主的医疗卫生服务体制已经运行了多年，尽管从医疗费用支付制度上看，经历过不少变化，但就总体情况看，公众认为提供卫生保健产品是政府的主要职能之一。因此，采取 PPP 模式是符合基本的社会环境的。

但从微观的社会环境看，如果一个地区在公立医院改制上有过失败的案例，大众和利益相关方对公立医院的任何改革都会持有一定的偏见。是否拥有 PPP 医疗项目良好的微观社会环境，需要在项目发起前进行广泛的社区协商，包括地方官员、社区居民、公立医院医务人员，甚至医疗协会或相关社会组织团体。经过协商，还不具备良好的社会环境不应强行推进 PPP 项目。只有依法治国，才是提升国家治理能力和促进公共利益的具体表现。

（四）技术环境

技术环境包括国家对医疗技术的投资和支持重点、该领域技术发展动态和研究开发费用总额、技术转移和技术商品化速度等。现代医疗具有科技含量高的特征。在一些国家，私立医院往往具备更先进的医疗技术水平，因此外包临床服务才有可能，外包的目的是解决公立医院等候时间长，效率低的实际困难。但在中国的大部分地区，特别是医疗资源不丰富的地区，优质医疗资源往往集中在公立医院。目前，中国公立医院的整体技术水平要胜过民营医院，这决定了中国 PPP 医疗项目中社会资本负责运营的只是非临床支持服务。

但是，伴随着未来健康产业的发展，各种技术联盟将成为一种趋势，例如网络技术与医疗服务的结合，大型医疗设备厂商与地方医疗的合作，远程系统将社区与公立医院进行对接，物流公司与急诊医院相结合等，如果能通过 PPP 医疗项目充分发挥强强联盟的优势，这将为中国的医疗卫生事业发展注入新的动力。

从以上分析看，中国具有采用 PPP 的基本条件和背景。一方面，政府有提供基本医疗服务的责任，但在医疗基础设施建设和服务供给上政府财力不足，并且管理效率不高；另一方面，社会资本资金投入能弥补医疗基础设施建设的资金缺口，并通过自己的管理经验来运行非临床支持服务，通过专业项目公司的运营来降低维护基础设施的费用。另外，政府通过分期租金或可行性缺口补助的方式支付建设费用，通过降低全生命周期的投资、运营成本来实现资金的物有所值。

二、中国 PPP 医疗卫生项目的现状

随着中国政府的大力推进，PPP 项目在短短两年内如雨后春笋在全国各地遍地开花。财政部结合政府支出责任预算管理的要求，考虑中国政府的治理结构，将公共服务的 PPP 项目划分为 19 个行业。[①] 中国 PPP 项目的行业分布与欧洲不太相同，欧洲国家基本步入高收入国家行列，基础设施发达，城镇化率高，PPP 的分布行业集中在教育、交通、医疗卫生、一般公共服务、环境、文化重塑上（见图 6-1）。而中国还处于中等收入国家行列，在各类基础设施和公共服务提供上都有巨大需求（见图 6-2）。

（一）公共服务领域的 PPP 项目概况

截至 2016 年 9 月，财政部 PPP 中心的“全国 PPP 综合信息平台项目库”发布第四期季报，全国入库项目共 10471 个，总投资需求额 12.46 万亿元，执行阶段的项目共 946 个，总投资需求额 1.56 万亿元，落地率 26%。贵州、山东、新疆、四川和内蒙古排在前 5 位，合计占入库项目的近一半。项目

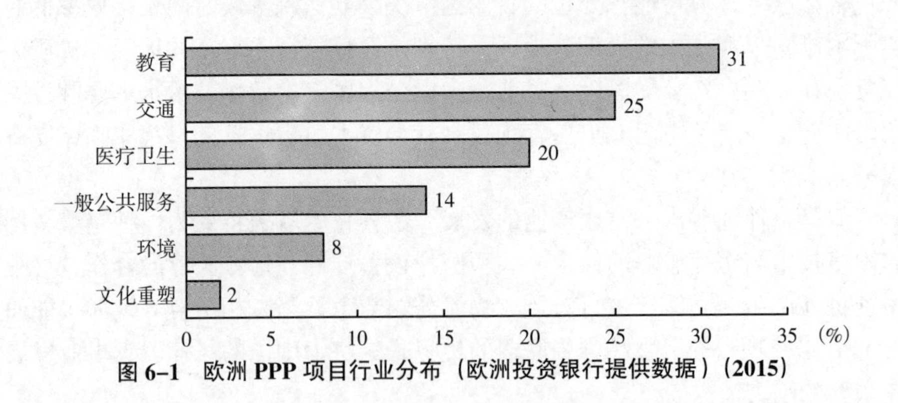

图 6-1 欧洲 PPP 项目行业分布（欧洲投资银行提供数据）（2015）

① 19 个行业中，医疗和卫生被列为一类。从入库的卫生项目看，卫生院、疾控中心、艾滋病关爱中心等，如果从健康的角度看，医疗和卫生已经很难清晰地进行划分，尽管本书将研究范围限于医疗服务，但在本章将卫生基础设施项目也纳入分析中，以了解整个行业的基本情况，请读者审视。

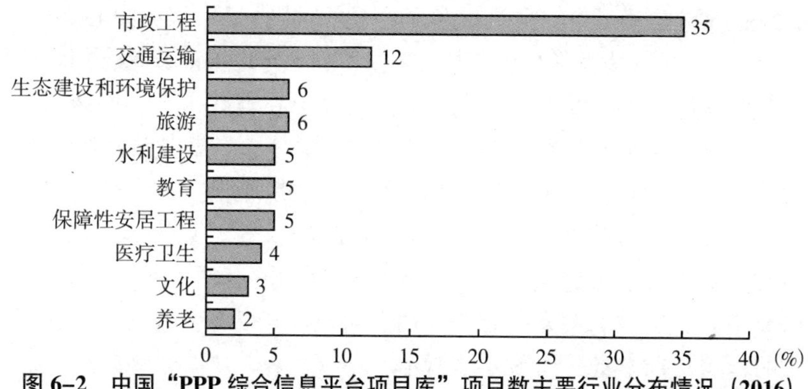

图 6–2 中国“PPP 综合信息平台项目库”项目数主要行业分布情况（2016）

所属行业中，市政工程、交通运输和片区开发占前三位，合计超入库项目的一半。

（二）PPP 医疗卫生项目的现状描述

截至 2016 年 10 月，在财政部政府与社会资本合作中心（CPPPC）的“全国 PPP 综合信息平台项目库”中，入库 PPP 医疗卫生项目共 466 个，占总项目比为 4%。投资需求额 2171 亿元，占总比 2%。和 2016 年 6 月公布的数据对比看，增长率为 3%，低于行业平均增长率 5.3%，其中增长最快的是市政工程和交通运输。在 PPP 医疗卫生类项目中，项目投资额从 800 万元到 50 亿元不等。现阶段 PPP 在医疗卫生领域的运用主要集中在医疗卫生基础设施和服务的提供上，如健康城、医疗中心、综合性医院、专科医院、老年病医院、妇女儿童保健中心、社区卫生院、疾控中心、急救中心、临床医学研究中心、药物研究中心、康复中心、智慧医疗、全科医生培养基地、艾滋病关爱中心、体检中心、传染病防治中心、医疗废弃物处置设施和太阳能配套设施等，运用范围非常广泛。从医疗卫生领域的入库项目看，项目呈现出类别多、规模大、落地难、城市多、农村少等特点。

1. 项目的主要类别分布①

入库医疗卫生项目的主要类别，参照了国家医疗机构管理的分类标准，分为 13 个主要类别。主要分布情况是，综合医院类共 379 个，占总数的

① 参见《国家卫生计生委关于修改〈医疗机构管理条例实施细则〉的决定（征求意见稿）公开征求意见的通知》（2016 年 11 月 1 日）。由于医疗基础设施承担的功能有交叉，因此仅参照医疗机构进行初步分类。

81%；妇幼保健院类共22个，占总数的5%；社区卫生服务中心类共9个，占2%；中心卫生院类共13个，占3%；疗养院类共4个；综合门诊部类共1个；诊所类共1个；村卫生室类为0；急救中心类共1个；临床检验中心类2个；专科疾病防治院类共1个；护理院类共1个；其他诊疗机构类共16个，占3%；综合类共16个，占3%。综合类是指项目包括了多种类别组合，例如健康城项目（医疗城项目）、医疗产业园项目等。其他诊疗机构类主要包括行政服务中心、健康信息平台、健康管理中心、医疗废弃物处理中心、医药研究中心、艾滋病关爱中心等。由此可见，PPP模式在医疗卫生基础设施领域的运用类别丰富，如图6-3所示。

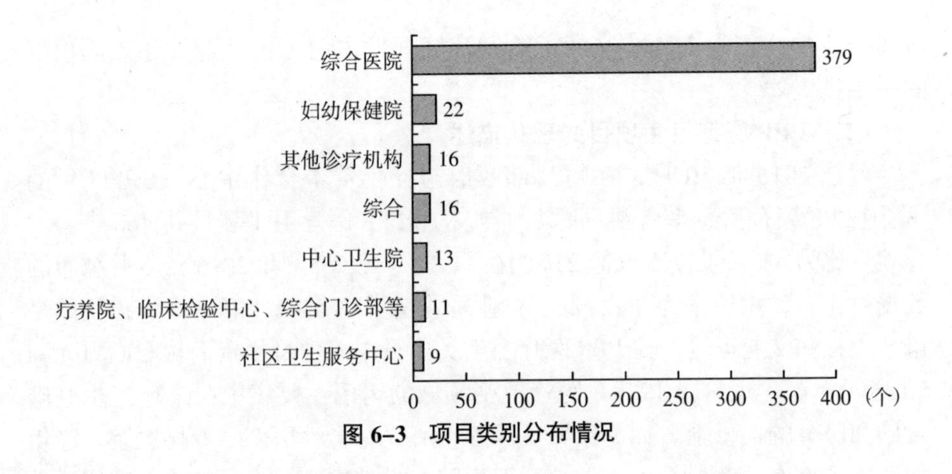

图6-3　项目类别分布情况

2. 项目发起及区域分布

项目为政府发起的共456个，占总个数的98%，社会资本方发起的共10个，占2%。区域分布上，西部最多，为240个，占总个数的51.5%；东部125个，占26.8%；中部87个，占18.7%；东北部14个，占3%。省域分布看，排名前5位的省份分别是贵州、山东、河南、四川和新疆，如图6-4所示。

3. 项目的投资规模分布

项目投资规模在10亿元以上的共59个项目，占总数的13%，投资额为1024亿元，占总投资额的47%。主要类型为：医院项目共48个，占83%，综合项目共9个，占14%。其他项目共2个。医院项目区域分布上，东部占41%，中部34%，西部25%。3亿~10亿元规模的共158个，占比34%；1

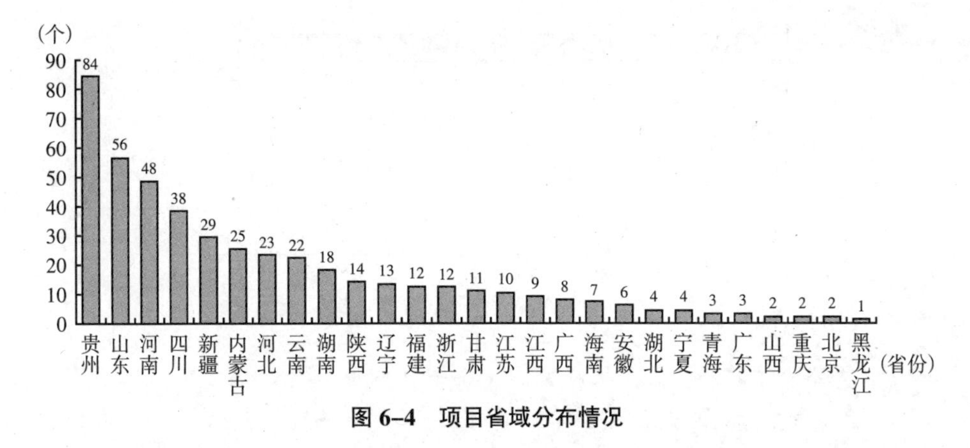

图 6-4　项目省域分布情况

亿~3 亿元规模的共 140 个，占比 30%；1 亿元以下规模的共 109 个，占比 23%，其中医院项目、其他诊疗机构和妇幼保健院三种类别占比居前三位，分别是 60%、10%和 9%。

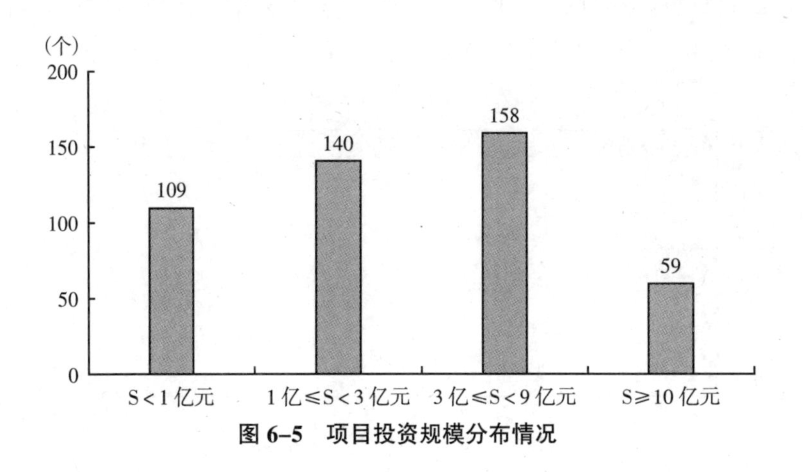

图 6-5　项目投资规模分布情况

4. 项目执行进度情况分布

按财政部标准，项目落地率指执行和移交两个阶段项目数之和与准备、采购、执行、移交 4 个阶段项目数总和的比值。按此口径计算，入库的医疗卫生项目落地率为 17%，其中，落地项目医院类别占 97%。三批财政部示范项目落地率为 34%。按区域看，东部落地率为 30%；中部为 16%，西部为 9%，东北部为 0。

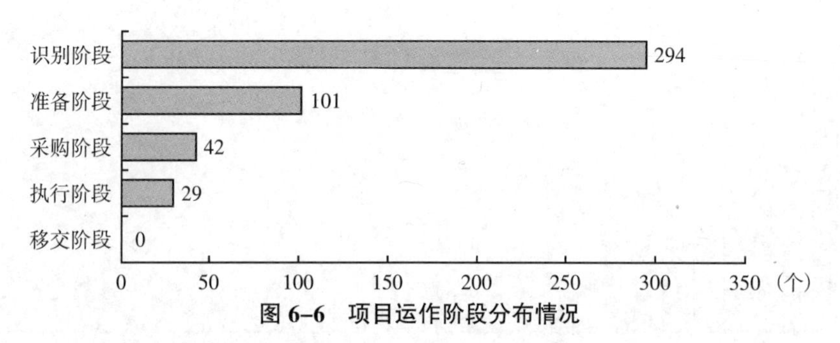

图 6-6 项目运作阶段分布情况

5. 项目运作方式、回报机制和拟合作平均年限

项目采取的运作方式中，BOT（建设—运营—移交）共 314 个，占总数比为 67%；其他共 56 个，占比 12%；BOO（建设—拥有—运营）共 56 个，占比 12%；TOT（转让—运营—移交）共 21 个，占比 5%；ROT（改建—运营—移交）共 15 个，占比 3%；O&M（委托运营）共 4 个，占比 1%。项目回报机制中，使用者付费 253 项，占比 54%，拟合作期限平均为 21.2 年；可行性缺口补助 141 项，占比 30%，拟合作期限平均为 19.7 年；政府付费 72 项，占比 16%，拟合作期限平均为 13.4 年。

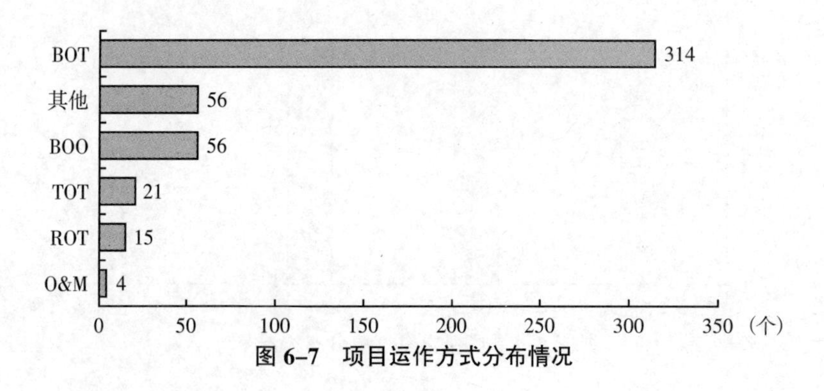

图 6-7 项目运作方式分布情况

6. 示范项目的融资方式

以入库的示范项目看，PPP 医疗项目的融资主要是以股权融资加债权的间接融资模式为主。在三批示范项目中，明确以股权融资方式组建项目公司的有 17 个，占示范项目总数比为 46%。同时，在股权融资的基础上，再以项目公司的名义进行间接融资，向银行贷款。

（三）中国 PPP 医疗卫生项目的特点

以财政部的入库项目为样本看，中国 PPP 医疗卫生项目呈现出类别多、规模大、落地难、城市多、农村少、运作方式以 BOT 为主、回报机制以使用者付费和可行性缺口补助为主、融资模式以股权融资加债权融资为主等特点。

1. 设施类别丰富

由于医疗卫生基础设施承担的功能存在交叉重叠，因此，现阶段按功能进行分类比较困难，但伴随着医疗卫生事业的发展，设施功能化的倾向越来越明显。笔者参考日本学者谷口汎邦从功能分类的角度，将医疗卫生基础设施分为三类：保健、医疗、福利三大类。[①] 保健类的基础设施主要是预防疾病和增进健康，包括研究中心、预防设施、运动中心、保健中心和体检中心。财政部入库项目中这五种都有，但运动中心归为体育类。医疗类的基础设施主要是诊断、治疗、护理三种。包括医院、社区卫生服务中心、卫生院、急救中心、临床检验中心、护理院等。入库项目中除专门的病理诊断、医学影像、血液透析中心外，其他医疗类都有项目。福利类主要是指康复、（家庭）护理、家庭援助三种，包括特殊医疗、康复、安宁疗护等。本批入库项目中除专门的安宁疗护外，其他都有。由此可见，PPP 模式在医疗卫生基础设施领域的运用类型丰富。

2. 项目规模大

投资额超过 10 亿元的项目共 59 个，投资额为 1024 亿元，占总投资额 2171 亿元的 47%。主要类型为：医院项目共 48 个，平均投资额为 17 亿元/个。综合项目共 9 个，主要是健康城和医疗产业园，平均投资额规模 21 亿元/个。其他 2 个项目是妇幼保健院和疗养院。回报机制：使用者付费 29 项，占比 60%，可行性缺口补助 17 个，占比 34%，政府付费 3 项，占比 6%。在这批项目中，公布了床位资料上 1000 张的有 25 家医院，建筑面积从 12 万平方米至 60 万平方米不等。由此可见，如果这些项目顺利落地，可以认为，PPP 模式将助推一批“超级医院”的出现。

3. 项目落地不理想

入库的医疗卫生项目落地率为 17%，与其他行业的落地率 26%相比，低

---

① ［日］谷口汎邦：《医疗设施》，中国建筑工业出版社 2004 年版。

了9个百分点。三批财政部示范项目落地率为34%，与示范项目总体落地率58.2%相比，低了24.2个百分点。从类别看，落地的几乎都是医院项目。从省域看，医疗卫生项目发起最多的前五个省，贵州省的落地率为9%，山东为40%，河南为14%，四川为0，新疆为1%。规模上10亿元的项目，落地率为9%。项目进入执行阶段的项目共29项，平均投资额为5.5亿元/个，东部占了52%，西部和中部分别占14%，东北部为0。可见，医疗卫生整个行业的落地率并不理想，落地较好的是经济条件较好的东部地区。

4. 项目主要集中在城市

入库PPP医疗卫生项目中，镇、乡、村级别的项目共14项，占总项目数466个的3%。其中以乡镇中心卫生院项目居多，乡镇卫生院项目13项，村卫生站1项，即四川巴中市经开区社区及村级卫生站建设项目，涉及村级卫生站40个。由于PPP项目本身的复杂性，融资成本较高，因此要求项目应有一定的规模，才能更好地实现投入资金的“物有所值”。加上农村对社会资本的吸引力不足，因此，农村项目少。但是四川省巴中市的做法值得借鉴，即采取捆绑式开发。

5. 运作方式以BOT为主，融资方式以混合型为主

从入库项目看，PPP医疗卫生项目的运作方式以BOT为主，代表现阶段以特许经营类项目为主，即社会资本或项目公司承担项目的设计、融资、建设、运营，维护和用户服务职责，最后合同期满后项目资产移交回政府。回报机制以使用者付费和可行性缺口补助两项为主，占比84%，平均年限为21年。政府付费项目占比16%，平均年限为13.4年。政府付费的项目中，大部分是公立医院的整体迁建项目，通过政府付费模式能更好地体现政府办医的基本职责。如果选择了使用者付费或可行性缺口补助的项目合作期限应该足够长，才能保证社会资本合理的收回投资回报。入库项目公开资料中显示，融资方式以股权融资加债权的间接融资为主，没有发行债券进行融资的项目。

6. 对公立医院体制机制改革开始产生影响

从现阶段的入库项目看，PPP医疗卫生项目以医院项目为主，同时主要以基础设施建设和非临床支持服务提供为主，并辅之器械和药品的供应，已经对公立医院体制机制开始产生影响，主要体现为：一是促进了多元化办医格局的实现。尽管PPP项目主要以提供基础设施和非临床支持服务为主，但从筹资的角度，社会资本开始为政府分担办医责任，入资公立医院。二是社

会资本控股后，对医院实施整体管理带来的影响。在 PPP 医疗项目中，有一部分是政府与社会资本合作共同建设一家新的医院，这家医院的整体管理交由社会资本方进行，在这种模式下，公立医院将建立起现代法人治理结构，对医院进行企业化的管理，实现了“管办分开”，成为医改的一个试验场，为未来的比较研究提供了范本。三是社会资本方负责器械和药品的供应将与传统政府采购可以形成对比。四是 PPP 医疗卫生项目对区域内其他公立医疗机构将形成竞争压力。PPP 医疗项目的规模都不小，加上原有公立医院的品牌和基础实力，形成的竞争力是社会资本单独办医无法比拟的，这种结合必然对同区域的其他公立医院造成竞争压力，对提升整个区域的医疗服务质量和效率起到促进作用。

三、小结

现阶段我国 PPP 医疗卫生项目出现上述特点，从根本上说，与 PPP 模式本身的灵活性和复杂性有关。PPP 模式相较过去医疗基础设施建设常用的“银行贷款，政府贴息”的传统建设方式有一定的区别，它是一种更依赖社会资本力量的模式。目前，PPP 医疗卫生项目“落地”情况不理想，一方面是项目发展进程的自然想象，因为大多项目尚处于识别阶段，刚刚被发起；另一方面，也有一些现实现实困难，根据上文分析，笔者总结了四个方面的原因，并提出相应的对策建议。

（一）地方财政投入不足的现实困境

PPP 模式的本质是让专业的人干专业的事。发起项目的初衷应定位为 PPP 模式能更好地控制医疗卫生基础设施的财政支出预算、控制施工进度和提供更优质高效的非临床服务。但从入库项目数量看，西部省份发起的项目最多，一些县甚至出现了同时上马 10 个项目的情况。从投资回报方式也可看出，政府付费仅占 16%，可见，地方政府采用 PPP 模式的基本原因之一仍是基于财政投入不足的现实困难。在这种现状下，除了医院项目，一些难以通过使用者付费收回投资回报的项目，即自偿率低的项目，例如卫生院项目、社区卫生服务中心、疗养院等难按预期时间吸引到社会资本的投资。PPP 模式只是医疗卫生基础设施建设的模式之一，地方政府应理性看待 PPP 模式，科学制定区域内卫生发展规划。鉴于地方医疗卫生财政投入不足的现状，地方政府应落实好项目的物有所值评价和财政可承受能力论证，对项目进行科学筛选，避免同时上马多个医疗卫生项目。

（二）投资规模大、风险高、门槛高

从上文分析看出，投资规模上10亿元以上的项目落地率低于整体水平。医疗卫生项目如果以使用者付费为回报机制的，则项目年限都比较长，大部分项目床位的开放是一个循序渐进的过程，在运营初期，床位仅开放部分的情况下，医院可能会经历短则一两年，长则三五年的亏损期。这就要求社会资本方要具有较强的还贷能力。[①] 此外，医疗卫生项目的社会敏感度高，按照国外的经验，一旦发生医疗事故、设施质量问题或经营亏损将加大项目公司的经营风险。因此，社会资本参与PPP医疗卫生项目相对更为谨慎。[②] 从投资回报机制中看，一些项目通过许以项目上下游链条利润或资源来作为投资回报补偿，无形中要求社会资本要具备整合这些资源的能力，使社会资本的进入门槛相应提高。[③] 针对上述分析，地方政府应注重项目在经营初期给予更多的信任、激励和扶持。另外，由于医疗卫生项目对社会资本的要求较高，政府应鼓励社会资本组建联合体进行投标，国外医疗卫生项目的联合体一般包括银行、建造商、物业公司、健康服务公司和零售公司等。

（三）政策规制尚有藩篱

既有的立法规制和政策惯性如果不及时调整都会成为新事物发展的藩篱，这是改革需要"整体观"的具体体现。从入库项目看，大多数项目社会资本方仅负责基础设施建设和非临床服务提供，不涉及医院利润分配问题。但也有项目是项目公司负责整个医院的运营，原公立医院负责临床服务提供。这类项目复杂程度最高，且涉及公立医院改革的一些体制机制问题。例如，现行体制下，非营利性医院可以享受税费优惠，但收益不能用于股东分红，执行非营利性医疗机构财务管理制度，这会影响社会资本的积极性。[④] 此外，如果项目定位为民办非营利性医疗机构，在人才竞争和生存环境方面，要落实新医改承诺的"同等对待"政策还需要时间。要突破制度的藩篱，需要进行顶层设计。目前，在引入社会资本办医的医改政策中，尚没有明确与PPP模式相对接的具体指导意见，这是目前最亟须解决的政策对接问题。

① 张璐琴：《公立医院改革与医疗行业PPP的发展》，《宏观经济管理》2015年第11期。
② 陈龙：《当代中国医疗服务公私伙伴关系研究》，云南大学博士学位论文，2013年。
③ 黄伟展：《医疗领域PPP项目落地羁绊及对策分析》，《招标采购管理》2016年第7期。
④ 李璐、孙长学、张璐琴：《当前医疗PPP推进中的问题及建议》，《宏观经济管理》2016年第6期。

（四）融资渠道单一

入库项目中，融资渠道多以股权融资为先，再通过项目公司进行债权融资，融资渠道比较单一。在国家大力支持医疗事业发展的背景下，当前金融行业对医疗行业的授信政策相对宽松，但并不代表没有融资困难。例如，在股权融资中，一些医院以品牌等无形资产入股项目公司，而这种无形资产在一些商业银行的授信政策中，无法进行抵押贷款，而一些项目中土地为划拨性质的，也不能用于抵押贷款。这些现状导致了项目公司融资的困难。伴随国家支持社会资本办医政策的陆续出台，在支持医疗项目融资方面，国家正在鼓励和引导金融机构增加健康产业投入，并探索无形资产质押和收益权质押贷款业务，鼓励发展健康消费信贷。同时支持符合条件的企业利用资本市场直接融资、发行债券和开展并购，鼓励引导风险投资。以上措施必然对拓宽 PPP 项目融资渠道发挥积极的作用。

采用 PPP 模式提供医疗卫生服务的根本目的是满足社会大众的健康需求，PPP 项目是否能取得成功，达成合作协议只是一个开始，在未来长达二三十年的经营期，项目实现医疗卫生服务提供的优质高效才是真正实现成功的基本指标。为此，在促进医疗卫生项目落地的同时，应理性对待 PPP 项目达成需要较长时间的客观现实，以确保项目能实现风险转移和物有所值目标。

第二节 中国 PPP 医疗项目运行机制调查研究

虽然 PPP 项目的时间长，风险多，但根据国外研究的经验，PPP 项目协议的成功达成和项目最终的成功一般都是有规律的。目前主要研究内容包括关键成功因素，风险分担方案和项目绩效评估。本节通过扎根理论、专家咨询对已有命题进行验证。根据前期研究整理出中国 PPP 医疗项目的基本命题，包括动机、风险分担、关键成功因素、潜在问题、项目绩效评估和对策建议六个内容。验证过程：首先，通过扎根理论梳理出最新的研究成果，对命题进行解释和论证；其次，通过专家咨询对基本命题进行科学判断和赋权；最后，结合案例调研中的访谈、数据印证命题成立的条件。

一、动机

（一）政府推动 PPP 医疗项目的动机

各国政府采用 PPP 进行医疗服务供给改革的动机各有侧重。在英国，政府主要用它缓解当期的财政支出压力，逐年向社会资本购买非临床支持服务。在澳大利亚，政府通过 PPP 引入社会资本的专业技术提供临床服务。在加拿大，政府通过 PPP 引入社会资本的管理经验和专业技术提高医院的管理效率。在法国和西班牙，长期富有成效的 PPP 经验逐渐被运用到了医疗部门。在南非，政府依赖掌握更多资源的社会资本提供更好质量的临床服务。政府推行 PPP 的动机可以被看成是政府使用 PPP 的目的，只有 PPP 项目最终达到了这些目的，对于政府来说，PPP 的启用才是成功的。

1. 命题

2015 年，国务院下文在能源、交通运输、水利、环境保护、医疗、卫生、养老、教育、文化等领域广泛推行 PPP 模式提供公共服务。文件明确提出采用 PPP 有利于加快转变政府职能，实现政企分开、政事分开；有利于打破行业准入限制，激发经济活力和创造力；有利于完善财政投入和管理方式，提高财政资金使用效益[①]。然而，在医疗卫生领域，PPP 还没有被写进全国性的医改政策中。笔者根据文献综述和专家访谈获得当代中国政府启用 PPP 的动机命题，并通过向专家发放咨询问卷和访谈的形式了解政府在医疗领域采用 PPP 实践的动机。

（1）突破体制瓶颈，提供特需服务，满足群众多层次、多样化的医疗需求。通过 PPP 政府可以在短时期内改善就医环境（陈建平，2002）。现代经济社会的发展与社会阶层的分化带来了人们在医疗卫生服务需求上的多样性。促进公私合作发展可改变政府办医单一的传统供给方式，通过市场提供多样化的服务，可满足人民群众对医疗服务的多层次需求（王国平，2008）。患者在家门口就可以享受到城市大医院的服务，既能得到及时有效的医疗救治，又能减轻远程交通带来的心理压力和经济负担（江耀睦、徐文辉等，

① 参见《国务院办公厅转发财政部发展改革委人民银行关于在公共服务领域推广政府和社会资本合作模式指导意见的通知》（国办发〔2015〕42 号）。

2012)。郭跃（上海仁济医疗集团总裁）认为，PPP 模式替政府缓解了医疗服务供需矛盾突出的难题（黄柳，2014)。PPP 办医模式在一定程度上缓解了“看病难”问题，并且在一定程度上满足了患者多样化的医疗服务需求，改善了医院的就医环境（曹亚娜、王洁等，2015)。社会资本方的管理模式能够在一定程度上提升公立医院管理的灵活性和反应性，有利于满足不同层次的医疗服务需求（黄二丹，2015)。

（2）引入社会资本办医，形成多元化办医格局的新医改政策目标。促进公私合作发展可以使医疗体制改革突破所有制问题上的瓶颈制约，构建多种所有制形式并存的医疗卫生服务体系（王国平，2008)。引导民间资本进入公立医院建设和运营，同时要注重培育医疗卫生市场，提升公共医疗服务供给能力和医疗服务消费能力，推进医疗服务供给的多元化（韩树杰，2011)。打破“唯公独大”的垄断格局，推动医疗服务供给多元化（张璐琴，2015)。政府通过与社会资本合作向社会开放公立医院基础设施项目可以拓宽公立医院建设融资渠道，形成多元化、可持续的办医格局，增加医疗服务提供能力（黄二丹，2015)。

（3）引入企业管理经验，提高服务质量和效率，形成公立医院间的竞争机制。政府希望通过引进私人投资，打破公立医院完全由公共投入的单一模式，在医院中引入市场竞争机制和私立机构管理模式，推动医院转换经营机制，改变运行效率低下的局面，达到“花钱买机制”的目的（陈建平，2002)。促进公私合作发展可以为公立医疗卫生机构改革提供新的视角和途径，促进公立医疗卫生机构在管理方式和运行机制等内部治理结构上的创新及现代医院管理制度的建立，从而改进公立医疗卫生机构的服务提供效率（王国平，2008)。引入高效率管理模式和管理文化，促进医院降低成本、提高效率（曹亚娜、王洁等，2015)。有利于建立社会竞争机制，促进医疗机构提高服务质量和服务效率（周子君，2015)。

（4）实现“管办分开”、“政事分开”，突破用人制度和分配制度的限制，调动医务人员积极性。PPP 实现公立医疗机构管办分离（雒敏、聂志萍，2010)，有利于进一步完善医疗服务提供体系，理顺政府与医院之间的关系，解决医改中难以解决的体制和机制问题，有效实现“政事分开”、“管办分开”，厘清政府与医院职责（周子君，2015)。郭跃认为，医院班子的任命权到了“第三方”手中，这样有效地回避了一些当地政府不必要的行政干预，医院可以专营业务（黄柳，2014)。

（5）实现企业自主招标，降低药品和设备成本，从而降低医疗服务费用。项目实施期全程采购费用比传统机制有大幅度下降，节约成本（周成武、严素勤等，2007）。韩晓芳（北京市医改办主任）说："政府还把医院药品和器械、设备采购权给了凤凰医疗，发现民营企业的采购价全部低于政府的采购价。例如，凤凰集团负责采购后，一个常用设备采购价在公立医院是90万元，但同样的设备，规格品牌完全一样，他们的采购价是27万元。这让我们看到了市场的真实价格，也期望通过这个环节的改革发现市场价值，倒逼公立医院改革"（黄柳，2014）。

（6）引入社会资本，弥补财政投入不足。PPP可弥补财政投入不足（郭永瑾，2005）。通过政府向社会资本融资可以有效缓解和弥补卫生财政不足，减轻国家财政负担（王国平，2008）。政府不需要资金投入就改善了本地区医疗卫生条件，解决了群众"看病难、看病贵"问题，成为政府的"民心工程"（江耀睦、徐文辉等，2012）。韩晓芳说："引进资金，这个资金进来以后，实际上解决了门头沟区政府在初期投入不足的问题"（黄柳，2014）。PPP可减少政府财政支出，促进公共财政支出转移。在政府层面，PPP办医模式能够在一定程度上减少政府在"办卫生"上的财政投入，促进公共财政支出向基本医疗卫生服务转移，增加医疗卫生服务的有效供给（曹亚娜、王洁等，2015）。有利于从整体上增加财政对公立医院基础设施的投入力度（黄二丹，2015）。能够解决政府由于财政资金不足而无法满足民众对医疗卫生服务需求的矛盾，借助社会资金和技术、管理能力，在短时期内提高当地的医疗技术水平，缓解医疗卫生资源不足状况，满足民众的医疗健康需求（周子君，2015）。

（7）引入社会资本，实现医院现代化建设，推动医院快速发展。韩晓芳说："进行BOT运营后，这两家医院门诊量大幅度提升，原来一些病治不了，现在都能治了，原来有些手术开展不了，现在都可以。现在医院的效益非常好"（黄柳，2014）。改革促进医院建立和完善现代医院制度和法人治理结构，规范医院运营和管理（周子君，2015）。

2. 专家咨询分析

本次共对30名专家进行了访谈和问卷调查，问卷调查发放30份，其中有效问卷为20份。问卷为自制问卷，内容来自文献综述。20位专家、领导和学者的人口学特征如表6-1所示。

表 6-1 被调查者基本人口学特征

		人数	百分比（%）
性别	男	15	75
	女	5	25
所在部门	政府机关	4	20
	企业管理层	4	20
	研究机构	4	20
	医院	5	25
	高校	3	15
职务	单位领导	11	55
	中层干部	7	35
	普通职员	2	10
学历	本科	4	20
	硕士	3	15
	博士	7	35
	缺失	6	30
分类总计		20	100

政府推动 PPP 医疗项目最根本动机的前五位：①“引入社会资本办医，形成多元化办医格局的新医改政策目标”；②“引入社会资本，弥补财政投入不足”；③“突破体制瓶颈，提供特需服务，满足群众多层次，多样化医疗需求”；④“实现政事分开，突破用人制度和分配制度的限制，调动医务人员积极性”；⑤“引入企业管理经验，提高服务质量和效率，形成公立医院间的竞争机制”。

表 6-2 政府推动 PPP 医疗项目动机的第一原因

原因陈述	频率	百分比（%）
引入社会资本办医，形成多元化办医格局的新医改政策目标	8	40
突破体制瓶颈，提供特需服务，满足群众多层次，多样化医疗需求	5	25
引入社会资本，弥补财政投入不足	5	25
引入企业管理经验，提高服务质量和效率，形成公立医院间的竞争机制	1	5
实现“政事分开”，突破用人制度和分配制度的限制，调动医务人员积极性	1	5

表 6–3 政府推动 PPP 医疗项目动机的第二原因

原因陈述	频率	百分比（%）
引入社会资本，弥补财政投入不足	8	40
引入企业管理经验，提高服务质量和效率，形成公立医院间的竞争机制	5	25
引入社会资本办医，形成多元化办医格局的新医改政策目标	4	20
引入社会资本办医，形成多元化办医格局的新医改政策目标	4	20
引入社会资本，实现医院现代化建设，推动医院快速发展	2	10
实现“政事分开”，突破用人制度和分配制度的限制，调动医务人员积极性	1	5

表 6–4 政府推动 PPP 医疗项目动机的第三原因

原因陈述	频率	百分比（%）
突破体制瓶颈，提供特需服务，满足群众多层次，多样化医疗需求	7	35
引入社会资本办医，形成多元化办医格局的新医改政策目标	4	20
引入企业管理经验，提高服务质量和效率，形成公立医院间的竞争机制	3	15
实现“政事分开”，突破用人制度和分配制度的限制，调动医务人员积极性	3	15
引入社会资本，弥补财政投入不足	2	10
实现企业自主招标，降低药品和设备成本，从而降低医疗服务费用	1	5

表 6–5 政府推动 PPP 医疗项目动机的第四原因

原因陈述	频率	百分比（%）
实现“政事分开”，突破用人制度和分配制度的限制，调动医务人员积极性	7	35
引入社会资本办医，形成多元化办医格局的新医改政策目标	3	15
引入企业管理经验，提高服务质量和效率，形成公立医院间的竞争机制	3	15
实现企业自主招标，降低药品和设备成本，从而降低医疗服务费用	3	15
突破体制瓶颈，提供特需服务，满足群众多层次，多样化医疗需求	2	10
引入社会资本，弥补财政投入不足	2	10

表 6–6 政府推动 PPP 医疗项目动机的第五原因

原因陈述	频率	百分比（%）
引入企业管理经验，提高服务质量和效率，形成公立医院间的竞争机制	5	25
实现“政事分开”，突破用人制度和分配制度的限制，调动医务人员积极性	6	30
引入社会资本，实现医院现代化建设，推动医院快速发展	3	15

续表

原因陈述	频率	百分比（%）
实现企业自主招标，降低药品和设备成本，从而降低医疗服务费用	3	15
突破体制瓶颈，提供特需服务，满足群众多层次，多样化医疗需求	2	10
引入社会资本办医，形成多元化办医格局的新医改政策目标	1	5

表 6–7　政府推动 PPP 医疗项目动机

原因陈述
突破体制瓶颈，提供特需服务，满足公众多层次，多样化医疗需求
引入社会资本办医，形成多元化办医格局的新医改政策目标
引入企业管理经验，提高服务质量和效率，形成公立医院间的竞争机制
实现“政事分开”，突破用人制度和分配制度的限制，调动医务人员积极性
实现企业自主招标，降低药品和设备成本，从而降低医疗服务费用
引入社会资本，弥补财政投入不足
引入社会资本，完成政府招商引资任务
引入社会资本，实现医院现代化建设，推动医院快速发展
其他

（二）公立医院参与 PPP 医疗项目的动机

PPP 医疗项目的发起一般分为政府发起和社会资本发起两种，但公立医院主动向卫生主管部门申请寻求与社会资本合作也是一种途径。本次调查中，公立医院参与 PPP 医疗项目的动机命题主要来自前期的调查访谈，访谈对象包括实施改革的公立医院领导、中层干部，社会资本方企业领导及专家学者。

问卷调查结果的前五位分别是：①引入社会资本，实现医院现代化建设，推动医院快速发展；②引入社会资本，偿还银行贷款及其他债务；③引入企业管理经验，提高服务质量和效率，与其他医院竞争；④实现企业自主招标，降低药品和设备成本，从而降低医疗服务费用；⑤突破用人制度和分配制度的限制，调动医务人员积极性，如表 6–8 所示。

（三）社会资本方参与 PPP 医疗项目的动机

由于缺少研究，社会资本方参与项目的动机命题也来自前期访谈，笔者总结。问卷调查结果前三位分别是：①获得稳定的投资回报；②获得医院资

表 6-8 公立医院参与 PPP 医疗项目的动机命题

原因陈述
引入社会资本，实现医院现代化建设，推动医院快速发展
引入社会资本，偿还银行贷款及其他债务
引入企业管理经验，提高服务质量和效率，与其他医院竞争
实现企业自主招标，降低药品和设备成本，从而降低医疗服务费用
突破用人制度和分配制度的限制，调动医务人员积极性
突破体制瓶颈，提供特需服务，满足公众多层次，多样化医疗需求
执行政府医改政策
提高患者满意度
其他

产和现金流，进入公司市值，增加公司业绩，拉动股票升值；③热心医疗卫生事业，为医疗事业贡献力量，实现企业价值观。如表 6-9 所示。

表 6-9 社会资本方参与 PPP 医疗项目的动机命题

原因陈述
获得稳定的投资回报
获得医院资产和现金流，进入公司市值，增加公司业绩，拉动股票升值
热心医疗卫生事业，为医疗事业贡献力量，实现企业价值观
开发新兴产业（养生地产、健康旅游），获得医院技术支撑
实现产销一体化经营
其他（请说明）

二、风险分担

在传统的政府采购政策中，若由政府承担拥有和管理基础设施的风险，通常会耗费大量且未经估算的费用。若将一部分风险转移到一个能够以更低成本对其进行管理的社会资本，则能够降低政府的总费用支出，但将风险全

部转移的成本效益并不高。PPP 寻求取得最佳的风险分担。[①] 风险分担是否合理往往关系到 PPP 激励是否妥当，更关系到 PPP 项目最终是否成功。在基础设施领域，研究风险识别和分担的成果较多。本研究以基础设施的风险分担和第二章问题案例反映的风险作为研究基础，同时参考了程哲（2011）和杜颖（2014）的研究成果，得到风险分担的命题。

（一）命题

在 PPP 合同中，风险分担的一个重要原则是让每一种风险都能够由最善于应对该风险的合作方承担，这样整个项目的风险就降低了。如何更好地分担风险类型和风险比例，使合作投资项目的目标达到最优，这需要政府在经济效益和社会效益间找到一个平衡点，本质上社会资本与政府部门间如何分担风险是一个博弈的过程，但风险分担的一般原则是按控制风险的能力进行分担，即谁最有能力控制风险或处于风险控制的有利地位，谁就承担该类风险。公私双方各有其能力和优势，但在建设、运营过程中承担风险的能力不同，为了使合作成功，合作组织关系稳定，公私双方承担的风险不应超过其承受能力，如政治风险应由政府承担，政府能以较低的成本承担政治风险，而社会资本承担项目成本超支风险的能力较强[②]。

（1）政治风险。政治风险主要是指 PPP 项目所在国政治环境方面发生意料之外的变化给项目带来的风险。包括：①政局不稳定风险：项目合同期内出现政变、大规模的政治游行、示威抗议或罢工等。政局稳定是 PPP 医疗项目顺利进行的基本保障，风险由政府承担；②政策的潜在变化：项目在实施过程中政策潜在发生变化而导致的风险。政府政策的科学性、连续性、公开性、透明性决定政策风险的大小。政策内容包括融资、税收、环保等。由政府承担该风险；③政府行为风险：政府决策失误、审批延误、干预、征用（国有化）等行为带来的风险，由政府承担；④法律不完善风险：相关法律法规的层次低、效力差，甚至相互冲突等不完善带来的风险。由双方共担。

（2）建设风险。建设风险主要指在 PPP 医疗项目的设计、建设合同中存在的风险。主要包括：①设计风险：医疗基础设施设计不当导致的工程变更、延误、成本增加、使用不便等带来的风险。主要由社会资本承担，但可

---

① ［英］达霖·格里姆赛、［澳］莫文·K. 刘易斯：《公私合作伙伴关系：基础设施供给和项目融资的全球革命》，济邦咨询公司译，中国人民大学出版社 2008 年版。

② 何寿奎：《公共项目公私伙伴关系合作机理与监管政策研究》，重庆大学博士学位论文，2009 年。

以转移给合作方的设计部门承担。因政府更改设计而造成的风险由政府承担；②土地/选址风险：土地获得困难、获取成本和时间超过预期，使得项目成本增加或失败的风险，另外还有土地选址不符合项目特点，造成供需矛盾严重使项目失败的风险应由政府和社会资本共同承担；③完工风险：项目因不可抗力外的原因造成工程延期带来的风险由社会资本承担。

（3）运营风险。运营风险主要指将医疗机构交予社会资本进行运营的过程中，由于自身经营不善、供需变化、价格规制、付费机制、市场竞争等原因造成的风险。包括：①经营能力不足：资质造假、缺乏管理经验、人力资源管理混乱等造成经营不善，甚至破产的风险由社会资本承担。②医疗事故风险：在社会资本运营医疗机构期间产生的医疗事故责任由社会资本承担。③医务人员抵触风险：由于医疗机构产权属性的改变，或医院经营不善等带来的医务人员抵触风险由政府与社会资本共同承担。④人才流失风险：在发生产权属性变化的改革中，医务人员事业身份编制和变革本身带来的人员流失的风险由社会资本承担。⑤医疗服务供给中断风险：由于社会资本经营不善等造成的医疗服务供给中断及其带来的风险由政府与社会资本共担。⑥供需变化风险：医疗服务需求高于预期或低于预期的风险，通常由于需求预期的不合理估计，导致医疗基础设施/设备不足或空置的风险由社会资本承担。⑦价格规制风险：PPP 项目运营后，由于政府对价格进行规制带来的风险由政府与社会资本共同承担。⑧付费/补偿机制风险：PPP 医疗项目是否能够纳入医保付费体制和政府补偿机制造成的风险由政府与社会资本共同承担。⑨市场竞争激烈造成的风险：由于规划失误，同一个地区内存在多家规模相同、实力相当的医疗机构或服务单位造成新项目竞争压力过大导致的风险由政府与社会资本共同承担。⑩汇率风险：当地获取的现金收入不能按预期的汇率兑换成外汇时的风险由政府与社会资本共同承担。

（4）不可抗力风险。不可抗力风险主要指 PPP 各方无法预期、抵抗和控制的风险，例如自然灾害、战争等风险，可通过投保方式转移给保险公司承担。

（二）专家咨询分析

本次调查结果比重超过 51%的因素项在表 6-10 中用加底色标记出来，文献综述假设与调查结果仅 4 项不一样，用线框标记出，包括："土地/选址风险"项，综述认为共担，专家认为由"政府"分担，部分专家认为，医院建设用地属于规划土地，土地选择上，社会资本没有选择权利。"医疗服务

表 6-10 PPP 医疗项目风险分担情况

因素		政府		社会资本		共担		保险公司	
		N	%	N	%	N	%	N	%
政治风险	政局不稳定风险	20	100.0	0	0.0	0	0.0	0	0.0
	政策的潜在变化	18	90.0	0	0.0	2	10.0	0	0.0
	政府行为风险	20	100.0	0	0.0	0	0.0	0	0.0
	法律不完善风险	7	35.0	0	0.0	13	65.0	0	0.0
建设风险	设计风险	0	0.0	18	90.0	2	10.0	0	0.0
	土地/选址风险	13	65.0	0	0.0	7	35.0	0	0.0
	完工风险	0	0.0	15	75.0	5	25.0	0	0.0
运营风险	经营能力不足风险	0	0.0	20	100.0	0	0.0	0	0.0
	医疗事故风险	0	0.0	13	65.0	7	35.0	0	0.0
	医务人员抵触风险	5	25.0	2	10.0	13	65.0	0	0.0
	人才流失风险	0	0.0	11	55.0	9	45.0	0	0.0
	医疗服务供给中断	0	0.0	13	65.0	7	35.0	0	0.0
	供需变化风险	0	0.0	6	30.0	14	70.0	0	0.0
	价格规制风险	5	25.0	2	10.0	13	65.0	0	0.0
	付费/补偿机制风险	3	15.0	2	10.0	15	75.0	0	0.0
	市场竞争激烈	0	0.0	11	55.0	9	45.0	0	0.0
	汇率风险	0	0.0	8	40.0	12	60.0	0	0.0
不可抗力	不可抗力风险	0	0.0	0	0.0	8	40.0	12	60.0

供给中断风险”项综述为共担，专家选择较多项为社会资本承担。“供需变化风险”项综述认为由社会资本承担，专家选择共担。“市场竞争激烈造成的风险”项综述认为共担，专家选择由社会资本承担。

三、关键成功因素

关键成功因素由哈佛大学教授威廉·扎尼（William Zani）提出，该分析方法早期是信息系统规划的重要方法之一，方法假设在现行系统中总存在多个变量影响系统目标的实现，其中若干个因素是关键的和主要的（即成功变量），通过对关键成功因素的识别，找出实现目标所需的关键信息集合，从而确定系统开发的优先次序。现在这种方法被广泛运用于管理学中。关键成功因素（CSF）的“成功”是指公共部门与社会资本达成合作协议。

在过去的20年，研究PPP的关键成功因素受到了越来越多学者的关注。香港学者陈炳泉在2003年Li Bing的问卷基础上，向澳大利亚和中国香港专家学者提供了18个CSF供专家评价重要性，最后分别得出中国香港、澳大利亚和英国的CSF重要性排序，他总结认为三个CSF有共性，也有差异。共性中“良好的私营机构”贯穿项目始终。而“适当的风险分配和分担”和“公共部门和私营机构的承诺和责任”也至关重要。差异则体现在某个地区会有特殊的一两个CSF排在前面，例如澳大利亚“项目技术可行性”排进前5，中国香港则是“稳定的宏观经济条件”排进前5[①]。英国Hardcastle（2005）依据英国PPP/PFI过去成功项目的经验及前人研究成果总结出18条CSF，并将其归类为五个原则上的成功因素：购买程序的有效性、项目执行能力、政府担保、良好的经济环境和可获得的金融市场[②]。

中国香港的Robert和Albert（2015）通过整理1990~2013年的相关研究成果，得到72篇文献，分别发表在52种不同的刊物上，其中，中国香港、英国、澳大利亚、新加坡和中国的研究成果数量排在前五位。文章通过详细整理其中27篇文章得出37个CSF（至少两篇文章提到），至少4篇文章以上提到的有20个CSF，其中以被提到文章数量排序，前五位分别是适当的风险分配和分担、良好的私营机构、政治支持、公共/社区支持和采购程序的透明度[③]。

（一）命题

在医疗领域，PPP关键成功因素的研究成果非常少见，课题主要通过国外PPP医疗项目文献整理和对专家学者的访谈，对中国PPP医疗项目关键

---

① 陈炳泉、彭瞳：《公私合营模式在交通基础设施项目中关键性成功因素分析》，《都市快轨交通》2010年第3期。

② Hardcastle, C., Edwards, P. J., Akintoye, A., Li, B. “Critical success factors for PPP/PFI projects in the UK construction industry”, *Construction Management and Economics*, Vol.23, No.5, 2005, pp. 459-471.

③ Esther Cheung, Albert P.C. Chan, et al. “A Comparative Study of Critical Success Factors for Public Private Partnerships (PPP) between Mainland China and the Hong Kong Special Administrative Region”, *Facility Management Development*, Vol.30, No.13, 2012, pp. 647-666.

成功因素进行总结分析，将 PPP 的关键成功因素分为四个一级因素：政府及公共部门因素、社会资本因素、环境因素和合同因素。在一级因素下，又包括 18 个二级因素，如表 6-11 所示。

表 6-11 关键成功因素文献来源

一级因素	二级因素	研究者（时间）
社会资本因素	热心医疗卫生事业	专家咨询取得
	经验丰富和强执行力	Tiong，1996；Birnie，1999；Jefferies，2002；Hardcastle，2005；Chou，2015
	资金雄厚运营良好	Tiong，1996；Birnie，1999；Jefferies，2002；陈炳泉，2010
	可持续发展能力	Hardcastle，2005
合同因素	风险分担合理	Grant，1996；Arthur Andersen，2000；Qiao，2001；Hodge，2010
	收益分配合理	Qiao，2001；财政部国际司，2014
	职责划分明确	Stonehouse，1996；Kanter，1999；陈炳泉，2010；Chou，2015
	合同的灵活性	Tiong，1996；Qiao，2001
政府及公共部门因素	政府政策稳定	Zhang，1998；陈炳泉，2010
	相关法律支持	Jones，1996；Bennett，1998；Qiao，2001；车昕哲，2008；陈炳泉，2010；财政部国际司，2014；Esther，2012
	政府激励机制合理	Stonehouse，1996；Zhang，1998；Kanter，1999；Qiao，2001；Esther，2012
	政府协调有力	Jones，1996；Chou，2015
	政府监管有力	财政部国际司，2014
	医院员工支持	专家咨询获得
	医院本身实力	专家咨询获得
环境因素	稳定的政治环境	Qiao，2001；Esther，2012；Chou，2015
	有利的经济环境	Qiao，2001；Jefferies，2002；陈炳泉，2010；Esther，2012；Chou，2015
	公众理解和支持	Frilet，1997；陈炳泉，2010

（1）社会资本因素。社会资本因素的 CSF 包括：热心医疗卫生事业、经验丰富和强执行力；资金雄厚运营良好；可持续发展能力。根据财政部相关

文件规定，社会资本是指已建立现代企业制度的境内外企业法人，包括国有企业、民营企业、外商投资企业等。当前的PPP医疗项目主要以BOT运行方式居多，社会资本通过融资、建设和运营扩建（迁建）的医院新基础设施获得回报。社会资本只负责提供非临床医疗服务，例如停车服务、洗涤服务、安全服务，一般通过使用者付费获得回报。社会资本负责管理医院行政事务的，政府按照定期绩效考核支付运营管理费用，这种形式要求社会资本拥有医疗管理的经验。社会资本负责融资和建设的，政府还要以租金的形式逐年支付建设成本。项目采取BOO（建设—运营—拥有）模式的，完全由社会资本负责医院的全寿命周期经营，这种模式对社会资本要求最高。

（2）合同因素。合同因素包括：风险分担合理；收益分配合理；职责划分明确；合同的灵活性。社会资本参与PPP的动机主要是获得稳定的投资回报，因此，收益是达成协议的关键。项目收益可以来自公共部门支付的服务费，也可以来自项目运行后直接向使用者收取的费用，或者两者皆有之。PPP寻求最佳的风险分担，恰当的风险分担能有效地降低服务供给成本。本质上，政府与社会资本如何分担风险是一个谈判和博弈的过程，但风险分担的一般原则是按控制风险的能力进行分担，即谁最有能力控制风险或处于风险控制的有利地位，谁就承担该类风险。另外，合同中必须界定清楚双方的职责。PPP项目进程主要包括五个阶段，每一个阶段双方承担的职责都不尽相同。最后一个是合同的灵活性，由于PPP项目时间跨度较长，运营期间不确定因素较多，因此对合同的灵活性具有较高要求。

（3）政府及公共部门因素。政府及公共部门因素包括：政府政策稳定；相关法律支持；政府激励机制合理；政府协调有力；政府监管有力。经过咨询，专家建议增加两条CSF，分别是医院员工支持、医院本身实力。目前，中国尚没有《PPP法》，PPP运用和推广需要政策推动。PPP项目可以由政府或社会资本发起，在财政部“综合信息平台项目库”中的项目绝大部分由政府发起。作为项目的发起者，地方政府发挥着重要作用，包括政府激励、政府协调、政府监管。①政府激励，即地方政府对PPP给予全面的支持，体现为各种优惠政策，包括土地、税收、运营补贴和简化审批程序等。②政府协调，即政府机关协调财政部、发改委、人力资源、社会保障、工商、卫生等各部门共同完成PPP项目的推进。③政府监管，指改革过程中政府对准入、服务质量、安全、价格及退出的监管。另外，来自医院员工的支持的因素。笔者调研结果显示，公立医院PPP项目如果涉及人事制度，职工的分流和安

置成为改革的一个关键点，如果项目没有充分考虑职工的利益，轻则造成人员的流失，重则造成罢工游行，影响社会稳定。此外，医院本身的实力也很重要，社会资本在参与 PPP 医疗项目之前，通常会充分评估医院是否有可持续发展的潜力，医院的实力成为社会资本考虑的重要因素。

（4）环境因素。环境因素包括：稳定的政治环境；有利的经济环境；公众理解和支持。①任何一个改革没有稳定的政治环境和经济环境是不可能实现的。②公众理解和支持也是重要因素，只有获得公众的理解和支持，才不会造成病患的流失。特别是 PPP 项目定性为营利性医院的案例，公众的支持是改革成功的关键，如果公众对营利性医院抱有偏见，则会导致患者流失。有利的经济环境主要指经济发展持续健康，为社会资本的市场盈利奠定基础。如果 PPP 医疗项目长期处于亏损，则合作协议很难长久。

（二）专家咨询分析

该部分调查采用李克特量表（Likert Scale）进行关键成功因素的赋值，被调查者根据经验判断 CSF 的重要程度，并进行 1~5 分的赋值，非常重要 5 分，一般重要 1 分。根据专家对 19 个二级因素重要性的判断结果平均后得到一级因素的均值和标准差。结果显示：一级因素重要性排序为社会资本因素、合同因素、政府和公共部门因素、环境因素。二级因素排在前五位的是收益分配合理、政府政策稳定、风险分担合理、职责划分明确、相关法律支持，其中三个是合同因素，两个是政府因素，如表 6–12 所示。

表 6–12　关键成功因素描述性统计分析

<table>
<tr><th></th><th></th><th>总排序</th><th>二级排序</th><th>极小值</th><th>极大值</th><th>均值</th><th>标准差</th></tr>
<tr><td rowspan="4">社会资本因素
$\bar{x}=4.21$
$s=0.309$</td><td>热心医疗卫生事业</td><td>7</td><td>2</td><td>3</td><td>5</td><td>4.35</td><td>0.813</td></tr>
<tr><td>经验丰富和强执行力</td><td>6</td><td>1</td><td>3</td><td>5</td><td>4.40</td><td>0.681</td></tr>
<tr><td>资金雄厚运营良好</td><td>7</td><td>2</td><td>3</td><td>5</td><td>4.35</td><td>0.587</td></tr>
<tr><td>可持续发展能力</td><td>11</td><td>3</td><td>3</td><td>4</td><td>3.75</td><td>0.444</td></tr>
<tr><td rowspan="5">合同因素
$\bar{x}=4.19$
$s=0.749$</td><td>风险分担合理</td><td>3</td><td>2</td><td>4</td><td>5</td><td>4.60</td><td>0.503</td></tr>
<tr><td>收益分配合理</td><td>1</td><td>1</td><td>5</td><td>5</td><td>5.00</td><td>0.000</td></tr>
<tr><td>职责划分明确</td><td>4</td><td>3</td><td>4</td><td>5</td><td>4.55</td><td>0.510</td></tr>
<tr><td>合同的灵活性</td><td>13</td><td>4</td><td>3</td><td>4</td><td>3.55</td><td>0.510</td></tr>
<tr><td>合同监管有力</td><td>15</td><td>5</td><td>3</td><td>4</td><td>3.25</td><td>0.444</td></tr>
</table>

续表

		总排序	二级排序	极小值	极大值	均值	标准差
政府及公共部门因素 $\bar{x}=3.95$ $s=0.582$	政府政策稳定	2	1	4	5	4.90	0.308
	相关法律支持	5	2	4	5	4.45	0.510
	政府激励机制合理	10	5	3	5	3.80	0.616
	政府协调有力	8	3	3	5	3.95	0.686
	政府监管有力	16	7	3	4	3.10	0.308
	医院员工支持	9	4	3	5	3.85	0.813
	医院本身实力	12	6	3	4	3.60	0.503
环境因素 $\bar{x}=3.6$ $s=0.180$	稳定的政治环境	10	1	3	4	3.80	0.410
	有利的经济环境	14	3	3	4	3.45	0.510
	公众理解和支持	13	2	2	5	3.55	0.887

四、潜在的问题

PPP是个舶来品，在世界各国使用的过程中，有欢迎的声音，也有反对的质疑。例如，英国NHS在使用PFI进行改革时就曾经受到过批评，为此，英国财政部才对PFI进行完善，颁布了新的PF2。PPP本身存在一些潜在的问题，例如政府缺乏PPP项目经验积累，在与社会资本进行谈判时在专业领域并不占有优势，社会资本在协议中提出的过多的附加条件会让PPP项目效果大打折扣。所以，要使用PPP必须注意这些潜在的问题，只有把这些潜在的问题处理好才能达成PPP协议，才能让PPP结出硕果。

（一）命题

中国PPP医疗项目尚处于初级阶段，在各地政府使用PPP过程中存在不少问题，这也是许多改革医院担心的主要问题。这些担心主要集中在政策、政府、企业和群众等方面。

(1) 政府（公共部门）缺乏经验。中国政府正式推广PPP才只有几年时间，过去20多年在基础设施建设领域积累的特许经营经验范围也比较狭窄，主要是交通、水务和垃圾处理领域的经验。在公立医院改革领域的经验主要是产权改革，混合所有制改革经验。对于具体操作PPP项目的地方政府而

言，经验更是缺乏。有专家担心，一旦地方政府作为合同另一方以平等的身份和社会资本坐在一起谈 PPP 时，政府可能会被社会资本所左右。此外，专家认为政府对公立医院所有者职能还不明确，哪个政府部门与社会资本合作也不明确。政府管理部门和公立医院自身的风险管理水平有限，对风险评估的能力不足（黄二丹、赵翊雯，2010）。

（2）社会资本（私营部门）诚信问题。社会资本参与 PPP 项目动机是获得稳定的投资回报。在项目能获得投资回报的时候，社会资本不会轻易解除和变更合同。过往案例显示，中国企业撤资和退出的风险是存在的，企业亏损、重组、兼并和破产都会导致 PPP 项目终止。

（3）合作医院国有资产流失。公立医院以品牌、技术和人员等层面的资源与社会资本合作，资产评估不当则会造成国有资产的流失（张颂奇，2014）。公立医院在通过 PPP 模式办医的过程中对合作机构投入了有效的品牌、技术、管理支持。通过技术带动使合作机构在临床诊疗技术和管理技术水平上有了很大提升。同时，这些无形资产输出对自身也会造成一些影响，例如业务专家到合作机构进行技术指导，一方面，对公立医院就诊患者造成分流，影响医疗业务收入；另一方面，如何对医院品牌、医疗技术等无形资产进行更好的保护，防止医院无形资产流失，是 PPP 办医模式中值得进一步思考的问题（曹亚娜、王洁等，2015）。

（4）合作医院职工流失。不管医院改革的结果如何，医院改革本身会给职工带来压力。此外，改革带给职工的压力中最大的是身份的变化和薪酬福利的变化。民办非企业类型登记的非营利医疗机构不属于事业单位，在人员编制、职称评聘、社会保障等方面无法实行事业单位管理办法。虽然政策规定同等待遇，但在实践中难以有效落实（张璐琴，2015），这些也是职工流失的原因。

（5）合作医院科研能力下降。如果社会资本进入医院后只注重医院的短期获利，不重视医院学科和科研建设，医院的科研能力必然会下降，特别是一些民营医院，只侧重于临时去挖人才的做法是 PPP 医院发展的一个隐患。

（6）合作医院丧失政府财政补偿资格。一旦合作医院被定性为民营医院，即便是非营利性的医院，也将丧失政府财政补偿的资格。这个问题是PPP 合作必须要提前在成本分析中重视的，也是具体谈判时应该考虑的问题。

（7）社会资本追求利润带来的医疗费用过快增长。社会资本承担融资和运营风险是要求有回报的，而以往政府承担风险是免费的；社会资本对项目初期的计划、投标、谈判的费用在项目实施后予以回收（周成武、严素勤、陈建平等，2006）。资本追求回报与公立医院非营利目的间存在矛盾（江耀睦、徐文辉等，2012）。PPP 医疗项目发展基于两种盈利模式：一是“供应链”模式，即社会资本通过药品、设备采购和租赁等降低公立医院运行成本，提高采购灵活性，从而获得营利空间；二是“产业链”模式，即以医院为依据，建立相关非基本医疗服务、养生保健、护理服务等产业链实现营利（张璐琴，2015）。

（8）营利被社会资本方抽走，未用于医院的可持续发展。社会资本投资民营医院的最终目的是追求利益，而政府进行医疗改革的目的是改善人民群众“看病难、看病贵”的问题，如何协调公立医院与民营医院的利益关系是能否合作成功的关键所在（江耀睦、徐文辉等，2012）。钟东波认为，若医院采取股份制，则参与的公立医院就能拿到分红，这完全违背了公立医院非营利性属性与公益事业单位的性质（张颂奇，2014）。

（9）患者信任度降低。在大部分医院改制的实践中，医院的名称没有改变，特别是公立医院，大多医院都仍然挂两块牌，目的是担心患者信任度降低。目前，公立医院的整体信誉度要比民营医院更好，因此，如果医院从公立医院改为民营医院，则存在患者信任度降低的风险。

（10）医务人员薪酬福利降低。公立医院的正式职工一般都有事业编制，事业编制与企业编制的最大区别是养老保险不同。当前，中国正在进行事业单位改革，其中养老保险改革也在其中。但就现在看，事业编制的职工拥有的福利在养老保险上与企业的有所不同。此外，医院变为企业化管理后，几乎都要进行薪酬绩效制度改革，这种改革必然带来部分职工的薪酬发生变化，有增加的，也有降低的，因此，职工普遍会担心自己的薪酬降低。

（11）医务人员身份编制发生变化带来的系列问题。沈旭东（上海复星医药公司总经理）认为，即使有更高的收入，因为公立医院可以给医生提供更好的平台以及体制内上升的通道，如果改制，医生的担忧较多，也会试图阻止资本的进入（曹原，2015）。医务人员身份编制发生变化会带来的问题除了薪酬福利以外，还有职称晋升、继续教育和科研申请等问题。这与中国现行的医疗人才培养体制有密切关系，中国的医疗人才培养与医院是公办的还是民营的有十分紧密的关系，这里不展开论述。当前中国的这种人才培养体制是严重束缚民营医院发展的制度瓶颈，同时也是 PPP 发展的最大障碍之一。

(12) 医务人员工作压力增大。医院改制后和扩建后都会面临工作量的增加，即便增加招聘，在一定时期内医务人员的工作量都会增加，这会带来更大的工作压力。

(13) 公私合作合同复杂、僵化。PPP 合同非常复杂。尽管当前中国很多 PPP 项目合同比较简单，但由于合同期限长，合同很难面面俱到。因此，合同本身的灵活性和科学性是 PPP 的一个挑战。

(二) 专家咨询分析

PPP 医疗项目潜在弊端中最让专家担心的前五位分别是：①医务人员身份编制发生变化带来的系列问题；②盈利被社会资本方抽走，未用于医院的可持续发展；③医务人员薪酬福利降低；④患者信任度降低；⑤公共部门(政府) 缺乏经验，如表 6-13 所示。

表 6-13 最让你担心的 PPP 医疗项目潜在弊端调查

因素	频率	百分比 (%)	个案百分比 (%)
医务人员身份编制发生变化带来的系列问题	18	18.4	90.0
盈利被社会资本方抽走，未用于医院的可持续发展	12	12.2	60.0
医务人员薪酬福利降低	12	12.2	60.0
患者信任度降低	11	11.2	55.0
公共部门 (政府) 缺乏经验	10	10.2	50.0
社会资本方 (企业) 诚信问题	9	9.2	45.0
社会资本方追求利润带来的医疗费用过快增长	9	9.2	45.0
合作医院职工流失	6	6.1	30.0
公私合作合同复杂、僵化	5	5.1	25.0
合作医院丧失政府财政补偿资格	3	3.1	15.0
合作医院科研能力下降	1	1.0	5.0
合作医院国有资产流失	1	1.0	5.0
医务人员工作压力增大	1	1.0	5.0

五、项目绩效评估

PPP 项目能否取得预期的效果通常需要进行全面和长期的评估。目前对

PPP 评估的研究多数集中在基础设施领域，包括实现全生命周期的物有所值、降低公共服务价格、提高服务质量和效率等。由于 PPP 项目时间较长，在等待一个项目 20 年、30 年结束后再对项目的整体绩效进行评估虽然重要，但效果不如将评估放到重要的节点来进行更加适宜，例如第一个 3 年或 5 年。本书建构的 PPP 医疗项目绩效评估体系主要根据 PPP 的基本理论和新医改的政策背景共同搭建。其主要内容包括：医院实现现代化目标、医疗服务、财务指标和社会效益 4 个一级指标，21 个二级指标，并通过专家咨询给指标进行了权重赋值。

（一）命题

1. 医院实现现代化目标

政府采用 PPP 模式对公立医院进行改扩建的目的主要是弥补政府投入的不足，而医院获得资金新建或改造医院的同时，实现了医院的现代化建设。其中最明显的效益体现在三个方面，一是建筑现代化；二是设备现代化；三是管理现代化。中国公立医院的医疗建筑大多建于 20 世纪八九十年代，其建筑设计和功能远远不能满足现代医学的发展，特别是在医疗流程变化和设备更新上需要对医院建筑进行升级改造。PPP 医疗项目的优势之一便是引入社会资本方的专业技术，包括建筑设计、建设技术。社会资本方能否提供一流的医疗建筑设计是 PPP 模式中的一个关键亮点。在医院建筑的升级改造方面，采用 BOT 模式即是看中这一优势。另外，设备的现代化主要来自社会资本方的提供或购买。设备的现代化指标无疑是判断采用 PPP 是否有价值的指标之一。管理现代化主要是指社会资本方管理经验的引入。医院是否采用了现代化的管理技术与理念，并获得了实质性管理效率的提高也是判断指标之一。

2. 医疗服务

世界各国对公立医院的绩效考核中，都围绕着医疗服务供给的情况展开。WHO 欧洲地区办公室 2003 年开发了一个医院绩效评估体系，称为 PATH。这套评估体系的出发点是提高医院质量，共分为六个指标：临床有效性、安全性、以患者为中心、效率、职员定位以及问责管理。英国医疗委员会（HCC）[①] 是一个独立的监察机构，负责监管英国各类医疗机构，1995

---

① 2009 年后，HCC 逐渐被“护理质量委员会”取代。

年，HCC 通过建立年检制度对医疗机构进行绩效评级和评后追踪，公开结果，接受群众监督。HCC 的考核指标为五个：安全性、临床质量、患者与群众的感受（包括尊严与医疗可及性）、健康与福利、儿童健康与医疗服务。澳大利亚卫生部对公立医院考核的标准主要包括健康水平、预防、可及性、医疗服务适宜性、医疗服务安全性、医疗服务的一体化及连续性、患者至上、可持续性和医疗总费用有效性[①]。

本书研究的基本背景是新医改。新医改的目标是建立健全覆盖城乡居民的基本医疗卫生制度，为群众提供安全、有效、方便、价廉的医疗卫生服务。医疗服务是否满足了群众的医疗健康需求是采用 PPP 进行改革的根本目标，也是采用 PPP 的根本目标。因此，判断 PPP 改革绩效必须包括医疗服务是否安全、有效、方便和价廉。本书结合国际经验和中国实际将主要指标分为两个：一是医疗服务质量与效率；二是医疗服务费用。

3. 财务指标

PPP 能否发起需要进行物有所值（VFM）评价，不管是来自公共部门还是社会资本方的资金，如何降低成本，实现投入产出最大化是项目的基本目标。财务指标的主要内容是计算项目的清偿能力和盈利能力，以判断项目在财务方面的绩效成果。在本指标中，VFM 采用的是 PSC 公共部门参照值的方法进行计算。VFM 除了作为可行性研究中评估的指标外，也是项目绩效评估的一个重要指标，此外，项目运行后的财务指标主要包括自偿率、净现值、医院年收支盈余、总资产增长率和资产负债率，这些指标是医院运行后用来判断医院财务运转的状况。最后是非营利性的定性分析。为了保证医院的公益性，医院盈利带来的利润在合同中规定不能用来分红，只能用于医院的未来发展。一般合同规定为 3~5 年。对于盈利的处置，目前仍然是一个监管的难题，如果处置不当，往往导致合作失败，因此，需要进行深入的研究。

4. 社会效益

对于大型建设项目，开展社会效益评价越来越成为项目评价的一项重要内容。目前，各国对社会效益的评价没有一个统一的标准，但基本内容和方法有一致的地方。美国推行环境影响评价和社会影响评价；英国及欧盟推行

① 李玲、江宇等：《中国公立医院改革——问题、对策和出路》，社会科学文献出版社 2012 年版。

环境评价和适合环境评价；加拿大的社会评价除分配效果外，还包括环境质量与国防能力等影响分析；巴西社会评价是指国家的宏观经济分析[①]。目前，中国项目社会效益评价方法主要依据是国家发改委投资研究所和建设部标准定额司编制的《投资项目社会效益评价指南》。本文从行政管理视角出发，结合新公共管理理论，依照政府的基本职能建构了 PPP 医疗项目的社会效益指标。主要包括增加就业、医疗服务可持续性、政府决策民主化、项目对弱势群体的影响、金融机构收益、社区居民满意度和市场占有率。

（二）专家咨询分析

专家对 PPP 项目绩效评估指标体系的赋值结果一级指标排序为：医院现代化程度 16.50%，医疗服务 32.25%，财务指标 30.50%，社会效益 21.25%。二级指标排序如表 6-14 所示。

表 6-14　PPP 项目绩效评估指标体系

一级指标权重（%）		序号	二级指标权重（%）	
医院现代化程度	16.50	1	建筑现代化	28.75
		2	设备现代化	29.75
		3	管理现代化	42.00
医疗服务	32.25	4	医疗服务质量	26.27
		5	医疗服务效率	22.50
		6	医疗服务费用	24.00
		7	患者满意度	23.25
财务指标	30.50	8	自偿率	14.25
		9	物有所值	14.85
		10	净现值	12.35
		11	医院年收支盈余	15.50
		12	总资产增长率	15.50
		13	资产负债率	14.80
		14	非营利性	12.75

① 王守清、柯永健：《特许经营项目融资》，清华大学出版社 2008 年版。

续表

一级指标权重（%）		序号	二级指标权重（%）	
社会效益	21.25	15	社区居民满意度	16.25
		16	医疗服务可持续性	14.75
		17	政府决策民主化	11.75
		18	项目对弱势群体的影响	14.50
		19	增加就业	14.00
		20	金融机构收益	15.00
		21	市场占有率	14.25
合计				100.00

六、对策建议

PPP 不是万能钥匙。PPP 存在许多潜在的问题，潜在的问题控制不好就会使 PPP 失败。在国内外都有 PPP 医疗项目的失败案例，政府回购的情况也时有发生。为了更好地运用 PPP，发扬其优点，规避其缺点，针对 PPP 医疗项目的实践和存在的问题，一些学者提出了自己的对策建议。

（一）命题

1. 制定更具可操作性、指导性的 PPP 指导政策

尽快强化对 PPP 医疗项目应用情况的全面评估，对已逐步形成的医疗服务标准进行清晰界定，加快各项标准规范化和制度化。建立公共服务机构公益性评价的详细指标，不拘泥于提供机构的所有制性质，以指标考核是否满足了基本公共服务需求，政府可根据考核结果给予补贴。改革人力资源和社保管理体制（张璐琴，2015）。

2. 加强改革监管，确保公立医院公益性

基础设施的民营化经验表明，需要一个独立的监管者监督并执行医院的公私合作合同（朱佩慧、李卫平，2003）。医疗卫生领域应在实践的同时，加快制定相应的配套法律，以保障和规范社会资本的进入（郭永瑾，2005），建立健全法律制度（周成武、严素勤，2007；雒敏、聂志萍，2010；韩树杰，2011）。在尚不具备卫生母法的前提下，建议制定《初级卫生保健法》和

《民营医疗服务促进法》两部法律或法规，分别解决公、私两驾马车的卫生服务性质、功能以及责、权、利的具体分配（王国平，2008）。PPP模式能否成功运作的关键是政府的监管。通常，PPP项目投资需要较长的时间才能收回，所以政府必须建立一个适合项目长期发展的程序，并有一个相应的监管构架（雒敏、聂志萍，2010）。对托管方收取服务费用情况进行监管，披露有关服务信息，纠正医患双方的信息不对称，制止垄断、倾销和价格欺诈等不正当竞争行为，维护居民的健康权利（江耀睦、徐文辉等，2012）。研究中国公立医院公私合作的领域、内容与模式，明确分管部门，探索公私合作项目医院的建立、运行、发展的相关文件，便于监督和管理（黄二丹，2015）。建立医疗资产评估办法和制度，对PPP合作中的公立医疗资源评估进行规范，防止国有资产流失，为PPP发展提供基础保障（张璐琴，2015）。

3. 加强协调，确保医务人员的基本利益不受损害

我们既要在规范的合同文本中对医院的性质、规模、功能定位、经营行为等进行清晰设定，又要在项目的整个实践过程中，加强对医院办医方向和经营行为的监管，以确保公立医院公益性的办院方向（郭永瑾，2005）。在公私合作模式中，政府需要强化对PPP项目建设运行、服务价格、服务质量、成本收益等状况的监管，同时强化合同管理，以维护各方合法权益，既要防止国有资产流失，封堵寻租空间；又要维护患者利益，降低医疗成本，提升服务质量；还要维护和保证民间资本的合法权益和合理收益（韩树杰，2011）。

4. 加强价格监管，确保医疗服务价格合理性

在利益共享方面，作为参与者的社会资本方、民营企业或机构取得相对平和、稳定的投资回报；而政府则不分享利润、控制超额利润。政府的作用体现为不允许社会资本在项目执行过程中形成超额利润（黄柳，2014）。对营利性项目应该规定：第一，需要明确公共部门参与是为了推动养老、康复、护理等服务的发展和满足多层次医疗服务需求的发展；第二，公共部门参与要有合作期限和退出机制，当新医院进入良性运行状态后，公共部门要通过股权转让退出项目医院；第三，也可以考虑项目医院按比例提供基本医疗服务（黄二丹，2015）。鼓励多元医疗服务供给，在服务质量、财务和价格上严格监管（张璐琴，2015）。

5. 加强质量监管，确保医疗服务质量安全

政府应整合资源，建立卫生行政部门、人力资源与社会保障系统、国家

食品药品监督管理体系等相关政府主体相互配合、统一监管的标准和体系，同时可以考虑引入第三方独立评估机构，合力为医疗质量与患者安全的监管提供制度保障。在此基础上，建立强制性的退出机制，对于运营不规范、严重损害患者权益的主体可取消其参与公私合作的资格，建立医疗服务公私合作严进、严管、严出的全过程管理机制（阚为、孙虹，2015）。发展 PPP 办医模式，既要消除不合理障碍，发挥社会资本与公立医院各自优势，为社会资本参与公立医院改革提供良好的政策支持和具体的操作规范；又要加强对合作办医机构的统一管理、临床诊疗业务指导和医疗质量监督等（曹亚娜、王洁等，2015）。

6. 其他

培育项目公司，开展项目探索，创新公私伙伴合作模式（周成武、严素勤，2007；张余、鞠美庭、孟伟庆，2007）。在乡村医疗卫生服务中推广 PPP 模式（张余、鞠美庭、孟伟庆，2007），改革医院补偿方式，从按项目走向按服务量、按服务人口数量或按疾病数量进行补偿转变（雒敏、聂志萍，2010）。应明确 PPP 适用范围，肯定 PPP 医疗项目发展与审慎论证其适用性。任何一个国家的医疗服务供给都是多元化的。在实践中，不能因为医疗服务的市场失灵、信息不对称、监管不力等问题，就否定 PPP 医疗项目发展。与此同时，要审慎考虑 PPP 的适用性（张璐琴，2015）。政府应积极引导与严格控制医疗服务公私合作的应用范围，优先支持现有基本医疗服务供给严重不足的领域，如康复、儿科、老年医学等专科方向的公私合作（阚为、孙虹，2015）。解决好社会资本投入非营利机构的合理回报问题，非营利性机构的社会资本投入合理回报问题亟待从国家层面予以明确。对民办非企业单位和事业单位实行相同的财税、会计、价格、人事、职称等管理制度，财政投入主要转向政府购买和间接融资（张璐琴，2015）。合理规范合作方的权利与义务，实现多方共赢（黄柳，2014）。

（二）专家咨询分析

如果政府要推行 PPP，政府当前最应该解决的是专家选择频率从高到低的排序前三位的因素分别是：①制定更具可操作性、指导性的 PPP 指导政策；②加强质量监管，确保医疗服务质量安全；③加强协调，确保医务人员的基本利益不受损害，如表 6-15 所示。

表 6-15 政府当前最应该解决的因素排序情况

因素	频率	百分比（%）	个案百分比（%）
制定更具操作性、指导性的 PPP 的指导政策	20	33.9	100.0
加强质量监管，确保医疗服务质量安全	18	30.5	90.0
加强协调，确保医务人员的基本利益不受损害	8	13.6	40.0
加强价格监管，确保医疗服务价格合理性	8	13.6	40.0
加强改革监管，确保公立医院公益性	3	5.1	15.0

第三节 促进 PPP 医疗项目健康发展的规制设计

PPP 既是一个学科碰撞的竞技场，也是学科融合的大舞台。PPP 需要理论创新，不管是来自经济学、管理学还是法学。激励规制理论解释了政府向社会资本方授予特许权或私有化可以激励社会资本方的原因。价格上限也会激励社会资本为了获取更多的利润去节约成本。这些理论至今仍是解释 PPP 的最佳支撑。然而，我们需要在这些理论上继续创新，在激励社会资本的同时，我们还要让社会资本承担社会责任，同时也还要让政府承担责任。PPP 的第三个 P 是相互信任、相互协作，还有相互负责，这才是伙伴关系。相互信任是合作的开始，相互协作是长期合作的基础，相互负责是项目最终取得成功的真正保障。PPP 项目能否真正取得成功，关键不在于是否实现了物有所值。项目是否成功关键在于双方的合作是否让真正的受益方满意，也就是伙伴关系服务的对象——政府、社会资本及社会大众（消费者）是否满意。在 PPP 医疗项目中，政府的核心责任是促进公共利益的最大化，社会资本方的责任是保证医院的非营利性。只有这两个责任都履行好了，社会大众才会满意。

一、动机相容的规制安排

世界各国采用 PPP 提供公共服务已经有 20 多年的时间，一些深层次的问题也陆续暴露出来。例如，PPP 医疗项目不是每一个都能实现物有所值、

PPP 医疗项目提供的设施也会出现质量问题、管理方为降低成本而减少床位和降低员工福利待遇等。一位好的规制设计，一定是符合各方动机而又明确各方责任的规制。只有符合动机的规制才能发挥激励作用，同时只有明确责任的规制，才是符合动机的规制。合作是一方履行责任的同时，另一方的动机得到满足。

（一）规制理由

从上文的动机、关键成功因素的命题分析及专家意见可以看出，合作协议达成的关键成功因素中列第一位的是“收益分配合理”。在一级因素中，社会资本方因素比合同、政府和公共部门及环境因素都要重要，而社会资本方参与项目的动机是“获得稳定的投资回报”，可见如果一个医疗项目无法让社会资本方获得稳定的投资回报，项目便不容易达成。

再看政府和公共部门因素和动机。政府发起项目的动机列第一位的是“引入社会资本办医，形成多元化办医格局的新医改政策目标”，可见理性的地方政府在区域医疗资源丰富的情况下，促成多元化办医，形成区域内的良性市场竞争是其主要目标。公立医院参与项目的动机列第一、第二的分别是“引入社会资本，实现医院现代化建设，推动医院快速发展”和“引入社会资本，偿还银行贷款及其他债务”。可见，公立医院有参与利益分配的动机，至少要保障医院盈利经营，才能实现发展的目标。

最后，看公众，在调查结果中，公众被纳入了“环境因素”中的“公众理解和支持”，重要性程度排在靠后位置。在 PPP 项目最让你担心的调查结果中，“患者信任度降低”排在第四。可见，公众因素并没有受到足够重视，这与公众参与度不高有关（前文有分析）。

从多个利益相关方的各自动机看，PPP 医疗项目要获得成功，在游戏规制的制定上首先要保障的是各方获得自己期望的收益，因此在立法规制上，保障各方收益的明确条款必须是白纸黑字的落实。

（二）规制安排

1. 不设置收入上限、不承诺最低收益

限制收入是指限制社会资本在运营 PPP 项目时所获得的超过预期收入水平的收入。如果 PPP 医疗项目在经营的期限内获得高出预期的收入，政府是否有必要进行收入限制？支持进行限制的观点主要来自医院的非营利性定位和 PPP 不代表“暴利”的观点。这个问题根据动机相容的规制原则，答案很明确，不应该设置收入上限。不设置上限、同时也不设置下限。不承诺最低收益是指政府不应向社会资本承诺项目的最低收益。政府发起 PPP 的初衷之一应包括向社会资本转移经营风险，如果承诺最低收益与初衷不符。作为项目的发起者都是为了收入而来，设置收入上限将“逼良为娼”，设置下限是让社会资本“不思进取”。

一是逼政府违约。一旦项目连续出现大幅超过预期的收入，政府就有收回医院转为自己经营的动机。收入上限将成为政府失去诚信的合法“借口”，政府可以合情合理地认为特许经营的期限可以提前，因为已经收回投资成本，或者贷款已经偿清。政府回购项目便“合法合情”。

二是逼社会资本方维持现状，不思进取。由于政府在与项目公司签订合同时，按照可用性对设施支付租金，或对项目公司支付管理费或可行性缺口补助，那么项目公司完全可以在可用性的基础上削减成本。如不减少床位，也不增加床位，只要完成任务，而不考虑实际需求，这样就能够控制成本。此外，项目公司还可以设置更高的绩效门槛，降低员工薪酬，从而降低成本。由于达到了合同规定的指标，政府还必须继续付费，这样的结果就是医院本身没有得到发展。

三是逼医院方大幅提高员工薪酬福利。这一点看似与第二点矛盾，其实不然，因为 PPP 项目本身有多种合作模式。例如，在政府和原公立医院控股的项目中，如果设置了收入上限，医院方就可以增加“人员经费支出”来增加支出，减少利润。上文动机分析中，公立医院参与 PPP 的动机之一是“突破用人制度和分配制度的限制，调动医务人员积极性”。

此外，如果 PPP 医疗项目是因为改变了医院形象、新增现代化的设施和设备，或者是邀请国外专家会诊而吸引了更多的自费患者，甚至包括非本区域医保的患者（报销比例不同），或者说由于政府城镇化带来的新顾客增加，那么医院的总收入也会增加。这是整个市场需求增长带来的收入增长。这种合理的增长被设置上限，就会导致医院在增加业务量上失去动力。

2. 分享收入盈余

在 PPP 项目中，分享收入盈余是正常的事，但在医疗项目中，情况比较复杂。在传统的政府采购方式中，公立医院进行基础设施建设，资金来源按道理是由政府出资，当政府无力完全承担时，会采取政府出资一部分，然后主要依靠公立医院向银行贷款进行筹资。但依靠医院的收入盈余偿还贷款，医院压力较大，于是才有政府提供财政贴息资金的由来。当社会资本进入后，如果不需要贷款，社会资本的力量足够，这时面临的是股本回报的问

题。如果社会资本的现金融资还不够，项目公司要向银行进行贷款，医院的收入盈余还是要用于偿还贷款，特别是当医院在刚开始运营，能开放的床位还只有部分的时候，收入盈余是无法满足还贷需求的，因此才有了可行性缺口的说法，或者才有 RCP（资源—补偿—项目）的做法，即给予一定资源补助，例如器械和药物供应，或医院零售业的经营。而当医院经营开始步入轨道，市场需求也旺盛的情况下，原来规划的床位开始陆续开放，医院开始向规模经营转变，这个时期的收入盈余将会出现大幅提升，也就可能出现如何分配收入盈余的问题。当然，如果项目全程是政府付费，则另当别论。

这是一种“好”的情况，如果情况相反，医院经营不善，或者市场需求严重不足，医院长期连续亏损，收不抵债，到了这个阶段，PPP 合同也将面临新的调整。这种情况属于“坏”的预测，这时候会面临合同终止和接管的问题，在第七章有讨论。

如果是“好”的情况，合同也会面临新的调整，因为主要的高风险期已经度过，政府和项目公司要进行盈余分配的时候将面临医院的非营利性性质对收支结余的约束。目前，不管是不是政府办的医疗机构，只要是非营利性医疗机构就要受到《医院财务制度》的约束。该制度第九条规定：国家对医院实行“核定收支、定项补助、超支不补、结余按规定使用”的预算管理办法。结余按规定使用是指：“实际运营中的收支结余只能用于自身的发展，如改善医疗条件、引进技术、开展新的医疗服务项目等”。现阶段这样的规制需要进行调整，因为在 PPP 相关的政策中是允许项目公司获得投资回报的。

3. 规范债务再融资

2003 年，英国的 Derant Valley 医院的项目公司将项目的特许经营权中的 410 万英镑资本金出售给英国巴克莱基础设施基金公司，除了项目公司获得资本金收益 520 万英镑外，此次出售在 2003 年 3 月的 PPP 特许经营权再融资时沉淀为 1120 万英镑的现金利润。因此，主办人通过出售权益和再融资共获得 1640 万英镑的进项，是项目最初投融资 410 万英镑的 4 倍。按照英国财政部的指南，再融资的收益与基金会分享[①]。

① 欧亚 PPP 联络网：《欧亚基础设施建设公私合作（PPP）案例分析》，王守清等译，辽宁科学技术出版社 2010 年版。

这是一个债务再融资的问题。现行的PPP政策中在发行债券融资方面只考虑了前期的情况，即“鼓励符合条件的项目运营主体在资本市场通过发行公司债券、企业债券、中期票据、定向票据等市场化方式进行融资。鼓励项目公司发行项目收益债券、项目收益票据、资产支持票据等”[①]，但对于执行过程中的再融资缺少相关规定。

国外再融资的概念相对国内更为宽泛，只要是项目新资本结构与现有资本结构不一致，都被认为是再融资。PPP项目在完成首次融资后，对融资条款和融资方式的调整被称为PPP项目再融资。项目公司有两种情况需要进行再融资。一种是“坏”的情况，例如项目建设期成本大幅增加，超出了原先的计划；或者债务成本过高，而市场需求不足，诊疗人次远远达不到预期等，需要增加投资。另一种是“好”的情况，也就是在试运营期后，为了提高项目的收益，项目公司通过提高资产负债率方式改变公司结构的新融资[②]。

PPP项目再融资在英国被运用最多，英国政府开始重视再融资也是从2002年才开始的，因此之前的项目协议中没有再融资方面的协定。开展再融资是金融工具创新的表现，是项目公司充分运用金融工具追求更大的内部回报率（IRR）的表现，也是一种盈利动机，但同时也会增大项目的风险。英国政府在2002年后要求至少获得再融资收益的50%，且必须考虑公共部门的风险，公共部门对再融资必须进行监管，如有风险随时进行干预。

4. 基本医疗服务的价格上限规制

价格上限规制也叫最高限价机制，是将价格和医疗机构的利润保持在一个既不失公平又能激励企业提高效率的水平上。价格上限规制实际上是信息不对称条件下的剩余索取合同[③]。由于规制者不知道项目公司为降低成本所付出的努力程度，规制者通过确定价格上限，使企业只能通过提高效率降低成本来获得更多利润。这种规制主要运用在自然垄断行业，如电价、燃气等。

在我国现阶段，公立医疗机构提供的基本医疗服务实行政府指导价。这也是一种价格上限规制。但非基本医疗服务（特需服务）实行市场调节价，

---

① 参见《国务院办公厅转发财政部发展改革委人民银行关于在公共服务领域推广政府和社会资本合作模式指导意见的通知》（国办发〔2015〕42号）。

② 刘宇文：《PPP项目再融资最优资本结构研究》，清华大学博士学位论文，2011年。

③ 魏成龙等：《政府规制创新》，经济管理出版社2016年版。

不属于价格上限规制范围。目前，我国公立医院提供的基本医疗服务的定价方式正在改革中，未来将扩大按病种、按服务单元进行收费，国家负责制定全国医疗服务项目技术规范，各地确定本地区的收费项目[①]。

PPP 医疗项目提供的基本医疗服务受医院等级和基本医疗保险的价格规制。医疗保险既是医疗服务的筹资工具，也是支付工具。基本医疗保险所发挥出的规制作用越来越明显，第一个作用是价格上限规制。基本医疗保险为了加强对定点机构的管理，设定了一系列的审核规范和支付标准，凡超出使用规范和标准的部分，由医疗机构承担患者的就医费用。医保通过拒付实现规制。拒付，即拒绝支付费用，在医疗保险领域主要包括门诊、住院违规被剔除的费用以及住院超定额共担医院负担的费用。被剔除的费用包括目录对应错误、错账剔除、超治疗范围、使用数量超标、超标收费和重复收费等[②]。此外，基本医疗保险还能发挥资源配置的规制、激励规制、质量规制、补偿规制等作用，在此不宜赘述[③]。

PPP 医疗项目提供的非基本医疗服务，也可以称为特需服务。公立医疗机构提供的特需医疗服务及其他市场竞争比较充分、个性化需求比较强的医疗服务，实行市场调节价。严格控制特需医疗服务规模，提供特需医疗服务的比例不超过全部医疗服务的 10%[④]。

对 PPP 医疗项目提供的服务进行价格上限规制是对医疗服务中存在的信息不对称进行的规制，符合政府和社会大众的期望。而对特需服务不进行价格规制，也就是没有拒付制度，服务价格随行就市，仅接受物价部门的监管，让消费者自行考虑自己的承受能力，进行理性的消费选择，符合社会资本的期望。

二、促进公共利益最大化

公共利益是什么，至今没有达成共识的概念，但笔者赞同公共利益概念

---

① 参见《推进医疗服务价格改革的意见》（发改价格〔2016〕1431 号）。

② 李兰翠：《新医改中医疗保险管理与实践》，天津科学技术出版社 2016 年版。

③ 中国的医疗保障体系主要包括：第一个层级是医疗救助制度，在体系的最底部，发挥兜底作用。第二层级是城镇职工基本医疗保险、城乡居民基本医疗保险和特殊人群社会医疗保险。这个部分规制的就是基本医疗服务。第三个层级是商业保险，对应的是非基本医疗服务（特需服务）。

④ 参见《推进医疗服务价格改革的意见》（发改价格〔2016〕1431 号）。

在任何时候都应该被用来作为制衡利益集团的力量，因为公共利益常常不可避免地被那些主导国家的强大利益集团所俘获[①]。由于公共利益很难被定义，并且很难说公共利益规制成功了，还是失败了，因此，本部分务实地遵循防止公共利益被弱化，而是让它发挥“制衡利益集团”的作用，而使用了“促进公共利益的最大化”的说法。如何让其发挥出制衡作用，借用过程管理的思想，得出一个新的命题：过程符合公共利益规制的，其结果也符合公共利益规制。也就是说，在 PPP 项目的整个实施过程中，每一步都符合当前的立法规制，其结果促进了公共利益最大化。

（一）规制理由

上文分析，PPP 的潜在问题中，最让专家担心的前五位是：医务人员身份编制发生变化带来的系列问题；盈利被社会资本方抽走，未用于医院的可持续发展；医务人员薪酬福利降低；患者信任度降低；公共部门（政府）缺乏经验。新医改文件《关于进一步鼓励和引导社会资本举办医疗机构的意见》中提出：要按照严格透明的程序和估价标准对公立医院资产进行评估，加强国有资产处置收益管理，防止国有资产流失；按照国家政策规定制定改制单位职工安置办法，保障职工合法权益。从以上两个观点可以看出，促进公共利益最大化是防止国有资产流失、保护职工合法权益等。

（二）规制安排

1. 项目效果是否符合政府目标

中国中央政府推广 PPP 提供公共服务的总目标是创新和增加公共产品和公共服务，让广大人民群众享受到优质高效的公共服务。同时，推广 PPP 提供公共服务还是“转变政府职能、激发市场活力、打造经济新增长点”的改革举措。按照前文的分析，政府最主要的三个目的是：“引入社会资本办医，形成多元化办医格局的新医改政策目标”、“引入社会资本，弥补财政投入不足”、“突破体制瓶颈，提供特需服务，满足群众多层次，多样化医疗需求”。这三个目标只是调查的结果，而每个地方政府启动某个 PPP 医疗项目还有自身的考量。不管其目的是什么，判断项目是否促进了公共利益最大化的依据是项目效果是否符合政府目标。

---

① ［英］迈克·费恩塔克：《规制中的公共利益》，戴昕译，中国人民大学出版社 2014 年版。

2. 项目过程是否符合法律法规

在中国 PPP 法或条例没有出台以前，既有的法律条文和政府的指导意见、规范性文件都是法律规制的组成。遵守这些规定，按照规定流程进行 PPP 项目操作，就是在促进公共利益的最大化。除了各种既有法律规制外，如《政府采购法》，PPP 项目过程规制主要包括《政府和社会资本合作模式操作指南》、《政府和社会资本合作项目财政管理暂行办法》、《政府和社会资本合作物有所值评价指引》、《政府和社会资本合作项目财政承受能力论证指引》等。

3. 项目是否进行过社区协商

《关于加强城乡社区协商的意见》（中办发〔2015〕41 号）中规定：城乡社区协商内容主要包括：城乡经济社会发展中涉及当地居民切身利益的公共事务、公益事业。PPP 医疗项目涉及医务人员和城乡居民的切身利益，按政策规定，应进行有效的社区协商。政府、卫生行业主管部门及公立医院作为公共部门的代表和 PPP 项目的发起者，应组织力量对医务工作人员、社区居民等利益相关方进行 PPP 项目的推介、磋商和交流，收集各方的利益诉求，将合理的诉求体现在项目的合同约束中。

4. 项目是否促进了公平竞争

政府在 PPP 医疗项目中扮演着促进者的角色，其中促进公平竞争是政府在治理时的基本职责，主要体现在以下几个环节：

（1）在竞争中授予项目。由于 PPP 医疗项目敏感度高，规模大，投资回收期长，技术含量高，接受价格规制和非营利性规制等，导致社会资本望而却步，参与的积极性不高，实践中在项目采购过程中竞争性不高，因此，政府应尽早向社会公布项目信息，促进竞争。

（2）候选社会资本有提起诉讼的权利。当社会资本方认为政府没有履行促进公平竞争的责任时，可以向法院提起诉讼，向政府问责，让利益相关方进行监督。

（3）在项目执行过程中促进公平竞争。目前，政府正在往该方向努力，包括建立统一的职称评定、科研申请、重点学科建设标准和平台；建立统一的全民合同聘用制等。

（4）防止形成新的垄断。由于 PPP 医疗项目助推了“超级医院”的形成，在医院的能力责任上要进行平衡性规制，让医院承担更多的社会责任。

5. 项目是否保护了消费者权益

《中华人民共和国消费者权益保护法》对消费者的权利和经营者的义务都进行了相关规定，医疗基础设施和服务的提供都在该法的约束之下进行。由于我国目前尚未出台更有针对性的权益保护的法律，但可以在 PPP 项目合同中写明保护患者消费者权益的条款。例如保障患者、探视者、员工的人身安全和隐私。建筑设施的设计应保障使用人的有效、合适、安全和体面，包括残疾人通道设施的安全和体面。

6. 项目是否建立了问责制和信息披露制度

PPP 的复杂性和长期性导致了 PPP 的风险防控要求超过了传统的政府采购，在项目的各个阶段都会有不同的风险防控阈值。例如在识别阶段，政府有进行物有所值评价和财政承受能力论证的责任；在采购阶段，政府有促进公平竞争的责任；在执行阶段，政府有监督项目提供的服务质量和效率的责任。而社会资本方，也同理，在执行阶段项目公司有保障施工进度按计划进行的责任；按照服务标准提供服务的责任；按合同约定为项目或相关资产购买保险等责任。明确责任的同时，就要有相应的问责机制。

建立 PPP 信息披露制度的意义在于三个方面：降低各方信息不对称的程度；有利于整个过程的风险防控；有助于提升公众参与度，在提高运作效率、防范腐败等方面发挥作用。目前，我国的 PPP 立法工作正在推进，问责和信息披露都是立法应该着重考虑的部分，在现阶段的《PPP 指南》和相关指导文件中尚不明确。世界银行对 PPP 信息披露方面的建议有 9 个方面：立法或政策任务；详细的业务指引；采购前信息披露；采购后信息披露；保密信息；标准合同条款；信息披露平台；时间表；标准模板①。

三、“举证倒置”与非营利性资格的获得

我国的医疗服务监管主要包括行政监管、行业监管和公众监督。从目前的监管体制机制看，我国的医疗服务监管主要建立在原有的公立医院体制之上。对于非公立医院的监管，制度不够完善②。由于政府不举办营利性医院，

① 刘尚希、王朝才：《以共治理念推进 PPP 立法》，中国财政经济出版社 2016 年版。

② 例如在医院财务制度的监管上，非营利性医疗机构执行财政部，卫计委颁布的《医院财务制度》和《医院会计制度》，营利性医疗机构参照执行企业的财务、会计制度和有关政策。

PPP 医疗项目基本定位为非营利性医疗机构。PPP 医疗项目要取得成功，需要社会资本方承担起经营非营利性医疗机构的社会责任，切实体现非营利性性质，才能最大限度地实现非营利性医疗机构的公益性。

（一）规制理由

上文关于“对策建议”的调查结果是，如果政府要推行 PPP，政府当前最应该解决的是：制定更具操作性、指导性的 PPP 的指导政策；加强质量监管，确保医疗服务质量安全；加强协调，确保医务人员的基本利益不受损害；加强价格监管，确保医疗服务价格合理性；加强改革监管，确保公立医院公益性。当前我国公立医院承担了大量的公益性医疗卫生服务，尽管有所淡化（参考前文第四章第一节），但在公立医院的考核中，公益性的医疗卫生服务仍占一定比例，特别在三级综合公立医院等级评审中，第一章就是“坚持医院公益性”的评审。PPP 医疗项目医院如果是民营资本控股，性质就会变为民营非营利性医疗机构，在承担公益性医疗卫生服务的责任上存在规制的空缺，主要体现在三个方面。

1. 非营利性医疗机构的定位是自主决定

非营利性医疗机构是指为社会公众利益服务而设立和运营的医疗机构，不以营利为目的，其收入用于弥补医疗服务成本，实际运营中的收支结余只能用于自身的发展，如改善医疗条件、引进技术、开展新的医疗服务项目等[①]。PPP 医疗项目医院是否被定位为非营利性医疗机构是医院自主决定[②]，如果选择非营利性医疗机构定位，则可以在规制上获得与公立医院基本相同的待遇，利于医院的发展（参见第五章第三节）。但是，在非营利性医疗机构应该承担什么样的责任上，现阶段没有详细的制度规定。

2. 非营利性医疗机构承担的职责不够明晰

根据文件规定：政府举办的非营利性医疗机构主要提供基本医疗服务并完成政府交办的其他任务，其他非营利性医疗机构主要提供基本医疗服务，这两类非营利性医疗机构也可以提供少量的非基本医疗服务；当发生重大灾害、事故、疫情等特殊情况时，各类医疗机构均有义务执行政府指

① 参见《关于城镇医疗机构分类管理的实施意见》（卫医发〔2000〕233 号）。

② 社会资本可以按照经营目的，自主申办营利性或非营利性医疗机构。《卫生部关于社会资本举办医疗机构经营性质的通知》（卫医政发〔2012〕26 号）。

令性任务①。

具体来讲，非营利性工作任务主要是提供基本医疗服务及政府交办的其他任务和指令性任务。其他任务主要指传染病、精神病、职业病防治和妇幼保健等公共卫生任务。承担医疗教育的，还包括医疗教学任务。指令性任务主要是紧急救治、救灾、援外、支农、支边和支援社区等公共服务②。值得注意的是，目前不是政府办的非营利性医疗机构不用承担其他任务。从以上分析看，目前非营利性医疗机构承担的非营利性任务并不明晰。

3. 部分公益性工作没有定量标准

目前，公立医院承担了不少公益性很强的工作，例如紧急救治、救灾、援外、支农、支边和支援社区等公共服务。这些工作都是地方政府考察公立医院日常工作任务的组成部分，在公立医院等级评审制度中有不少详细规定。但是，由于这些任务的临时性、阶段性和动态性特征，工作任务并没有定量标准。只要求医院在评审时能够出具相关资料，例如有评审前三年完成项目数量、参加的医务人员总人次、资金支持等资料③。此外，医院承担的绿色通道服务也没有定量标准。由于没有定量标准，普遍呈现出公益性淡化的局面。这是公立医院改革应该考虑的深层次问题，同时也是未来PPP医疗项目医院定位为非营利性医院应该思考的问题。

（二）规制安排

1. 非营利性医疗机构的职责

PPP医疗项目不改变公立医院属性的，纳入现行公立医院监管体系。项目改变医院属性的，绝大多数会定位为非营利性医疗机构，不管产权是否归属政府，只要定性为非营利性医疗机构的，就应该承担非营利性医疗机构应承担的社会责任，就应该强调公益性。非营利性医疗机构的具体职责应包括：

（1）基本医疗服务和基本公共卫生服务；

（2）救灾、援外、支农、支边、支援社区等指令性任务；

（3）低保、特困人员及无主患者等的医疗救助；

（4）慈善医疗救助任务；

① 参见《关于城镇医疗机构分类管理的实施意见》（卫医发〔2000〕233号）。

② 参见《关于印发公立医院改革试点指导意见通知》（卫医管发〔2010〕20号）。

③ 参见《三级综合医院评审标准实施细则（2011年版）》。

（5）非基本医疗服务。

其中，非基本医疗服务所占全部医疗卫生服务的比例应有所控制。完成这些任务是医院获得非营利性免税地位的基本特征。

慈善医疗救助与城乡医疗救助不同。城乡医疗救助是指政府对城乡低保家庭成员、五保户和其他经济困难家庭人员按照有关规定，资助其参加城镇居民基本医疗保险或新型农村合作医疗并对其难以负担的基本医疗自付费用给予补助。也就是上文提到的绿色通道部分的救助。这部分费用由城市和农村医疗救助基金负担，可分为常规医疗救助和重特大疾病医疗救助。慈善救助属于非制度化的社会公益事业，是社会人文关怀的体现，奉行“道德原则”，以募集、自愿捐赠或资助等方式对社会资源和社会财富进行二次分配。慈善救助对象的选择主要依据善款捐助方的意愿，面向全社会有医疗需求的困难人群，救助人群更为广泛，没有严格的界定标准[①]。非营利性医疗机构在慈善医疗救助中的任务是积极与慈善医疗救助基金和组织进行联系[②]，达成合作伙伴关系，主动承担慈善医疗救助的责任。

2. 非营利性医疗机构地位的取得需要医院“举证”

医疗机构要获得非营利性地位，必须向卫生行政主管部门和税务机构提供非营利性的事实证据，这是符合中国国家治理体系建设的方向的，也是财政税收治理能力提高的具体表现。非营利性的事实依据包括医院承担的各种任务的实际投入及账务公开。由于具备非营利性定位，其收入只能用于弥补医疗服务成本，实际运营中的收支结余只能用于自身的发展，如改善医疗条件、引进技术、开展新的医疗服务项目等。这些都必须作为举证的具体内容。

3. 非营利性的工作任务量与医院床位挂钩

本书的核心观点是“能力有多大，责任就有多大”。PPP 医疗项目基本集中在城市，并且规模较大，前文分析 PPP 将助推“超级医院”，甚至“超级卫生院”，这些医疗机构要取得非营利性地位，承担的非营利性工作应该

---

① 李婷婷、顾雪非、向国春：《论慈善救助在医疗保障体系中的作用》，《卫生经济研究》2014 年第 9 期。

② 我国有基金会 2614 家，在开展的公益项目中，用于救灾扶贫、社会福利、教育和医疗四个领域的资金占 70%以上，受益对象主要是贫困儿童、残病患者等（李婷婷，2014）。

与能力匹配，而体现能力的指标中，床位是一个关键指标①。中国政府在公立医院的筹资体系中的经常性补助在实施时有的地方政府是按照床位进行计量（也有按编制进行计算的）。按照编制进行计量与未来职工社会化和淡化编制的改革方向不一致。床位是医院能力的一个重要体现，政府按照床位进行补助有利于更公平地对待非营利性医院。

此外，目前很多小规模的民营医院、医疗研究中心也定位为非营利性医疗机构，但它们的能力的确有限，在承担救灾、援外、支农、支边、支援社区等指令性任务时可能力不从心，因此，按床位进行任务定量是较为科学的做法。在一定床位数量以下，这些任务可以降低，甚至不用承担，但在对低保、特困人员及无主患者等的医疗救助没有能力处理的情况下则要承担转诊责任。

4. 非营利性“举证”需公开并接受监督

公开“举证”是对非营利性医疗机构的监督，同时更是对政府的监督。政府作为办医的主要责任人，公开医疗机构承担的公益性医疗卫生服务，可以看出政府具体为这些服务支出了多少，医疗机构承担了多少。公众从公开的信息中可以进行判断，更能对政府和医疗机构进行道德评判。如果医疗机构出现了歧视性或选择性的提供服务，患者还可以依据法律保护自己的权益。政府也可以因为医疗机构不能提供规定的医疗卫生服务而取消该机构的非营利性地位，税务机关可以对其实施征税。这些做法在美国的非营利性医院管理中已经比较成熟，完全可以借鉴。

---

① 中国政府在公立医院的筹资体系中主要承担的责任是：a. 经常性补助，采取按编制、按床位、定额或购买服务等方式对医院运行经费给予补助（离退休人员离退休费由县级财政全额承担）；b. 政策性补助，主要是对公立医院承担公共卫生项目、指令性工作任务和部分专科医院等给予补助；c. 专项性补助，主要包括设备购置、医院基本建设和重点学科建设等，具体由财政、发展改革委等部门会同主管部门根据政府卫生投入政策有关规定确定；d. 引导性补助，各级财政视财力情况适当安排资金优先支持社会资本举办的非营利性医疗机构加强特色重点专科建设，着力支持强化社会资本办医机构的监督管理，促进社会资本办医机构诚信经营和可持续发展。参见《云南省县级公立医院综合改革财政补偿暂行办法》（云财社〔2015〕11号）。

第七章
PPP 医疗卫生项目运作重点环节分析

基础设施投资对经济增长发挥的促进作用已经得到广泛认同。当前，在中国经济进入新常态的背景下，政府采用 PPP 模式继续加大对基础设施投资的力度，不但是落实以供给侧结构性改革为主、需求拉动为辅的制度创新，更是为了公共服务供给提供新的动力。

现阶段，政府各部门相继出台 PPP 管理的相关指导意见，目的在于通过制度设计使 PPP 健康发展，造福于民。本章以当前政府部门的 PPP 相关政策文件为依据，结合相关研究资料梳理 PPP 医疗项目运作的全流程，并对其中比较重要的环节进行梳理，旨在为项目实施机构与社会资本合作提供参考。

第一节 中国 PPP 政策解读

在中国政府下文推广 PPP 提供公共服务之前，中国政府在特许经营和政府采购方面积累了较多的政府与社会资本合作的经验。2000 年后，国务院出台一系列关于投融资体制改革、鼓励非公有制经济发展、鼓励引入社会资本参与提供公共服务的指导性意见。与此同时，2009 年，中国新一轮医药卫生体制改革拉开帷幕，其中对政府办医的职责、引入市场机制等做了部署，在引入社会资本办医方面出台了专门的鼓励和促进政策。总体而言，中国的 PPP 医疗卫生项目的相关政策背景是贯彻落实党的十八大会议精神，改革创新公共服务供给机制和投入方式，发挥市场在资源配置中的决定性作用，更好发挥政府作用，引导和鼓励社会资本积极参与公共服务供给，为广大人民群众提供优质高效的公共服务。

一、相关政策

PPP 项目的流程规范主要依据是《合同法》、《公司法》、《中华人民共和国预算法》、《中华人民共和国政府采购法》和《中华人民共和国政府采购法实施条例》等法律。由于目前中国的 PPP 立法工作正在进行中，因此，具体依据来自国务院、财政部和发改委的相关政策规定，主要包括：《国务院办公厅转发财政部发展改革委人民银行关于在公共服务领域推广政府和社会资本合作模式指导意见的通知》（2015），《财政部关于印发政府和社会资本合作模式操作指南（试行）的通知》（2015），《国家发展改革委关于开展政府和社会资本合作的指导意见》（2014）。下文按照政府的相关政策文件，并结合新一轮医改政策对 PPP 医疗卫生项目的基本概念和流程进行梳理，供读者参考。

（一）政府与社会资本合作模式及适用范围

中国政府将 PPP 界定为政府与社会资本合作模式，即政府采取竞争性方式择优选择具有投资、运营管理能力的社会资本，双方按照平等协商原则订立合同，明确责权利关系，由社会资本提供公共服务，政府依据公共服务绩效评价结果向社会资本支付相应对价，保证社会资本获得合理收益。

根据国务院的指导文件，PPP 模式的适用范围包括能源、交通运输、水利、环境保护、农业、林业、科技、保障性安居工程、医疗、卫生、养老、教育、文化等公共服务领域。其中，在能源、交通运输、水利、环境保护、市政工程等特定领域需要实施特许经营的，按《基础设施和公用事业特许经营管理办法》执行。

2016 年，《国家发展改革委关于印发传统基础设施领域实施政府和社会资本合作项目工作导则的通知》（发改投资〔2016〕2231 号）（以下简称《PPP 工作导则》）中提出：按照国务院确定的部门职责分工，发改委的《PPP 工作导则》适用于在能源、交通运输、水利、环境保护、农业、林业以及重大市政工程等传统基础设施领域采用 PPP 模式的项目。在这份文件中，医疗领域并没有被列入。

2006 年，财政部《政府和社会资本合作项目财政管理暂行办法》（财金〔2016〕92 号）（以下简称《PPP 财政管理办法》）文件出台，适用范围定为能源、交通运输、市政公用、农业、林业、水利、环境保护、保障性安居工程、教育、科技、文化、体育、医疗卫生、养老、旅游等公共服务领域开展的各类 PPP 项目。

（二）公立医院改革相关政策规定

《中共中央　国务院关于深化医药卫生体制改革的意见》（2009）中对公立医院改革进行了部署。其中四大改革原则之一是：坚持公平与效率统一，政府主导与发挥市场机制作用相结合。强化政府在基本医疗卫生制度中的责任，加强政府在制度、规划、筹资、服务、监管等方面的职责，维护公共医疗卫生的公益性，促进公平公正。同时，注重发挥市场机制作用，动员社会力量参与，促进有序竞争机制的形成，提高医疗卫生运行效率、服务水平和质量，满足人民群众多层次、多样化的医疗卫生需求。

公立医院改革方面的意见：国家制定公立医院改制的指导性意见，积极引导社会资本以多种方式参与包括国有企业所办医院在内的部分公立医院改制重组。稳步推进公立医院改制的试点，适度降低公立医疗机构比重，形成公立医院与非公立医院相互促进、共同发展的格局。政府投入责任方面的规定：政府负责公立医院基本建设和大型设备购置、重点学科发展、符合国家规定的离退休人员费用和政策性亏损补偿等，对公立医院承担的公共卫生任务给予专项补助，保障政府指定的紧急救治、援外、支农、支边等公共服务经费。

《国务院办公厅转发发展改革委卫生部等部门关于进一步鼓励和引导社会资本举办医疗机构意见的通知》(国办发〔2010〕58号）对于公立医院改制的要求是：在改制过程中，要按照严格透明的程序和估价标准对公立医院资产进行评估，加强国有资产处置收益管理，防止国有资产流失；按照国家政策规定制定改制单位职工安置办法，保障职工合法权益。社会资本举办的非营利性医疗机构按国家规定享受税收优惠政策，用电、用水、用气、用热与公立医疗机构同价，提供的医疗服务和药品要执行政府规定的相关价格政策。营利性医疗机构按国家规定缴纳企业所得税，提供的医疗服务实行自主定价，免征营业税。

《卫生部关于社会资本举办医疗机构经营性质的通知》（卫医政发〔2012〕26号）规定：社会资本可以按照经营目的自主申办营利性或非营利性医疗机构。《关于印发〈关于城镇医疗机构分类管理的实施意见〉的通知》(卫医发〔2000〕233号）中规定：非营利性和营利性医疗机构按机构整体划分。划分的主要依据是医疗机构的经营目的、服务任务以及执行不同的财政、税收、价格政策和财务会计制度。非营利性医疗机构是指为社会公众利益服务而设立和运营的医疗机构，不以营利为目的，其收入用于弥补医疗服务成本，实际运营中的收支结余只能用于自身的发展，如改善医疗条件、引进技术、开展新的医疗服务项目等。营利性医疗机构是指医疗服务所得收益可用于投资者经济回报的医疗机构。政府不举办营利性医疗机构。

分类管理的文件规定：政府举办的非营利性医疗机构主要提供基本医疗服务并完成政府交办的其他任务，其他非营利性医疗机构主要提供基本医疗服务，这两类非营利性医疗机构也可以提供少量的非基本医疗服务；营利性医疗机构根据市场需求自主确定医疗服务项目。当发生重大灾害、事故、疫情等特殊情况时，各类医疗机构均有义务执行政府指令性任务。政府举办的非营利性医疗机构享受同级政府给予的财政补助，其他非营利性医疗机构不享受政府财政补助。非营利性医疗机构执行政府规定的医疗服务指导价格，享受相应的税收优惠政策。营利性医疗机构医疗服务价格放开，依法自主经营，照章纳税。非营利性医疗机构执行财政部、卫生部颁布的《医院财务制度》和《医院会计制度》等有关法规、政策。营利性医疗机构参照执行企业的财务、会计制度和有关政策。

二、PPP 医疗卫生项目分类

PPP 的分类是根据现实需要而发展的，是各国根据国家政治、经济和技术考量而界定的。分类的初衷是为了促进和规范 PPP，并界定合作双方的权利义务，而不是限制 PPP。PPP 主要分为三大类：业务外包类、特许经营类和私有化类，在现阶段，从财政部入库项目看，大部分是与医疗基础设施和非临床服务提供相关的类型，也就是说，不涉及临床服务，也不涉及公立医院的体制改革。少量的 BOO 项目涉及了整个医院的体制的改革，但主要是以机制改革为主。而在财政部的分类中，淡化了三个大类的区别，而以运行方式进行分类。财政部的《PPP 操作指南》中将 PPP 按项目运作方式分为委托运营、管理合同、建设—运营—移交、建设—拥有—运营、转让—运营—移交和改建—运营—移交等。不同的类型中，私营部门参与的程度与承担的具体职责不尽相同。

三、PPP 医疗卫生项目运行流程概览

根据《关于印发政府和社会资本合作模式操作指南（试行）的通知》（财金〔2014〕113 号）和《关于印发〈政府和社会资本合作项目财政管理暂行办法〉的通知》（财金〔2016〕92 号）的规定，PPP 项目的操作主要包括项目识别、项目准备、项目采购、项目执行和项目移交 5 个阶段，具体包括 19 个步骤，如图 7–1 所示。

（一）项目识别

1. 项目发起

政府发起 PPP 项目的，应当由行业主管部门提出项目建议，由县级以上人民政府授权的项目实施机构编制项目实施方案，提请同级财政部门开展物有所值评价和财政承受能力论证。社会资本发起 PPP 项目的，应当由社会资本向行业主管部门提交项目建议书，经行业主管部门审核同意后，由社会资本编制项目实施方案，由县级以上人民政府授权的项目实施机构提请同级财政部门开展物有所值评价和财政承受能力论证。

2. 项目筛选

各级财政部门会同行业主管部门对潜在政府和社会资本合作项目进行评

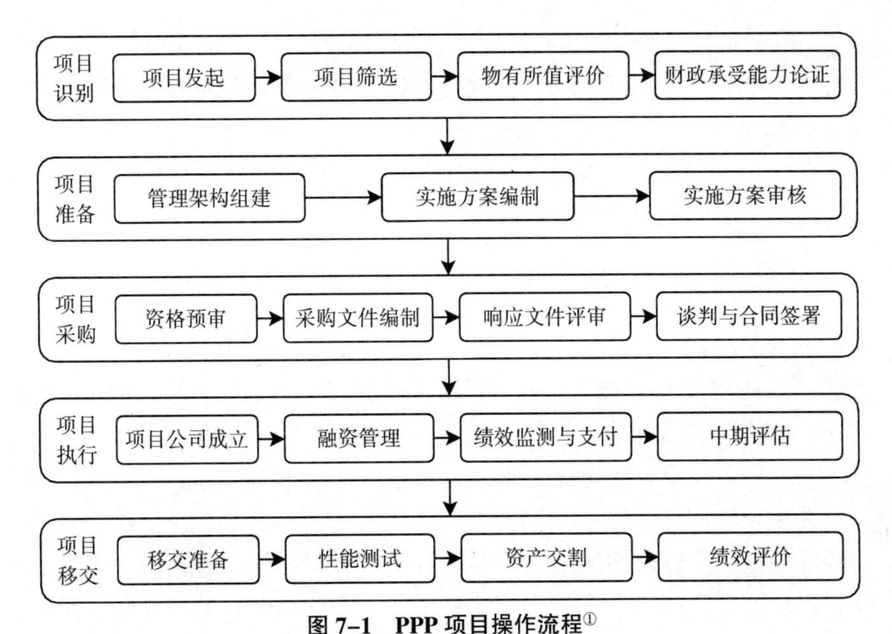

图 7-1 PPP 项目操作流程[①]

估筛选，确定备选项目。财政部门应根据筛选结果制订项目年度开发计划和中期开发计划。对于列入年度开发计划的项目，项目发起方应按财政部门的要求提交相关资料。新建、改建项目应提交可行性研究报告、项目产出说明和初步实施方案；存量项目应提交存量公共资产的历史资料、项目产出说明和初步实施方案。

3. 物有所值评价

项目实施机构可依法通过政府采购方式委托专家或第三方专业机构编制项目物有所值评价报告。受托专家或第三方专业机构应独立、客观、科学地进行项目评价、论证，并对报告内容负责。定性评价重点关注项目采用政府和社会资本合作模式与采用政府传统采购模式相比能否增加供给、优化风险分配、提高运营效率、促进创新和公平竞争等。定量评价主要通过对政府和社会资本合作项目全生命周期内政府支出成本现值与公共部门比较值进行比较，计算项目的物有所值量值，判断政府和社会资本合作模式是否降低项目全生命周期成本。

① 参见《关于印发政府和社会资本合作模式操作指南（试行）的通知》（财金〔2014〕113 号）。

4. 财政承受能力论证

为确保财政中长期可持续性，财政部门应根据项目全生命周期内的财政支出、政府债务等因素对部分政府付费或政府补贴的项目开展财政承受能力论证，每年政府付费或政府补贴等财政支出不得超出当年财政收入的一定比例。

（二）项目准备

1. 管理架构组建

县级（含）以上地方人民政府可建立专门协调机制，主要负责项目评审、组织协调和检查督导等工作，实现简化审批流程、提高工作效率的目的。政府或其指定的有关职能部门或事业单位可作为项目实施机构，负责项目准备、采购、监管和移交等工作。

2. 实施方案编制

项目实施机构应组织编制项目实施方案，方案应依次包括项目概况、风险分配基本框架、项目运作方式、交易结构、合同体系、监管架构、采购方式选择。

3. 实施方案审核

经审核通过物有所值评价的项目，由同级财政部门依据项目实施方案和物有所值评价报告组织编制财政承受能力论证报告，统筹本级全部已实施和拟实施 PPP 项目的各年度支出责任，并综合考虑行业均衡性和 PPP 项目开发计划后，出具财政承受能力论证报告审核意见。各级财政部门应建立本地区 PPP 项目开发目录，将经审核通过物有所值评价和财政承受能力论证的项目纳入 PPP 项目开发目录管理。

（三）项目采购

1. 资格预审

对于纳入 PPP 项目开发目录的项目，项目实施机构应根据物有所值评价和财政承受能力论证审核结果完善项目实施方案，报本级人民政府审核。本级人民政府审核同意后，由项目实施机构按照政府采购管理相关规定，依法组织开展社会资本方采购工作。

项目实施机构应根据项目需要准备资格预审文件，发布资格预审公告，邀请社会资本和与其合作的金融机构参与资格预审，验证项目能否获得社会资本响应和实现充分竞争，并将资格预审的评审报告提交财政部门备案。项目实施机构可以依法委托采购代理机构办理采购。

2. 采购文件编制

项目采购文件应包括采购邀请、竞争者须知（包括密封、签署、盖章要求等）、竞争者应提供的资格、资信及业绩证明文件、采购方式、政府对项目实施机构的授权、实施方案的批复和项目相关审批文件、采购程序、响应文件编制要求、提交响应文件截止时间、开启时间及地点、强制担保的保证金交纳数额和形式、评审方法、评审标准、政府采购政策要求、项目合同草案及其他法律文本等。

项目实施机构应当优先采用公开招标、竞争性谈判、竞争性磋商等竞争性方式采购社会资本方，鼓励社会资本积极参与、充分竞争。根据项目需求必须采用单一来源采购方式的，应严格符合法定条件和程序。

3. 响应文件评审

项目实施机构应按照采购文件规定组织响应文件的接收和开启。评审小组对响应文件进行两阶段评审：

第一阶段：确定最终采购需求方案。评审小组可以与社会资本进行多轮谈判，谈判过程中可实质性修订采购文件的技术、服务要求以及合同草案条款，但不得修订采购文件中规定的不可谈判核心条件。实质性变动的内容，须经项目实施机构确认，并通知所有参与谈判的社会资本。具体程序按照《政府采购非招标方式管理办法》及有关规定执行。

第二阶段：综合评分。最终采购需求方案确定后，由评审小组对社会资本提交的最终响应文件进行综合评分，编写评审报告并向项目实施机构提交候选社会资本的排序名单。具体程序按照《政府采购货物和服务招标投标管理办法》及有关规定执行。

4. 谈判与合同签署

项目实施机构应成立专门的采购结果确认谈判工作组。按照候选社会资本的排名，依次与候选社会资本及与其合作的金融机构就合同中可变的细节问题进行合同签署前的确认谈判，率先达成一致的即为中选者。确认谈判不得涉及合同中不可谈判的核心条款，不得与排序在前但已终止谈判的社会资本进行再次谈判。

采购结果公示结束后、PPP 项目合同正式签订前，项目实施机构应将 PPP 项目合同提交行业主管部门、财政部门、法制部门等相关职能部门审核后，报本级人民政府批准。

（四）项目执行

1. 项目公司设立

社会资本可依法设立项目公司。政府可指定相关机构依法参股项目公司。项目实施机构和财政部门应监督社会资本按照采购文件和项目合同约定，按时足额出资设立项目公司。

2. 融资管理

项目融资由社会资本或项目公司负责。社会资本或项目公司应及时开展融资方案设计、机构接洽、合同签订和融资交割等工作。财政部门和项目实施机构应做好监督管理工作，防止企业债务向政府转移。

3. 绩效监测与支付

项目实施机构应根据项目合同约定，监督社会资本或项目公司履行合同义务，定期监测项目产出绩效指标，编制季报和年报，并报财政部门备案。

政府有支付义务的，项目实施机构应根据项目合同约定的产出说明，按照实际绩效直接或通知财政部门向社会资本或项目公司及时足额支付。设置超额收益分享机制的，社会资本或项目公司应根据项目合同约定向政府及时足额支付应享有的超额收益。

社会资本或项目公司违反项目合同约定，威胁公共产品和服务持续稳定安全供给，或危及国家安全和重大公共利益的，政府有权临时接管项目，直至启动项目提前终止程序。

4. 中期评估

项目实施机构应每3~5年对项目进行中期评估，重点分析项目运行状况和项目合同的合规性、适应性、合理性；及时评估已发现问题的风险，制订应对措施，并报财政部门备案。

（五）项目移交

1. 移交准备

项目移交时，项目实施机构或政府指定的其他机构代表政府收回项目合同约定的项目资产。项目合同中应明确约定移交形式、补偿方式、移交内容和移交标准。移交形式包括期满终止移交和提前终止移交；补偿方式包括无偿移交和有偿移交；移交内容包括项目资产、人员、文档和知识产权等；移交标准包括设备完好率和最短可使用年限等指标。

2. 性能测试

项目实施机构或政府指定的其他机构应组建项目移交工作组，根据项目合同约定与社会资本或项目公司确认移交情形和补偿方式，制定资产评估和性能测试方案。项目移交工作组应严格按照性能测试方案和移交标准对移交资产进行性能测试。性能测试结果不达标的，移交工作组应要求社会资本或项目公司进行恢复性修理、更新重置或提取移交维修保函。

3. 资产交割

社会资本或项目公司应将满足性能测试要求的项目资产、知识产权和技术法律文件，连同资产清单移交项目实施机构或政府指定的其他机构，办妥法律过户和管理权移交手续。社会资本或项目公司应配合做好项目运营平稳过渡相关工作。

4. 绩效评价

项目移交完成后，财政部门（政府和社会资本合作中心）应组织有关部门对项目产出、成本效益、监管成效、可持续性、政府和社会资本合作模式应用等进行绩效评价，并按相关规定公开评价结果。评价结果作为政府开展政府和社会资本合作管理工作决策参考依据。

第二节　PPP 医疗卫生项目运作流程重要环节分析

PPP 医疗卫生项目运作流程与其他领域的项目基本相同，但涉及的主体更多，牵涉的利益敏感程度更高。在 PPP 医疗卫生项目中，项目公司与政府之间是共建、共治和共享的关系。在整个项目的执行阶段，无论哪种风险控制不好都会影响整个项目的正常运转，风险的出现具有不确定性，分担风险的目的是让具有最佳处理能力的那一方处理该风险，如果对每一种风险都有一个应对的工作预案，项目的风险就会得到很好的控制。

一、项目识别

从财政部公布的 PPP 医疗示范项目看，有新建项目，也有存量项目。大部分医院项目是旧医院的整体迁建项目，也有完全是新建的项目，如宁夏回医回药研创中心、安徽淮南智慧医疗等项目。项目识别一般包括项目发起、项目筛选、物有所值评价和财政承受能力论证几个重要环节。在 PPP 医疗卫生项目识别阶段之前，一般还有一个行业分析阶段，是项目的发起者对是否需要投资新建或改扩建一个项目的投资决策，体现为项目建议书、项目可行性研究报告等。

（一）项目筛选

财政部门会同卫生主管部门，对潜在PPP医疗卫生项目进行评估筛选，确定备选项目。财政部门根据筛选结果制订项目年度和中期开发计划。政府发起的，一般由财政部门进行筛选；社会资本方发起的，由社会资本方进行项目的可行性论证。

项目实施机构在进行决策时，应该考虑以下问题：

（1）财政补贴额度：医疗项目的情况比较复杂，一些项目可能获得来自中央、省、县级别的财政预算内资金支持，这些资金往往只占项目投资总额的一部分，缺口部分才需要社会资本进行融资解决。

（2）项目规模要求：由于PPP项目一般的交易成本较高，如果投资额达不到规模，交易成本占比较高，项目一般很难实现物有所值。从财政部PPP中心的综合信息平台入库项目看，医疗卫生类项目，最小的一个是800万元（乡镇卫生所）。从示范项目的规模看，平均为6亿元，最小的一个为5000万元。

（3）财务测算：这是合作双方都会考虑的财务分析问题。财务测算是判断未来SPV公司在经营期内能否正常运营，社会资本方能否获得合理投资回报和合理收益的主要参考。财务测算主要判断该项目的盈利能力、偿债能力、财务生存能力、抗风险能力。要判断这些能力，需要采用多个评价指标，例如贴现现金流（DCF）和内部回报率（IRR）等。对于社会资本方，还要考虑资本成本、股本回报率、股东权益与附属债务等。[①]

（4）政府支持：对于PPP医疗卫生项目而言，政府和卫生主管部门要对未来医院定性为非营利性还是营利性进行决策，并制定相关的支持政策，与新医改政策进行衔接。

① ［加］耶斯考比：《公共部门与私营企业合作模式：政策与融资原则》，杨欣欣译，中国社会科学出版社2012年版。

专栏 1　激励机制

新医改政策文件《关于进一步鼓励和引导社会资本举办医疗机构的意见》中提出"鼓励和引导社会资本举办医疗机构，有利于增加医疗卫生资源，扩大服务供给，满足人民群众多层次、多元化的医疗服务需求；有利于建立竞争机制，提高医疗服务效率和质量，完善医疗服务体系"。这是中国政府鼓励社会资本参与医疗服务供给的指导性文件。PPP 医疗卫生项目强调政府扮演促进者的角色，发挥激励机制的作用，与医改政策目标相同。PPP医疗卫生项目的激励机制包括风险分担、政府支持与政府担保。但由于中国《担保法》第八条规定："国家机关不得为保证人，但经国务院批准为使用外国政府或者国际经济组织贷款进行转贷的除外。"再加上《担保法解释》第三条规定："国家机关和以公益为目的的事业单位、社会团体违反法律规定提供担保的，担保合同无效。"可见，政府担保目前不适用于中国的实际情况。同时，风险分担的实现形式也是一种担保。

表 7–1 中列出了中国新近政策对社会办医的各种支持，力度空前。从各种支持政策可以看出，PPP 医疗卫生项目以后的运营在政策上基本取得了与公立医院一样的地位，在公平竞争上有一定的改善，差别仅仅在医务人员的人才培养和养老保障上，编制内与编制外还有一定区别，现阶段事业单位改革与全员聘用等改革也正在推进中，这是社会保障制度的整体改革，不可能一蹴而就。

表 7–1　中国 PPP 医疗卫生项目政府支持

条目	内容
财政资金扶持	将提供基本医疗卫生服务的社会办非营利性医疗机构纳入政府补助范围，在临床重点专科建设、人才培养等方面，执行与公立医疗机构同等补助政策。通过政府购买服务方式，支持符合条件的社会办医疗机构承接当地公共卫生和基本医疗服务以及政府下达的相关任务，并逐步扩大购买范围。《关于促进社会办医加快发展的若干政策措施》（国办发〔2015〕45 号）
土地划拨/零收益出让	连续经营 1 年以上、符合划拨用地目录的健康服务项目可按划拨土地办理用地手续；不符合划拨用地目录的，可采取协议出让方式办理用地手续《国务院关于促进健康服务业发展的若干意见》（国发〔2013〕40 号）
用水、电政策	非公立医疗机构用水、用电、用气、用热实行与公立医疗机构同价政策（国发〔2013〕40 号）

续表

条目	内容
行政性收费	各地对非营利性医疗机构建设免予征收有关行政事业性收费，对营利性医疗机构建设减半征收有关行政事业性收费。清理和取消对健康服务机构不合法、不合理的行政事业性收费项目（国发〔2013〕40 号）
非经常性补助	将符合条件的社会办医疗机构纳入急救网络，执行政府下达的指令性任务，并按与公立医疗机构同等待遇获得政府补偿。鼓励地方探索建立对社会办非营利性医疗机构举办者的激励机制（国办发〔2015〕45 号）
税收优惠	非营利性医院按照国家规定的收费项目和价格标准取得的医疗服务收入，免征各项税收；营利性医院的医疗服务收入直接用于改善本院医疗卫生条件的，3~5 年内免征医疗服务收入营业税；对其自用的房产、土地、车船，3~5 年免征房产税、城镇土地使用税、车船使用税；3~5 年免税期满后恢复征税，恢复征税起 5 年内，地方留存部分先征后返还，6~10 年减半返还。（昆明市地方政策，昆发〔2008〕5 号）
股权参与	政府参与或保留部分产权，可设置在 34%~51%
优化融资政策	拓宽信贷抵押担保物范围，探索允许社会办医疗机构利用有偿取得的用于非医疗用途的土地使用权和产权明晰的房产等固定资产办理抵押贷款。鼓励社会办医疗机构在银行间债券市场注册发行非金融企业债务融资工具筹集资金（国办发〔2015〕45 号）
大型设备共建共享	鼓励公立医疗机构与社会办医疗机构开展合作，在确保医疗安全和满足医疗核心功能前提下，实现医学影像、医学检验等结果互认和医疗机构消毒供应中心（室）等资源共享（国办发〔2015〕45 号）
自主选择营利非营利	允许医院选择营利或非营利性
进入财政补偿机制	允许医院申请获得财政补偿，弥补执行取消药品加成造成的收入损失
奖励和科研扶持措施	对新扩建医院，政府按投资额给予一次性奖励，用于添置医疗设备或改善服务设施。特别是对项目进行定期绩效评估，实施奖惩。具备条件的医院可依照程序申请医学重点学科建设项目、医疗特色专科项目和卫生科研立项。经评审确定为医学重点学科建设项目及科研立项的，政府给予相应的经费支持，并对取得突出成果的予以奖励
简化审批程序	卫生行政部门公开准入标准和审批程序，简化审批环节，严格执行审批时限
可申请医保定点机构	医院可申请作为城镇职工基本医疗保险、城镇居民基本医疗保险、新型农村合作医疗的定点医疗机构。各级医疗保险经办机构要按规定及时拨付医疗费用，不得随意扣减或拖欠
从业人员平等待遇	医院及其从业人员在资格认定、职称评定、业务培训、学术活动、技术准入、推荐评优、政策知情等方面，与公立医院同等对待。鼓励医院医疗卫生专业人才申报学术技术带头人及后备人选。企业根据国家有关政策规定为其员工支付的补充医疗保险费，按税收政策规定在企业所得税税前扣除

续表

条目	内容
从业人员社会保障	医院聘用具有相应技术职称的卫生专业技术人员，按照事业单位标准代办医疗、养老、工伤、生育、失业等社会保险和住房公积金，并随人员流动及时转接
推进医师多点执业	加快推进和规范医师多点执业，鼓励和规范医师在不同类型、不同层级的医疗机构之间流动（国办发〔2015〕45号）
鼓励捐赠	企业、个人通过公益性社会团体或者县级以上人民政府及其部门向非营利性医疗机构的捐赠，按照税法及相关税收政策的规定在税前扣除（国发〔2013〕40号）

注：未标注出处的是昆明市地方政策。

（二）物有所值评价

物有所值评价（VFM）是判断是否采用PPP模式代替政府传统投资运营方式提供公共服务项目，以及评估已执行PPP项目物有所值实现程度的一种方法。物有所值评价一般由项目实施机构或同级行业主管部门组织实施，同级财政部门负责对评价报告进行审核并出具审核意见。物有所值评价包括定量评价和定性评价。定量的评价可委托给专业咨询机构完成，定性的评价可由实施机构或行业部门主管组织专家进行评价。

定量评价是在假定采用PPP模式与政府传统投资运营方式产出绩效相同的前提下，通过对PPP项目全生命周期内政府方净成本的现值（PPP值）与公共部门比较值（PSC值）进行比较，判断PPP模式能否降低项目全生命周期成本。PSC值是模拟项目的建设和运营维护净成本、竞争性中立调整值和政府承担PPP项目全部风险的成本三项的现值之和。

在定性评价中，项目实施机构或同级行业主管部门应细化和明确定性评价程序、专家数量和来源、指标及其权重、评分标准等基本要求。定性评价指标一般包括全生命周期整合程度、风险识别与分配、绩效导向与鼓励创新、潜在竞争程度、政府机构能力、可融资性、项目内资产相关度等七项基本评价指标。

物有所值评价报告内容包括：①项目基础信息。主要包括项目概况、项目产出说明和绩效标准、PPP运作方式、风险分配框架和付费机制等。②评价方法。主要包括定性评价程序、指标及权重、评分标准、评分结果、专家组意见以及定量评价的PSC值、PPP值的测算依据、测算过程和结果等。

③评价结论，分为“通过”和“未通过”。④附件。通常包括（初步）实施方案、项目产出说明、可行性研究报告、设计文件、存量公共资产的历史资料、PPP 项目合同及补充合同、绩效监测报告等。[①]

（三）财政承受能力论证

财政承受能力论证是指识别、测算 PPP 项目的各项财政支出责任，科学评估项目实施对当前及今后年度财政支出的影响，为 PPP 项目财政管理提供依据。财政承受能力论证由财政承诺（Fiscal Commitment）演变而来。PPP 合同的财务影响会给政府带来财政风险，因此必须对财政风险进行有效的监测和管理[②]。

财政承受能力评估包括财政支出能力评估以及行业和领域平衡性评估。财政支出能力评估是根据 PPP 项目预算支出责任，评估 PPP 项目实施对当前及今后年度财政支出的影响；行业和领域均衡性评估是根据医疗行业内，以及经济社会发展需要和公众对医疗服务的需求平衡在医疗行业或区域内所有的 PPP 医疗卫生项目，防止过于集中。

在实际计算时，财政支出能力为先，若该项未通过，则不需要进行行业平衡性评估。通过论证的项目，各级财政应在编制预算时将项目的财政支出责任纳入预算统筹安排。这一点对 PPP 医疗卫生项目是一个最大的利好。如果是政府付费或可行性缺口补助的项目，PPP 医疗卫生项目促成了政府办医主要职责的落实。

二、项目准备

县级（含）以上地方人民政府可建立专门协调机制，主要负责项目评审、组织协调和检查督导等工作，实现简化审批流程、提高工作效率的目的。项目实施机构一般是政府授权的卫生主管部门或公立医院，负责项目准备、采购、监管和移交等工作。

项目实施方案一般由项目实施机构编制。方案在项目可行性研究报告的基础上形成，应包括项目基本情况、风险分配框架、运作方式、交易结构、

① 参见《政府和社会资本合作物有所值评价指引（修订版征求意见稿）》（财办金（2016）118 号）。
② 世界银行：《PPP 财政承诺管理》，财政部 PPP 中心编译，中国商务出版社 2014 年版。

合同体系、监管架构等内容。存量项目实施方案的编制依据还应包括存量公共资产建设、运营维护的历史资料以及第三方出具的资产评估报告等。

（一）风险分配框架

按照风险分配优化、风险收益对等和风险可控等原则，综合考虑政府风险管理能力、项目回报机制和市场风险管理能力等要素，在政府和社会资本间合理分配项目风险。原则上，项目设计、建设、财务和运营维护等商业风险由社会资本承担，法律、政策和最低需求等风险由政府承担，不可抗力等风险由政府和社会资本合理共担。

专栏 2　风险分配

风险转移对于 PPP 医疗卫生项目来说非常重要。新医改提出的“管办分开”就是风险转移，让社会资本方承担经营管理的责任，提高公立医院的运行效率，这也是实现物有所值的组成部分。风险分配的原则是：风险应该转移给能以最低成本吸收风险的一方。项目实施机构在进行 PPP 风险框架设计时，常常会把过多的风险转移给社会资本方，尤其是那些只能先由项目公司保留而无法分配给其他方的风险，如还没有进行融资时的利率风险。这样的做法往往导致在贷款方进入后又对风险分配进行谈判。关于风险识别、分配原则可参见第二章第三节和第六章第二节的分析。

为什么要对 PPP 医疗卫生项目的风险进行识别并采取动态协同管理？这是因为每一个项目的实际情况都不一样，例如有的项目是存量项目，项目选址已经定了，在新建项目中本来是社会资本方在投资可行性分析中要进行识别的风险，实际上承担方应该是项目之前的决策方。但决定了的风险，并不代表未来不存在风险，在风险分配框架中也应该明确。下文是江苏某县中医院的 PPP 项目的风险分配框架，可供读者参考。

项目背景：江苏省某县中医院 PPP 项目分为两期，一期为医疗中心项目，采取 TOT 模式，政府将已经基本完工的一期项目交给项目公司运营。项目公司负责除核心医疗以外的包括药品供给、医疗器具设备采购、物业、食堂、超市、停车场及其他后勤等方面的所有事务运营管理，并同时获得相应的运营收益。二期为养老康复中心项目，拟建成具有中医特色“医养结合”的中高档的综合养老社区，总建筑面积不少于 10 万平方米，计划总投资暂定 7 亿元，首期 2 亿元。项目采用 DBOT 模式，建设资金由项目公司筹集、支付。在运营阶段，项目公司则负责整个项目以及除一般医疗、日常护理、定期体检外的所有的养老服务的运营管理，并获得运营收益，如表7–2所示。

表7–2　某县中医院医养融合PPP项目风险分配框架

序号	风险	产生原因	产生后果	解决方案	承担方
第一类：来自政府层面风险					
1	国有化	政府收回项目资产	项目公司破产，项目失败	如果必须强制收购，政府给予项目公司合理赔偿	政府
2	政府干预	政府无故干预项目的决策	项目实施效率降低	约定政府无故干预的责任	政府
3	政府信用	政府无故不履行或拒绝履行合同约定的责任和义务	支付延期甚至终止	政府可行性缺口补助	政府
4	政府腐败	指政府官员或代表采用不合法的影响力要求或索取不合法的财物	项目公司在关系维持方面的成本增加，同时也加大了政府的违约风险	加强群众的监督机制	政府
5	公众反对	由于政府单方面原因导致公众利益得不到保护或受损，从而引起公众反对，使得项目建设、运营造成风险	工期延误或运营困难，可能需要重新谈判修改具体合同条款，严重时导致项目终止	做决策前站在公众的角度考虑，尽量做到不危害公众利益	政府
第二类：来自市场层面风险					
1	通货膨胀	物价上涨	成本增加	按约定的调价方式相应调整药品以及其他服务产品的价格或政府差额补贴	政府/项目公司
2	市场需求变化	由于宏观经济、社会环境、人口变化、法律法规调整等其他因素使市场需求变化，而产生的风险	市场预测与实际需求之间出现差异，项目收入减少	政府与项目公司共同承担养老需求以及非医疗服务需求不足风险	政府/社会资本方

序号	风险	产生原因	产生后果	解决方案	承担方
第二类：来自市场层面风险					
3	第三方延误/违约	指项目相关第三方不履行或拒绝履行合同约定的责任和义务而给项目带来直接或间接的危害	工期延误，图纸交底不清，也可能引起成本增加	获取第三方准确信息，招标挑选最合适的伙伴，并通过合同管理由第三方承担相应责任	项目公司
第三类：来自项目层面的风险					
1	项目成本超支	由于管理经营不足等原因，项目成本超出预计额度	项目利润下降	加强项目管理	项目公司
2	管理风险	在项目的建设、运营及维护过程中，由于组织和管理问题而引起的各种风险及损失	导致项目收益不足，在运营阶段出现各种损失	选择具有良好的资质和管理经验的管理人员	项目公司
3	土地拆迁与补偿风险	由于政府原因，拆迁补偿超标，拆迁费不合理导致的风险	前期成本增加、开工延误	按照拆迁合同索赔	政府
4	设计不当风险	由于设计人员经验不足或理论知识不足，导致设计出现问题	项目无法正常施工，导致延期或者成本增加	获得设计担保或者买设计保险、设计招标	项目公司
5	项目完工风险	指项目无法按时完工、延期完工或者完工后无法达到预期标准的风险	建设成本增加，工期延误	竣工担保、进度报告、提前投入资本金、延期罚款	项目公司
6	安全风险	由于现场管理不善，导致现场出现安全事故	项目成本增加	出台安全管理制度，充分的监督监管	项目公司
7	供应风险	服务于项目的各种配套设施以及药品的供应短缺、供应不及时这些都给项目带来损失	会影响项目正常运行	与医疗设施供应商以及药品公司签订长期供应合同	项目公司

续表

序号	风险	产生原因	产生后果	解决方案	承担方
第三类：来自项目层面的风险					
8	工程变更	由于业主、设计、施工等原因，导致施工方案进行的在材料、工艺、功能、功效、尺寸、技术指标、工程数量及施工方法等任一方面的改变	建设成本增加，或工期延期	签订工程变更协议	项目公司
9	政府支付风险	政府无故未按时支付租金和可行性缺口补助	影响项目现金流、严重时导致项目失败	明确核心医疗部分政府购买服务费用的来源和支出专向特征；建立补贴特别账户	政府
10	项目移交风险	项目设施维护不充分	项目设施维护不周，移交后影响使用	仔细检查维护设施，做好绩效考核	项目公司
第四类：因不可抗力导致的风险					
1	自然灾害	包括：洪水、风暴、地震、雷击、火灾等	项目失败	购买保险	政府/项目公司
2	政策风险	国家宏观政策发生变化而产生风险	项目提前终止	政府对项目公司适当补偿	政府/项目公司
3	社会异常事件	战争、罢工	项目失败	购买保险	政府/项目公司/保险公司

资料来源：《全国医疗养老领域 PPP 改革研讨会暨示范项目交流推进会》（2016）交流材料，财政部 PPP 中心，PPP 公众号整理。

（二）项目运作方式

项目运作方式主要包括委托运营、管理合同、建设—运营—移交、建设—拥有—运营、转让—运营—移交和改建—运营—移交等（《PPP 操作指南（试行）》财政部）。具体运作方式的选择主要由收费定价机制、项目投资收益水平、风险分配基本框架、融资需求、改扩建需求和期满处置等因素决定。是否要对具体的运作方式进行限制，一直是一个争论的焦点，例如 BT 类项目。PPP 本身是一个宽泛的政府与社会资本合作的协议，合作协议中可能会有缔约双方特殊的要求，应坚持“负面清单”思维，非禁即入。

1. 委托运营

委托运营（Operations & Maintenance，O&M）是指政府将存量公共资产的运营维护职责委托给社会资本或项目公司，社会资本或项目公司不负责用户服务的政府和社会资本合作项目运作方式。政府保留资产所有权，只向社会资本或项目公司支付委托运营费。合同期限一般不超过 8 年。

2. 管理合同

管理合同（Management Contract，MC）是指政府将存量公共资产的运营、维护及用户服务职责授权给社会资本或项目公司的项目运作方式。政府保留资产所有权，只向社会资本或项目公司支付管理费。管理合同通常作为转让—运营—移交的过渡方式，合同期限一般不超过 3 年。

3. 建设—运营—移交

建设—运营—移交（Build-Operate-Transfer，BOT）是指由社会资本或项目公司承担新建项目设计、融资、建设、运营、维护和用户服务职责，合同期满后项目资产及相关权利等移交给政府的项目运作方式。合同期限一般为 20~30 年。

4. 建设—拥有—运营

建设—拥有—运营（Build-Own-Operate，BOO）由 BOT 方式演变而来，二者区别主要是 BOO 方式下社会资本或项目公司拥有项目所有权，但必须在合同中注明保证公益性的约束条款，一般不涉及项目期满移交。

5. 转让—运营—移交

转让—运营—移交（Transfer-Operate-Transfer，TOT）转让—运营—移交是指政府将存量资产所有权有偿转让给社会资本或项目公司，并由其负责运营、维护和用户服务，合同期满后资产及其所有权等移交给政府的项目运作方式。合同期限一般为 20~30 年。

6. 改建—运营—移交

改建—运营—移交（Rehabilitate-Operate-Transfer，ROT）是指政府在 TOT 模式的基础上，增加改扩建内容的项目运作方式。合同期限一般为 20~30 年。

案例 1：江西省萍乡市芦溪县人民医院迁建项目绿化、太阳能等配套设施项目

项目发起时间为 2016 年，由政府发起，项目占地面积 8.8 万平方米，绿化面积 3.2 万平方米，要求太阳能空气能每天提供 80 吨热水。项目投资额为 1000 万元，期限 10 年，采取使用者付费。①

案例 2：福建省厦门市集美新城医院 PPP 项目

项目发起时间为 2015 年，由政府发起，项目采取 O&M 运行模式，期限 30 年，采取政府付费。项目总投资 15 亿元，规划总床位规模 1200 张，为三级甲等综合医院。项目用地面积约 10.5 万平方米，建筑面积约 240000 平方米。建设内容包括：地上部分建设综合性医院，含门诊、急诊，住院、医技、保障、行政管理、院内生活等十大功能；建设教学与科研用房、购置大型医疗设备；地下部分建设车库和部分保障系统。

案例 3：河南省荥阳市人民医院整体建设项目

项目发起时间为 2015 年，由政府发起，荥阳市卫生和计划生育委员会为实施机构，采用 BLOT（建设—租赁—运营—移交）模式成立项目公司。期限 12 年，采取政府付费。规划总用地面积为 54552.15 平方米（其中建筑占地面积为 16234.74 平方米），总建筑面积为 175496.10 平方米，床位数 1200 张床（其中一期 800 张床，二期 400 张床），停车位 1724 个，项目分两期建设：一期建设内容包括门诊急诊楼、门诊医技楼、医技楼、1# 病房楼（含综合病房楼）、感染楼、液氧站、综合站房、污水处理站等，建筑面积合计为 149975.80 平方米，计划建设期为 2.5 年；二期建设内容主要为 2# 病房楼，建筑面积为 25520.30 平方米，目前计划建设期为 1.5 年。项目总投资计入勘察设计、征地拆迁及工程建设费用，合计约为 73677.61 万元。项目公司股权结构：采取政府方控股占比 20%，社会资本方占比 80% 的方式。

① 本部分案例来自财政部 PPP 中心综合信息平台项目库公开资料。

案例 4：内蒙古自治区通辽市霍林郭勒市河东新区中蒙医院工程项目

项目发起时间为 2015 年，由政府发起，项目运行方式为 TOT，项目期限为 16 年，采取政府付费，存量类型。项目总投资：1.96 亿元。项目所在地：位于霍林郭勒市新区北部，北侧为城市主干道梅林放包大街，西侧为沿河城市主干道霍林河东路，东侧为次干道河东南三路，南侧用地则为预留用地。项目占地面积 42035 平方米，建筑面积 39360.38 平方米，设计规模为病床 361 张，日门诊量 2000 人次，日急诊量 200 人次。医院按二级甲等综合医院规划建设，包括门诊部、急诊部、手术部、住院部、后勤部及感染科等多种功能。项目包括主楼一栋和四栋单体建筑——后勤动力楼、感染科、高压氧舱及氧气站。配套设施包括给排水、供配电、消防、环境卫生清理等。

案例 5：江苏省盐城市射阳县新城区医院

项目发起时间为 2016 年，由政府发起，项目运行方式为 DBOT，项目期限为 20 年，采取使用者付费。射阳县新城区医院将按照国家三级乙等医院标准建设，该项目占地面积 131380 平方米，总建筑面积 228050 平方米，其中：医疗综合楼 189530 平方米，传染楼 9350 平方米，行政后勤楼 11200 平方米，教学科研楼 17700 平方米，垃圾站 270 平方米，病床床位达到 1200 张。规划位置位于人民路南、解放路北、兴海路东、海悦路西，总投资约 14 亿元。工程计划于 2016 年 12 月开工，预计于 2019 年 12 月竣工。回报机制通过使用者付费及政府补贴方式进行。政府方出资占比 30%，社会资本方出资占比 70%。新城区医院负责医疗业务的运营及管理，新成立的项目公司负责非医疗业务的运营取得相应的收入。根据估算，新院区投入运行后正常每年可接待门诊人数 40 万人，平均收费 180 元/人，项目正常年新增门诊收入 7200 万元；每年可接待住院患者约 43.2 万床日/年，平均每床日收费 700元/人，项目正常年新增住院收入 30240 万元；每年增加其他收入 1500 万元。

案例 6：云南省昆明医科大学第一附属医院呈贡医院
（一期工程）PPP 项目

项目发起时间为 2016 年，由政府发起，项目运行方式为 RCP，项目期限为12年，采取可行性缺口补助付费。呈贡医院占地面积544平方米，总建筑面积37.725万平方米，设置病床2000张。目前完工的一期建设，总面积为16.2026万平方米，病床1051张。医院于2015年4月20日正式开业，开业初期开放500张床位，70间门诊诊室，涉及内科、外科、儿科、妇科、产科住院及门诊、急诊、检验、影像、病理、输血、麻醉手术等相关专业。云南省卫计委授权昆医附一院作为政府方出资代表，与选定的社会资本方签署合资合作协议，共同组建项目公司。RCP模式：昆医附一院以“药品集中配送权”作为对价（资源），由社会资本通过对药品供应链进行整合，规模化经营产生的大部分利润（补偿）用以代偿呈贡医院（项目）建设产生的银行贷款，达到化解医院债务的目的，合同期届满后药品集中配送权自动终止。

案例7：湖南省邵阳市第二人民医院整体搬迁项目

项目发起时间为2015年，由政府发起，项目运行方式为BOO，项目期限为30年，采取使用者付费。项目总占地380亩，含新医院、老年康复中心、老年公寓和生活中心。其中新医院占地155亩，建筑面积不低于110000平方米，不少于1000张床位，按三级甲等综合医院标准建设；老年康复中心占地54亩，建筑面积不低于40000平方米，规划建设500~600张床位；其余为老年公寓和生活中心。地下车库建筑面积为30000平方米。项目全部建成后，邵阳市第二人民医院将成为邵阳市乃至湖南省范围内集医疗、科研、康复、预防、保健为一体的地市级综合医院，软硬性条件居省内三甲医院一流。

案例8：湖北省宜昌市妇幼保健院（市儿童医院）新院区建设

项目发起时间为2015年，由政府发起，项目运行方式为BOO，项目期限为50年，可行性缺口补助。社会资本以5亿元现金进行增资并控股（社会资本持股66.67%，宜昌市政府持股33.33%），宜昌市政府目前部资产1.2亿元预估，政府土地配套1.3亿元，投入完成后医院部资产7.5亿元。社会资本自新院区投入使用起按5%营业收入提取管理费，作为投资回报。市财政以2014年经费为基数，以政府购买服务方式继续给予投入。

案例9：玉溪市儿童医院建设

项目发起时间为2014年，由政府发起，项目运行方式为BOO，项目期限为50年，使用者付费。玉溪市儿童医院为集疾病诊断、治疗、科研、教学、保健、康复为一体的三级综合性儿童医院。项目位于玉溪市红塔区李棋街道办事处，规划用地面积34127.5平方米（约51.17亩）；按三级儿童医院标准设置病床750床（其中非营利性500床、经营性250床），建筑面积约11万平方米，估算总投资63274.15万元，总工期为2~3年。根据玉溪市政府与华润医疗集团有限公司签订的《玉溪市儿童医院合资合作框架协议》，由玉溪市国有资产经营有限责任公司代表市政府出资与华润医疗集团有限公司或其控股的下属公司（以下简称"华润医疗公司"）开展联合办院合资合作，组成共同合资成立的医院管理公司（华润医疗公司占股60%、玉溪市国资公司占股40%），代表双方作为投资主体共同开展新建儿童医院的建设和经营工作。

专栏3 商业特许经营

商业特许经营（Franchising）与PPP的特许经营（Concession）不同，国务院于2007年颁布的《商业特许经营管理条例》规定：商业特许经营（常被简称为特许经营）是指拥有注册商标、企业标志、专利、专有技术等经营资源的企业（称特许人），以合同形式将其拥有的经营资源许可其他经营者（称被特许人）使用，被特许人按照合同约定在统一的经营模式下开展经营，并向特许人支付特许经营费用的经营活动。公立医院商业特许经营是指政府按照有关法律、法规规定，通过市场竞争机制选择投资者或者经营者，使得公立医院将其所拥有的品牌、专利和专有技术、经营模式等以特许经营合同的形式授予被特许者使用，被特许者按合同规定在特许者批准的医疗资质范围内从事经营活动，并向特许者支付相应的费用。在该特许的过程中，公立医院作为特许方主要是释放特有的无形资产，进而达到实现优质资源的整合、缓解弱势医疗资源的供给质量低下和不足的状况，最终推动公立医院的渐进式改革，充分释放市场活力。

这种模式在2016年的地方政府医改方案中有正式提及，之前有过不少的案例。2016年，《北京市城市公立医院综合改革实施方案》公布实施，4月，《北京市公立医院特许经营管理指南（试行）》发布，标志着这种模式进入试行中，代表的案例有北京安贞国际医院。公立医院方是首都医科大学附属北京安贞医院，企业方是中国东方资产管理公司。北京市正式认可并开始推行商业特许经营模式极大地推进了对过去比较模糊的公立医院与民营医院合作的规制。尽管这种模式目前不属于财政部主推的政府与社会资本合作模式，也与国际通行的PPP模式有所区别，但其也是一种民营化的改革模式。

（三）项目交易结构

交易结构主要包括项目投融资结构、回报机制和相关配套安排。项目投融资结构主要说明项目资本性支出的资金来源、性质和用途，项目资产的形成和转移等。项目回报机制主要说明社会资本取得投资回报的资金来源，包括使用者付费、可行性缺口补助和政府付费等支付方式。相关配套安排主要说明由项目以外相关机构提供的土地、水、电、气和道路等配套设施和项目所需的上下游服务[①]。

1. PPP项目投融资结构

PPP项目融资主要分为两大类：股权融资和债权融资。股权融资是以项目公司的股权为基础进行融资，收益为项目公司运营期间的股份分红和股权转让时的增值收益。债权融资是传统的方式，分为直接融资和间接融资。间接融资即向银行进行贷款的融资。直接融资指项目公司向社会公众发行债券的融资。随着金融工具的创新发展，还有居间债务（夹层融资），它是由第三方而不是项目公司的投资者提供的次级债务，可能包括非银行的投资者，例如保险公司或者具有其他目的的基金。居间债务可能在下述情况下使用，优先贷款方愿意提供的数额与项目所需的债务总额存在差距；或者用来取代部分的股权以产生更具有竞争性的投标，因为居间债务的定价处于优先债务和股权定价之间；还有可能是由国际投资者提供作为包括债券融资在内的债务组合的一部分[②]。

（1）股权融资。

PPP项目公司，也被称为特殊目的公司（SPV），发起人所缴纳的资本金

---

① 参见《关于印发政府和社会资本合作模式操作指南（试行）的通知》（财金〔2014〕113号）。

② ［加］耶斯考比：《公共部门与私营企业合作模式：政策与融资原则》，杨欣欣译，中国社会科学出版社2012年版。

是项目后续融资的前提和基础。根据国务院相关规定，行业固定资产投资项目的最低资本金有一定差异：城市轨道交通是20%，港口、沿海及内河航运、机场项目是25%，铁路、公路项目是20%，保障性住房和普通商品住房项目是20%，房地产其他项目是25%。[①] 医疗类没有具体规定，可参照20%。

在PPP医疗卫生项目中，股东比较多样。一般包括如下几个。①政府及公共部门：政府授权的国有出资主体，例如卫计委、公立医院或国有建设投资有限公司，也包括这三种的组合。②社会资本方：大型建设商或医疗集团，他们主要负责出资，主要是现金形式。③设备商：大型医疗设备的生产商，负责出设备。在实践中，PPP项目公司还会经历股权转让，因此SPV公司中存在继受股东，如图7-2所示。

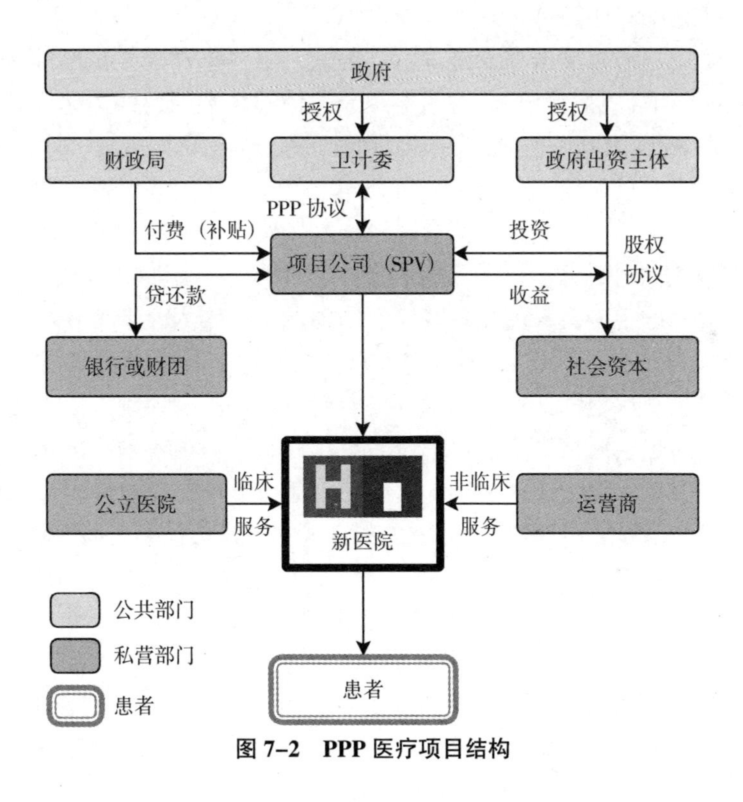

图7-2 PPP医疗项目结构

① 参见《国务院关于调整和完善固定资产投资项目资本金制度的通知》（国发〔2015〕51号）。

如果是联合体，通常是由它们组成一个社会资本方后再进入，包括建筑公司、运营商和银行。PPP 协议是由政府授权给项目实施机构与项目公司签订，在此之前，政府往往会和社会资本方草签一份协议。政府发起的 PPP 医疗卫生项目的实施机构往往是以当地卫计委居多，也有国有出资代表公司或公立医院。

（2）债权融资。

PPP 项目由于规模较大，一般需要进行债权融资，常用的是间接融资和直接融资。银行贷款是间接融资的主要形式。安排项目融资贷款一般是制定一个或多个银行进行贷款。有时候，政府为了选择贷款利率较低的银行进行合作，会安排银行之间进行竞争，也就是邀请银行对包销和提供贷款进行竞争，如安徽池州市主城区污水处理项目。

SPV 公司还可以通过债券这种直接融资工具筹集资金。在项目建设期可以通过发行企业债券、项目收益债券、公司债券、中期票据等进行融资，在项目运行期间还可以通过发行资产证券化产品等进行再融资[①]。

再融资有两种情况：一种是项目公司已经陷入了财务困境，并且需要进行集资。在英国，当出现这种情况时，项目公司不需要经过政府的同意就可以进行，因为这种是救援式的融资，不会产生收益。但如果不是这种情况，是一种"好"的再融资，就需要政府部门的同意，因为会带来收益。另一种是当一个项目已经进入了一个新的阶段，也就是大部分风险已经被清除了，投资者可能会出售他们的股权利益。投资者可以与政府谈判，提出更有效率的融资。政府也会对再融资感兴趣或者更担心，一方面再融资可能带来新的风险，另一方面也可能带来暴利，可能会引起公众的担心（参见第六章第三节）。再融资包括增加债务数额、减少利息成本、延长债务偿还期限[②]。

专栏 4　项目的参与方

- 政府

PPP 医疗卫生项目中的政府一般是地方政府，即地方人民政府的政府机关。政府作为公立医院的出资人，或者说是雇佣人，授权给项目实施机

① 蒲明书、罗学富：《PPP 项目财务评价实战指南》，中信出版集团 2016 年版。

② ［加］耶斯考比：《公共部门与私营企业合作模式：政策与融资原则》，杨欣欣译，中国社会科学出版社 2012 年版。

构与项目公司签订 PPP 协议。实施机构一般是卫生主管部门，即当地的卫计委。

• 社会资本

社会资本方是项目的直接投资者，或者是一家，或者是几家联合起来组建的联合体，一般是通过股权或合作协议的形式组织起来。按照国外 PPP 的基本理论认为，国有企业属于公共部门。但在中国现阶段，国有企业是独立核算的法人，并参与市场竞争，获得了很多自主管理的权力和地位，其投入 PPP 医疗项目的资金并非政府的财政资金，所以也被视为社会资本。

• 公立医院

公立医院是指国家投资举办的，国家承担无限清偿责任，不以盈利为目的，向全民提供基本医疗服务的医院。中国公立医院承担着基本医疗服务、处置突发公共卫生事件、教学科研等复杂任务。在 PPP 项目中，如果是原公立医院的整体迁建项目，公立医院本身可能就是实施机构，它与项目公司进行谈判和签订协议，由项目公司提供非临床服务，并由医院进行购买。如果 PPP 项目是获得该公立医院的临床服务支持，也就是该公立医院的分院或获得特许经营权的医院，公立医院可能成为项目公司的股东。

• 项目公司（SPV）

项目公司在 PPP 管理模式当中处于核心地位，它是由社会资本方和实施机构经过协商在获得政府授权后而成立的。项目公司是 PPP 管理模式的主体，承担着直接对项目进行经营和管理的角色。项目公司的组成以在这一领域具有技术能力的经营公司和工程承包公司作为主体，有时也吸收项目产品或服务的购买者和一些金融性投资者参加。

• 银行或财团

医疗服务基础设施项目或医疗设备采购一般都需要巨额的资金投入，仅仅依靠私营部门自身的资本是远远不够的，需要银行或非银行金融机构中长期贷款的支持。

• 财政部门

财政部门作为公立医院的筹资责任人，受政府的委托支付公立医院的基本建设和设备购置、扶持重点学科发展、符合国家规定的离退休人员费用和补贴政策性亏损。在 PPP 医疗项目中，基于卫计委对医院的考核来支付以上费用，但实际PPP项目医院能获得多少补偿取决于各地方政府财政的实际情况。

- 运营商

运营商是指项目的经营承包商，社会资本方具有资质的往往也承担运营。对于没有资质的，或者需要特殊资质的，社会资本方就通过委托或招标的方式来选择专业经营管理者对项目进行经营管理。

- 患者

病患在医疗服务PPP过程中是直接受益者，其对PPP的满意度评价是PPP是否成功的重要指标。

2. PPP项目回报机制

项目回报机制主要说明社会资本取得投资回报的资金来源，包括使用者付费、可行性缺口补助和政府付费等支付方式。回报机制应根据项目自身的实际情况进行协商决定，包括授予特许经营权、核定价费标准、给予财政补贴、明确排他性约定等，稳定社会资本收益的预期。加强项目成本监测，既要充分调动社会资本的积极性，又要防止不合理让利和利益输送①。

（1）使用者付费。使用者付费是指由消费者直接付费购买医疗卫生服务。项目公司直接从患者处收取费用，用以回收项目建设和运营成本并获得合理收益。根据消费者购买医疗服务的不同类型，使用者付费的定价机制也不同。如果消费者购买的是基本医疗服务，接受的定价机制是各地方政府统一制定的价格规制。中国医疗费用收费的标准与医院的等级挂钩，每个地区的价格标准也会有差异。目前政府通过基本医疗保险承担中国公民的基本医疗服务费用，基本医疗保险筹资由患者、政府和用人单位共同承担，但每个地区的医保报销比例、报销项目也有差异。如果消费者购买的是非基本医疗服务，费用完全由消费者承担。消费者购买了商业医疗保险或其他保险的，则由承保人与消费者共同承担。

（2）可行性缺口补助。可行性缺口补助是指使用者付费在特许经营期间不足以满足社会资本或项目公司收回投资回报和收益，而由政府以财政补助、股本投入、优惠贷款或其他政策优惠的形式，给予社会资本或项目公

① 杨卫东、敖永杰、韩光耀：《PPP项目全流程操作手册》，中国建筑工业出版社2016年版。

司的经济补助。其形式多样，包括入股、土地划拨、贷款贴息、放弃分红权、补贴项目一定的资源等。

（3）政府付费。政府付费是指由政府直接向项目公司付费购买医疗基础设施和服务。政府付费通常包括绩效付费、可用性付费和使用量付费。绩效付费主要指政府依据项目公司所提供的产品或服务的质量付费，如果没有达到约定的绩效标准，政府可以不付费或扣减付费，例如政府向项目公司按绩效支付管理费，即政府将公立医院委托给项目公司管理。可用性付费指政府依据项目公司所提供的设施或服务是否可用来付费，例如供氧设施、照明设施和太阳能设施。使用量付费指政府依据项目公司提供设施或服务的实际使用量付费，如医疗废弃物的处理量。

专栏5　基本医疗服务、基本公共卫生服务和特需服务

- 基本医疗服务

当前使用的“基本医疗服务”主要是一个抽象的定性范围，因为其涵盖的内容是处于动态调整中，且各地方有不同的标准。基本医疗服务是一定的社会、经济、技术和文化发展条件下的产物，是政府根据国家财力、卫生资源的供给、企业和个人的承受能力，通过医疗保障制度向全体居民提供一定水平的医疗服务。[①] 中国基层医疗机构改革文件中对乡镇卫生院提供的基本医疗服务内容界定为：承担常见病、多发病的诊疗、护理和诊断明确的慢性病治疗，开展中医药服务、院内外急救、康复和计划生育技术服务等，提供转诊、康复服务。县级医疗机构提供的基本医疗服务还包括门诊、急诊和住院病种医疗服务[②]。笔者认为，基本医疗服务从目前医药卫生体制的基本运行情况看，大致等同基本医疗保险承担支付的服务（不考虑报销比例差异）。凡不在医保支付范围内的服务都可以看作非基本医疗服务。

- 基本公共卫生服务

基本公共卫生服务也是一个动态范围，其概念主要指那些为了改善、保护和促进全体人民健康而由政府出资、各级卫生部门和医疗卫生服务机

① 梁鸿、朱莹、赵德余：《我国现行基本医疗服务界定的弊端及其重新界定的方法与政策》，《中国卫生经济》2005年第12期。
② 左玉玲、陶红兵等：《基本医疗服务范围界定方法探讨》，《中国卫生经济》2014年第8期。

构提供的卫生产品及卫生服务，是为全体人民提供基本卫生保健的重要手段。其内容主要包括对人群传染病、职业病、公害病、地方病和严重危害人民健康的慢性非传染性疾病以及生存环境因素和不良生活方式引起的疾病进行综合性预防和治疗[①]。

国家基本公共卫生服务主要内容根据2015年政策规定共有13项：建立居民健康档案；健康教育；预防接种；儿童健康管理；孕产妇健康管理；老年人健康管理；慢性病患者健康管理（高血压）；慢性病患者健康管理（Ⅱ型糖尿病）；重性精神疾病（严重精神障碍）患者管理；结核病患者健康管理；中医药健康管理；传染病和突发公共卫生事件报告和处理；卫生监督协管[②]。

- 特需服务

特需服务指（公立）医疗机构在保证提供基本医疗服务的前提下，在服务设施、服务时间、生活照料等方面提供优质、便利、供自愿选择的、更符合个性化和人性化需求的医疗服务[③]。新医改政策中对特需服务的规定是："公立医院提供特需服务的比例不超过全部医疗服务的10%"。未来特需服务将执行市场定价，定价主要由物价部门负责监管。

3. 相关配套安排

相关配套安排主要说明由项目以外相关机构提供的土地、水、电、气和道路等配套设施和项目所需的上下游服务，如表7–1所示。

（四）项目监管架构

监管架构主要包括授权关系和监管方式。授权关系主要是政府对项目实施机构的授权，以及政府直接或通过项目实施机构对社会资本的授权；监管方式主要包括履约管理、行政监管和公众监督等。

1. 履约监管

PPP要达到预期目标应确保合同双方切实履行协议。《政府和社会资本合作项目财政管理暂行办法》（财金〔2016〕92号）针对政府履约方面进行了规范。

---

① 徐林山、程晓明等：《城市社区公共卫生服务项目分类研究》，《中华医院管理杂志》2005年第2期。
②《关于做好2015年国家基本公共卫生服务项目工作的通知》（国卫基层发〔2015〕67号）
③ 朱景：《对公立医院开展特需医疗服务的思考》，《卫生经济研究》2011年第7期。

（1）预算管理：行业主管部门应根据预算管理要求将 PPP 项目合同中约定的政府跨年度财政支出责任纳入中期财政规划，经财政部门审核汇总后，报本级人民政府审核，保障政府在项目全生命周期内的履约能力。

（2）收入支出管理：PPP 项目中的政府收入包括政府在 PPP 项目全生命周期过程中依据法律和合同约定取得的资产权益转让、特许经营权转让、股息、超额收益分成、社会资本违约赔偿和保险索赔等收入，以及上级财政拨付的 PPP 专项奖补资金收入等。PPP 项目中的政府支出包括政府在 PPP 项目全生命周期过程中依据法律和合同约定需要从财政资金中安排的股权投资、运营补贴、配套投入、风险承担，以及上级财政对下级财政安排的 PPP 专项奖补资金支出。

该规定对社会资本方履约方面的监督包括：

（1）成本监测管理：行业主管部门应会同各级财政部门做好项目全生命周期成本监测工作。每年第一季度前，项目公司（或社会资本方）应向行业主管部门和财政部门报送上一年度经第三方审计的财务报告及项目建设运营成本说明材料。项目成本信息要通过 PPP 综合信息平台对外公示，接受社会监督。

（2）绩效运行监控：各级财政部门应会同行业主管部门开展 PPP 项目绩效运行监控，对绩效目标运行情况进行跟踪管理和定期检查，确保阶段性目标与资金支付相匹配，开展中期绩效评估，最终促进实现项目绩效目标。监控中发现绩效运行与原定绩效目标偏离时，应及时采取措施予以纠正。

（3）违约管理：社会资本方违反 PPP 项目合同约定，导致项目运行状况恶化，危及国家安全和重大公共利益，或严重影响公共产品和服务持续稳定供给的，本级人民政府有权指定项目实施机构或其他机构临时接管项目，直至项目恢复正常经营或提前终止。临时接管项目所产生的一切费用，根据合作协议约定，由违约方单独承担或由各责任方分担。

2. 行政监管

行政监管主要是建立多层次和多部门合作的监管体系。《关于在公共服务领域推广政府和社会资本合作模式的指导意见》（国办发〔2015〕42 号）中强调建立多层次监督管理体系：行业主管部门应制定不同领域的行业技术标准、公共产品或服务技术规范，加强对公共服务质量和价格的监管。建立政府、公众共同参与的综合性评价体系，建立事前设定绩效目标、事中进行绩效跟踪、事后进行绩效评价的全生命周期绩效管理机制，将政府付费、使用者付费与绩效评价挂钩，并将绩效评价结果作为调价的重要依据，确保实现公共利益最大化。

《关于进一步共同做好政府和社会资本合作（PPP）有关工作的通知》（财金〔2016〕32号）文件中特别强调了多部门之间的合作：各地要进一步加强部门间的协调配合，形成政策合力，积极推动政府和社会资本合作顺利实施。对于涉及多部门职能的政策，要联合发文；对于仅涉及本部门的政策，出台前要充分征求其他部门意见，确保政令统一、政策协同、组织高效、精准发力。

3. 公众监督

PPP的多项指导政策中，都强调了公众监督：依法充分披露项目实施相关信息，切实保障公众知情权，接受社会监督。《政府和社会资本合作项目财政管理暂行办法》（财金〔2016〕92号）中提出：各级财政部门应依托PPP综合信息平台，建立PPP项目库，做好PPP项目全生命周期信息公开工作，保障公众知情权，接受社会监督。项目准备、采购和建设阶段信息公开内容包括PPP项目的基础信息和项目采购信息，采购文件，采购成交结果，不涉及国家秘密、商业秘密的项目合同文本，开工及竣工投运日期，政府移交日期等。项目运营阶段信息公开内容包括PPP项目的成本监测和绩效评价结果等。财政部门信息公开内容包括本级PPP项目目录、本级人大批准的政府对PPP项目的财政预算、执行及决算情况等。

三、项目采购

依据《政府和社会资本合作项目政府采购管理办法》（财库〔2014〕215号）的规定：PPP项目采购是指政府为达成权利义务平衡、物有所值的PPP项目合同，遵循公开、公平、公正和诚实信用原则，按照相关法规要求完成PPP项目识别和准备等前期工作后，依法选择社会资本合作者的过程。PPP项目采购方式包括公开招标、邀请招标、竞争性谈判、竞争性磋商和单一来源采购。项目实施机构应根据项目采购需求特点，依法选择适当采购方式。

PPP项目的一般采购流程包括资格预审、采购文件的准备和发布、提交采购响应文件、采购评审、采购结果确认谈判、签署确认谈判备忘录、成交结果及拟定项目合同文本公示、项目合同审核、签署项目合同、项目合同的公告和备案等若干基本环节。

专栏6 PPP项目五种采购方式的适用条件[①]

- 公开招标

公开招标主要适用于核心边界条件和技术经济参数明确、完整、符合国家法律法规和政府采购政策，且采购中不作更改的项目。

- 邀请招标

具有特殊性，只能从有限范围的供应商处采购的；采用公开招标方式的费用占政府采购项目总价值比例过大的。

- 竞争性谈判

招标后没有供应商投标或者没有合格标的或者重新招标未能成立的；技术复杂或者性质特殊，不能确定详细规格或者具体要求的；采用招标所需时间不能满足用户紧急需要的；不能事先计划出价格总额的。

- 竞争性磋商

政府购买服务项目；技术复杂或者性质特殊，不能确定详细规格或者具体要求的；因艺术品采购、专利、专有技术或者服务的时间、数量、事先不能确定等原因不能事先计算出价格总额的；市场竞争不充分的科研项目，以及需要扶持的科技成果转化项目；按照招投标法极其实施条例必须进行招标的工程建设项目以外的工程建设项目。

- 单一采购来源

只能从唯一供应商处采购的；发生了不可预见的紧急情况下不能从其他供应商处采购的；必须保证原有采购项目一致性或者服务配套的要求，需要继续从原供应商处添购，且添购资金总额不超过原合同采购金额10%的。

我国《政府采购法》规定的政府采购方式中没有竞争性磋商，竞争性磋商是财政部《政府采购竞争性磋商采购方式管理暂行办法》（财库〔2014〕214号）文件中的创新规定，与竞争性谈判相比，二者的不同在于采购评审阶段，竞争性磋商采用了“综合评分法”，区别于竞争性谈判的“最低价成交”。目的在于避免竞争性谈判最低价成交可能导致的恶性竞争，将政府采购制度功能聚焦到物有所值的价值目标上来，达到质量、价格、效率的统一。

① 杨卫东、敖永杰、韩光耀：《PPP项目全流程操作手册》，中国建筑工业出版社2016年版。

（一）资格预审

项目实施机构应根据项目需要准备资格预审文件，发布资格预审公告，邀请社会资本和与其合作的金融机构参与资格预审，验证项目能否获得社会资本响应和实现充分竞争。项目有 3 家以上社会资本通过资格预审的，项目实施机构可以继续开展采购文件准备工作；项目通过资格预审的社会资本不足 3 家的，项目实施机构应在实施方案调整后重新组织资格预审；项目经重新资格预审合格社会资本仍不够 3 家的，可依法调整实施方案选择的采购方式。

（二）采购文件编制

项目采购文件应当包括采购邀请、竞争者须知（包括密封、签署、盖章要求等）、竞争者应当提供的资格、资信及业绩证明文件、采购方式、政府对项目实施机构的授权、实施方案的批复和项目相关审批文件、采购程序、响应文件编制要求、提交响应文件截止时间、开启时间及地点、保证金交纳数额和形式、评审方法、评审标准、政府采购政策要求、PPP 项目合同草案及其他法律文本、采购结果确认谈判中项目合同可变的细节、是否允许未参加资格预审的供应商参与竞争并进行资格后审等内容。项目采购文件中还应明确项目合同必须报请本级人民政府审核同意，在获得同意前项目合同不得生效。

（三）响应文件评审

项目实施机构应按照采购文件规定组织响应文件的接收和开启。评审小组对响应文件进行两阶段评审：

第一阶段：确定最终采购需求方案。评审小组可以与社会资本进行多轮谈判，谈判过程中可实质性修订采购文件的技术、服务要求以及合同草案条款，但不得修订采购文件中规定的不可谈判核心条件。实质性变动的内容须经项目实施机构确认，并通知所有参与谈判的社会资本。具体程序按照《政府采购非招标方式管理办法》及有关规定执行。

第二阶段：综合评分。最终采购需求方案确定后，由评审小组对社会资本提交的最终响应文件进行综合评分，编写评审报告并向项目实施机构提交候选社会资本的排序名单。具体程序按照《政府采购货物和服务招标投标管理办法》及有关规定执行。

专栏 7 选择供应商

供应商的选择在 PPP 管理模式中有着重要的地位和作用，也是一个非常重要的环节。如果选择到了一个合适的供应商，项目进展得就会很顺利，如果选择的供应商出了问题，项目就会变成一个烂摊子工程。因此，政府和公共部门在选择供应商时应该慎之又慎。选择的基本原则是在选择的过程中要做到“三公”，即公开、公平、公正。首先，项目实施机构应当优先采用公开招标、竞争性谈判、竞争性磋商等竞争性方式采购社会资本方，鼓励社会资本积极参与、充分竞争。其次，在选择供应商时要营造充分公平的竞争环境。项目实施机构应当根据项目特点和建设运营需求综合考虑专业资质、技术能力、管理经验和财务实力等因素，合理设置社会资本的资格条件，保证国有企业、民营企业、外资企业平等参与。最后，项目实施机构应综合考虑社会资本竞争者的技术方案、商务报价、融资能力等因素合理设置采购评审标准，确保项目的长期稳定运营和质量效益提升。

《中华人民共和国政府采购法》第二十二条规定，供应商参加政府采购活动应当具备下列条件：①具有独立承担民事责任的能力；②具有良好的商业信誉和健全的财务会计制度；③具有履行合同所必需的设备和专业技术能力；④有依法缴纳税收和社会保障资金的良好记录；⑤参加政府采购活动前三年内在经营活动中没有重大违法记录；⑥法律、行政法规规定的其他条件。

《市政公用事业特许经营管理办法》第七条规定，参与特许经营权竞标者应具备以下条件：①依法注册的企业法人；②有相当的注册资本金和设施、设备；③有良好的银行资信、财务状况及相应的偿债能力；④有相当的从业经历和良好的业绩；⑤有相应数量的技术、财务、经营等关键岗位人员；⑥有切实可行的经营方案；⑦地方性法规、规章规定的其他条件。从参与特许经营权竞标者的条件可以总结出政府选择供应商关键的条件和要求。

- 热衷医疗卫生事业

在众多投标企业、财团中，首先被列入考虑的第一个要求是对医疗卫生事业的热衷，在谈判过程中从来不主动提及或很少提及如何提高医疗服务，满足公众健康需求的，说明对医疗卫生事业不热心或不了解。

- 应具有投资、经营和管理此类或类似项目的经验

所要选择的供应商首先应具有在此类项目的投资、经营和管理的经验，特别是对于要通过采用PPP管理模式来引进社会资本方管理经验的项目，在选择供应商时更应该注重这方面的要求。缺乏或者没有此类项目的投资、经营和管理经验的竞争者应该排除在外。

- 主要管理人员应具有与项目相关的技术和管理能力

管理人员所拥有的技术和管理能力是供应商参与的基础。如果所选择的供应商的管理人员缺乏应有的技术和管理能力，等到与政府合作之后再进行培训，这无形中增加了合作的成本，同时也不符合采用PPP管理模式的初衷。对所选择供应商管理人员具有的技术和能力应有较高水平的要求，在行业内应具有领先的地位。管理人员的技术和管理能力在PPP管理模式中有着核心地位和作用。

- 应具有与项目相当的财务实力

供应商应该具有相当的财务实力。这一要求特别在有着融资目的的PPP管理模式的项目里会有更严格的界限。供应商的财务实力与资信能力代表着其具有的投资和融资的能力。一般医院基础设施投资都需要巨大的资金，政府公共部门之所以与私营部门合作，目的之一就是为了引进民营部门的资本投入到医院基础设施建设中，从而解决政府在医院基础设施投资的不足。

案例10：某市人民医院整体搬迁建设PPP项目的招采文件部分

3　申请人资格要求

3.1　符合《中华人民共和国政府采购法》第二十二条规定的合格供应商条件。

3.2　已建立现代企业制度的企业法人，申请人的注册资本金不少于1亿元。

3.3　申请人应具备以下要求：

3.3.1　财务要求：申请人应具备相应的资金能力，申请人的银行授信额度、近三年年均净流动资金累计之和不少于6.6亿元。

3.3.2　信誉要求：近三年内无重大违法记录承诺；提供银行资信证明或提供银行出具的企业资金余额及结算信誉证明，纳税证明，社会保障资

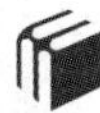

金缴纳证明。竞争性磋商响应文件递交时必须提交由检察机关（申请人注册所在地或项目所在地）出具的查询行贿犯罪档案告知函原件（开具时间为公告发布之后），否则其不能通过资格审查。

3.4　本项目不接受联合体提出竞争性磋商响应文件。

3.5　其他要求：提供本项目融资方案的同时须提供融资机构相关资质，至少包括中国银行业监督管理委员会颁发给融资机构的中华人民共和国金融许可证、营业执照、组织机构代码证和税务登记证等加盖公章的复印件。

（四）谈判与合同签署

选择供应商的最后一项工作是签订供应商的各种协议，其中主要有以下几种：投资协议、产品或服务的购买协议、经营权的协议、变更协议、转让协议等。还要根据合作的内容及合作的形式签订相关的附属协议。PPP 项目一般需要签订的合同包括 PPP 项目合同、股东协议、履约合同、运营服务合同、原料供应合同、产品和服务购买合同、融资合同、保险合同和其他合同[①]。选择供应商并进行谈判、合同签署是一项复杂而艰巨的工作，在实际操作中可能会遇到许多复杂的问题。谈判一般依据的是权责利对等原则，满足各方利益诉求的同时，约定各方的责任，只有履行责任，才能获得预期收益。

四、项目执行

项目执行主要包括项目公司成立、融资管理、绩效监测与支付和中期评估四个环节。是否一定要成立项目公司，目前的规范文件中并没有明确规定。在医疗领域，成立项目公司的居多，因为政府需要通过入股项目公司实现对项目运营的监管，同时也是履行办医职责的一种体现，通过入股一定资金来减少融资规模。

（一）项目公司成立的资本金制度要求

根据《国务院关于固定资产投资项目试行资本金制度的通知》（国发

① 杨卫东、敖永杰、韩光耀：《PPP 项目全流程操作手册》，中国建筑工业出版社 2016 年版。

〔1996〕35号）对固定资产投资项目的资本金的规定，从1996年开始对各种经营性投资项目包括国有单位的基本建设、技术改造、房地产开发项目和集体投资项目试行资本金制度，投资项目必须首先落实资本金才能进行建设。个体和私营企业的经营性投资项目参照本通知的规定执行。

在投资项目的总投资中，除项目法人（依托现有企业的扩建及技术改造项目，现有企业法人即为项目法人）从银行或资金市场筹措的债务性资金外，还必须拥有一定比例的资本金。投资项目资本金是指在投资项目总投资中，由投资者认缴的出资额，对投资项目来说是非债务性资金，项目法人不承担这部分资金的任何利息和债务；投资者可按其出资的比例依法享有所有者权益，也可转让其出资，但不得以任何方式抽回。投资项目资本金可以用货币出资，也可以用实物、工业产权、非专利技术、土地使用权作价出资。

公益性投资项目不实行资本金制度。各行业固定资产投资项目的最低资本金比例为：房地产开发项目中保障性住房和普通商品住房项目维持20%不变，其他项目由30%调整为25%。电力等其他项目维持20%不变。城市地下综合管廊、城市停车场项目，以及经国务院批准的核电站等重大建设项目可以在规定最低资本金比例的基础上适当降低（国发〔2015〕51号调整）。医疗领域项目可参照20%的比例落实资本金制度。

（二）项目融资管理

由于医疗基础设施项目的投资额较大，政府出资和社会资本出资后，仍有融资需求的，需要项目公司负责进行融资。《PPP指南》中规定，项目融资由社会资本或项目公司负责。社会资本或项目公司应及时开展融资方案设计、机构接洽、合同签订和融资交割等工作。财政部门（政府和社会资本合作中心）和项目实施机构应做好监督管理工作，防止企业债务向政府转移。

《国务院关于加强地方政府性债务管理的意见》（国发〔2014〕43号）、《国务院办公厅关于印发地方政府性债务风险应急处置预案的通知》（国办函〔2016〕88号）对PPP项目可能带来的地方性债务和风险设置了应急处置预案，加大了对地方政府过度举债和变相举债的约束。地方政府性债务风险事件是指地方政府已经或者可能无法按期支付政府债务本息，或者无力履行或有债务法定代偿责任，容易引发财政金融风险，需要采取应急处置措施予以应对的事件。

社会资本或项目公司未按照项目合同约定完成融资的，政府可提取履约保函直至终止项目合同；遇系统性金融风险或不可抗力的，政府、社会资本

或项目公司可根据项目合同约定协商修订合同中相关融资条款。

（三）绩效监测与支付

项目合同中涉及的政府支付义务，财政部门应结合中长期财政规划统筹考虑，纳入同级政府预算，按照预算管理相关规定执行。财政部门（政府和社会资本合作中心）和项目实施机构应建立政府和社会资本合作项目政府支付台账，严格控制政府财政风险。在政府综合财务报告制度建立后，政府和社会资本合作项目中的政府支付义务应纳入政府综合财务报告。项目实际绩效优于约定标准的，项目实施机构应执行项目合同约定的奖励条款，并可将其作为项目期满合同能否展期的依据；未达到约定标准的，项目实施机构应执行项目合同约定的惩处条款或救济措施。在项目合同执行和管理过程中，项目实施机构应重点关注合同修订、违约责任和争议解决等工作。

（四）中期评估

项目实施机构应每 3~5 年对项目进行中期评估，重点分析项目运行状况和项目合同的合规性、适应性和合理性；及时评估已发现问题的风险，制定应对措施，并报财政部门（政府和社会资本合作中心）备案（参见第六章第二节）。

政府相关职能部门应根据国家相关法律法规对项目履行行政监管职责，重点关注公共产品和服务质量、价格和收费机制、安全生产、环境保护和劳动者权益等（见表 7–3）。社会资本或项目公司对政府职能部门的行政监管处理决定不服的，可依法申请行政复议或提起行政诉讼。

表 7–3 中国医疗服务政府监管职能分工

监管职能	医疗机构类型	监管机构
准入监管	公立非营利	卫计委、国家药品监督管理局、编办、人社部卫计委、民政部
	民办非营利 营利性医疗机构	卫计委、工商管理部门
价格监管	公立非营利	卫计委、国家药品监督管理局、发改委、物价部门、人社部
	民办非营利	卫计委、物价部门、药品监督管理局
	营利性医疗机构	工商部门、物价部门
质量监管	所有医疗机构	卫计委
不分配 政策监管	公立非营利	卫计委、财政部、发改委
	民办非营利	卫计委、民政部

资料来源：黄云鹏（2008）。

专栏8　违约及处理

《PPP指南》（财金〔2014〕113号）中规定，社会资本或项目公司违反项目合同约定，威胁公共产品和服务持续稳定安全供给，或危及国家安全和重大公共利益的，政府有权临时接管项目，直至启动项目提前终止程序。政府可指定合格机构实施临时接管。临时接管项目所产生的一切费用，将根据项目合同约定由违约方单独承担或由各责任方分担。社会资本或项目公司应承担的临时接管费用可以从其应获终止补偿中扣减。政府方发生违约事件，政府方在一定期限内未能补救的，项目公司同样可以根据合同约定主张终止PPP项目合同。政府方可在项目期限内任意时间主张终止PPP项目，在国外的PPP项目合同中，政府在120个工作日前通知社会资本方，就可以进入解除合同的程序。

常见的政府违约主要包括但不限于：未按合同约定向项目公司付费或提供补助达到一定期限或金额的；违反合同约定转让PPP项目合同项下义务；发生政府方可控的对项目设施或项目公司股份的征收或征用的；发生政府方可控的法律变更导致PPP项目合同无法继续履行的；其他违反PPP项目合同项下义务并导致项目公司无法履行合同的情形。

目前，政策对PPP项目中政府方的约束主要体现在《政府和社会资本合作项目财政管理暂行办法》（以下简称《办法》）中，《办法》规定了政府要通过财政预算保障政府在项目全生命周期内的履约能力；明确了政府在PPP项目中的支出内容；明确了不得在股东协议中约定由政府股东或政府指定的其他机构对社会资本方股东的股权进行回购安排，并明确了问责：对违反本办法规定实施PPP项目的，依据《预算法》、《政府采购法》及其实施条例、《财政违法行为处罚处分条例》等法律法规追究有关人员责任；涉嫌犯罪的，依法移交司法机关处理。

常见的社会资本方违约事件包括但不限于：项目公司破产或资不抵债的；项目公司未在约定时间内实现约定的建设进度或项目完工或开始运营，且逾期超过一定期限的；项目公司未按照规定的要求和标准提供产品或服务，情节严重或造成严重后果的；项目公司违反合同约定的股权变更限制的；未按合同约定为PPP项目或相关资产购买保险的[①]。

① 杨卫东、敖永杰、韩光耀：《PPP项目全流程操作手册》，中国建筑工业出版社2016年版。

违约责任：项目实施机构、社会资本或项目公司未履行项目合同约定义务的，应承担相应违约责任，包括停止侵害、消除影响、支付违约金、赔偿损失以及解除项目合同等。

争议解决：在项目实施过程中，按照项目合同约定，项目实施机构、社会资本或项目公司可就发生争议且无法协商达成一致的事项，依法申请仲裁或提起民事诉讼。

五、项目移交

项目移交主要包括移交准备、性能测试、资产交割、绩效评价四个阶段。项目移交时，项目实施机构或政府指定的其他机构代表政府收回项目合同约定的项目资产。项目合同中应明确约定移交形式、补偿方式、移交内容和移交标准。移交形式包括期满终止移交和提前终止移交；补偿方式包括无偿移交和有偿移交；移交内容包括项目资产、人员、文档和知识产权等；移交标准包括设备完好率和最短可使用年限等指标。

（一）移交准备

在项目移交前，根据合同约定，政府与社会资本方应协定一个时期为移交前的过渡期（如 12 个月），以保障项目移交顺利。项目合同中应明确约定移交形式、补偿方式、移交内容和移交标准。移交形式包括期满终止移交和提前终止移交；补偿方式包括无偿移交和有偿移交；移交内容包括项目资产、人员、文档和知识产权等；移交标准包括设备完好率和最短可使用年限等指标。采用有偿移交的，项目合同中应明确约定补偿方案；没有约定或约定不明的，项目实施机构应按照“恢复相同经济地位”原则拟订补偿方案，报政府审核同意后实施。

（二）性能测试

项目实施机构或政府指定的其他机构应组建项目移交工作组，根据项目合同约定与社会资本或项目公司确认移交情形和补偿方式，制订资产评估和性能测试方案。项目移交工作组应委托具有相关资质的资产评估机构按照项目合同约定的评估方式，对移交资产进行资产评估，作为确定补偿金额的依据。项目移交工作组应严格按照性能测试方案和移交标准对移交资产进行性能测试。性能测试结果不达标的，移交工作组应要求社会资本或项目公司进行恢复性修理、更新重置或提取移交维修保函。

（三）资产交割

社会资本或项目公司应将满足性能测试要求的项目资产、知识产权和技术法律文件，连同资产清单移交项目实施机构或政府指定的其他机构，办妥法律过户和管理权移交手续。社会资本或项目公司应配合做好项目运营平稳过渡相关工作。

资产交割应注意以下事项：①对已纳入资产评估范围，不仅要核查其数量及完好状况是否与资产评估相符，并且要再次核查确认其对今后运营管理是否有用。②交割资产与评估报告不符，各方应在签署资产交割确认清单时特别列明并据此调整项目资产作价及政府对项目的实际负债数额。③若自评估基准日至资产交割日期间，PPP资产发生质的或量的变化，政府和社会资本应在签署资产交割确认清单时特别列明，相应调整实际移交资产作价结果，调整政府对PPP项目的实际负责数额。④未列入资产评估范围但确实对项目有用的资产，可由政府在未来经营中另行适时评估购买。⑤资产交割完毕，政府应与社会资本签署资产交割确认清单。资产交割书应明确调整后项目资产最终作价结果及政府方对项目最终负债数额。⑥自资产交割完毕时起，交割资产即归政府所有[①]。

（四）绩效评价

项目移交完成后，财政部门（政府和社会资本合作中心）应组织有关部门对项目产出、成本效益、监管成效、可持续性、政府和社会资本合作模式应用等进行绩效评价，并按相关规定公开评价结果。评价结果作为政府开展政府和社会资本合作管理工作决策参考依据（参见第六章第二节）。

① 杨卫东、敖永杰、韩光耀：《PPP项目全流程操作手册》，中国建筑工业出版社2016年版。

第八章 总 结

PPP 有潜在的优点，例如弥补政府在医疗基础设施和服务投入上的不足，加快医疗卫生事业的发展，同时在控制工程预算超支上相较传统的政府采购更具有优势，还能将运营风险适当地向社会资本方转移。同时，PPP 也有潜在的缺点，例如存在继续加大中国现阶段医疗资源配置不均的趋势，并有助推医疗成本增加的风险。因此，只有不断提升国家治理的能力，才能更好地运用 PPP 这个工具，让 PPP 更好地为医疗事业发展贡献力量。

未来中国公立医院改革仍是两条腿走路，一是继续采用现代化的管理方法改革公立医院的管理体制机制，即对公立医院采用行政化、强制化的改革手段进行改革，包括控制医院规模、控制费用增长、降低运营成本、实施绩效管理等。二是借用市场的力量改革公立医院的体制机制，引入社会资本运营公立医院，即医改政策中提出的“特许经营、公建民营、民办公助”等手段，这些手段都是 PPP 精神的具体承载。与此同时，PPP 本身的功能也在不断进化升级，从融资到运营、从设施到服务、从非临床向临床、从管理向技术在不断深入，伴随每一次深入都将是一个创新，伴随每一次创新又增加一个新的责任。

PPP 是当今时代的一个特征，合作将是未来国家治理的方向，包括公共部门与私营部门的合作、公共部门与公共部门的合作、私营部门与私营部门的合作。只有合作才能更好地应对全球化、老龄化带来的种种挑战，只有合作才能催生更多的创新，实现共赢。PPP 不是“万能的钥匙”，在给社会带来创新的同时，也带来了风险。国家只有通过立法对 PPP 进行规制，让政府和社会资本方都承担起自身的责任，通过依法履行 PPP 合同所规定的权利和义务促进整个社会公共利益的最大化。

一、采用 PPP 的最佳时机

公共服务的供给总是落入一个循环。萨瓦斯在研究基础设施建设时引用何塞·戈麦斯（Jose Gomez-Ibanez）等对城市公交服务的发展历程来说明国有化和民营化之间的更替循环。他认为铁路、电话系统以及电力事业等现有基础设施建设落入了“国有化—民营化”的“一个令人沮丧又难以摆脱的循环”。中国医疗服务的供给同样可以用这个循环加以描述：政府供给医疗服务必然伴随着无效率现象的滋长，无效率的供给，医生没有积极性，必然导致供给不足。供给不足使政府将目光投向民营化，民营化带来的是医院兼并（重组），兼并（重组）带来的是人才流向收入高的民营医院，医疗成本的增加、服务费用的上涨、新垄断的形成。这时，政府为了应对公众的抱怨和控制的压力开始加强规制，由于政府规制，价格受到限制，加上通货膨胀，医院收不抵支，出现亏损，医务人员希望回归公立医院。于是，要求政府行动起来的呼声又出现了，政府开始回购这些医院，实施国有化，一个新的循环又将开始。国内已经有不少地方印证了这种循环。如果说这个循环无法避免，那么本书认为，在循环中在多增加一个链条，即 PPP 来改善这个循环，或者至少加长了这个循环（见图 8-1）。PPP 引入了社会资本，适当地获取社会资本方的创新成果和商业智慧，同时又保留政府对医疗基础设施网络进行总体规划、协调和监管的控制权。当政府供给不足，或是私人供给不足时，都是采取 PPP 的最佳时机。

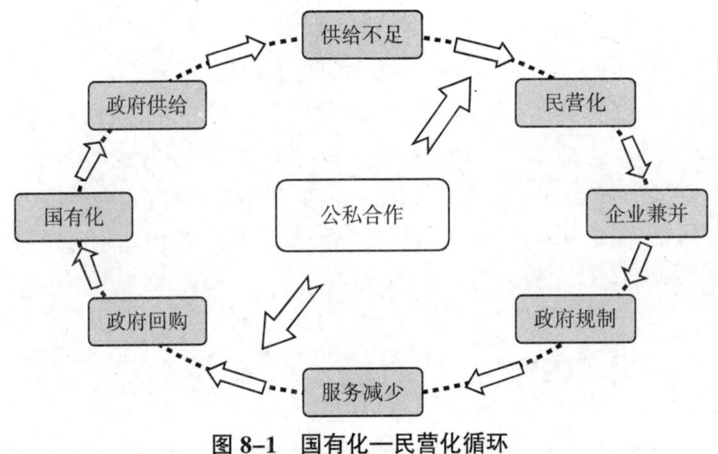

图 8-1 国有化—民营化循环

资料来源：萨瓦斯（2002）。

二、私营部门医疗服务技能将逐步赶超公共部门

我国医疗服务的优质资源集中在公立医院，同时，公立医院医疗服务技术和能力目前从整体水平上优于私营部门举办的民营医院。但随着各种医疗集团的发展，特别是伴随国外大型医药公司进入中国和医疗技术的发展趋势，私营部门的技术发展将打破现在的屏障，在技术方面逐步赶超公共部门。这种趋势主要体现在三个方面：

一是在人才培养方面，由于民营医院与公立医院之间人才培养体系的互相对接和认同，医生多点执业的逐步实施，再加上事业单位逐步的去编制化改革，民营医院与公立医院之间的人才差距将越来越小。

二是在服务领域方面，过去私营部门擅长的建造、保养维护、餐饮服务、住宿服务和 IT 服务等将继续保持其优势，而伴随着医药分开的政策推进，私营部门的药品供应将开始与公立医院进行竞争，从而逐步向实验室、临床服务和医疗保障等方面发展（见图 8-2）。

三是越来越强大的医药集团将逐步掌握医药研发的优势资源，从而逐渐控制临床服务的前沿技术。

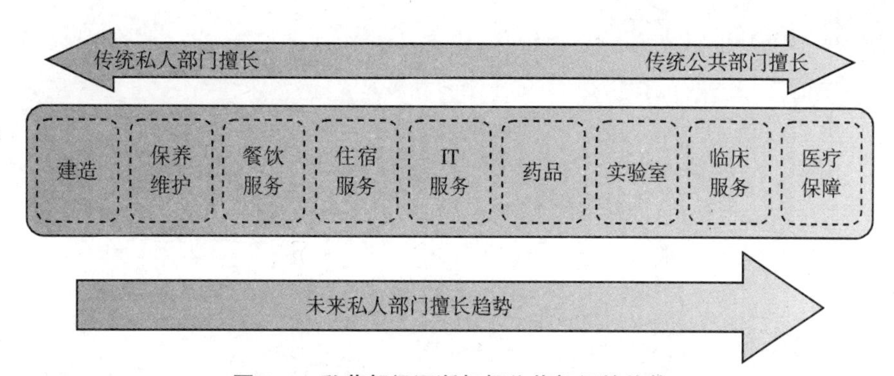

图 8-2 私营部门逐渐赶超公共部门的趋势

资料来源：Karel Kolář，Libor Čech（2010）。

三、以善治理念规范 PPP 健康发展

善治是一种价值追求，同时也是一种治理手段。要让 PPP 为提供公共服务而用，就必须用善治的原则作为政府治理的能力提升的方向。结合前文理论假设和命题验证，以善治理念推动 PPP 医疗项目发展应着重考虑以下问题：

合法：制定更具可操作性、指导性的 PPP 指导政策；确保政策稳定；制定相关法律。

公正：加强改革监管，确保非营利性医疗机构的非营利性；加强价格监管，确保医疗服务价格合理性；收益分配合理；风险分担合理；政府监管有力。

参与：加强协调，确保医务人员的基本利益不受损害；风险分担合理；热心医疗卫生事业；医院员工支持；政府协调有力；群众理解和支持。

透明：建设 PPP 信息披露制度。

有效：加强质量监管，确保医疗服务质量安全。

责任：建立问责制；制定更具可操作性、指导性的 PPP 指导政策；加强质量监管，确保医疗服务质量安全；加强协调，确保医务人员的基本利益不受损害；加强价格监管，确保医疗服务价格合理性；加强改革监管，确保非营利医疗机构的非营利性。

稳定：政府政策稳定；相关法律支持；医院员工支持；群众理解和支持；稳定的政治环境；可持续发展能力。

廉洁：制定具体政策，降低寻租空间。

回应：政府协调有力，建立沟通机制，建立新闻发言人制度。

附件一

澳大利亚新皇家北岸医院 PPP 案例①

Royal North Shore Hospital and Community Health Services Public Private Partnership

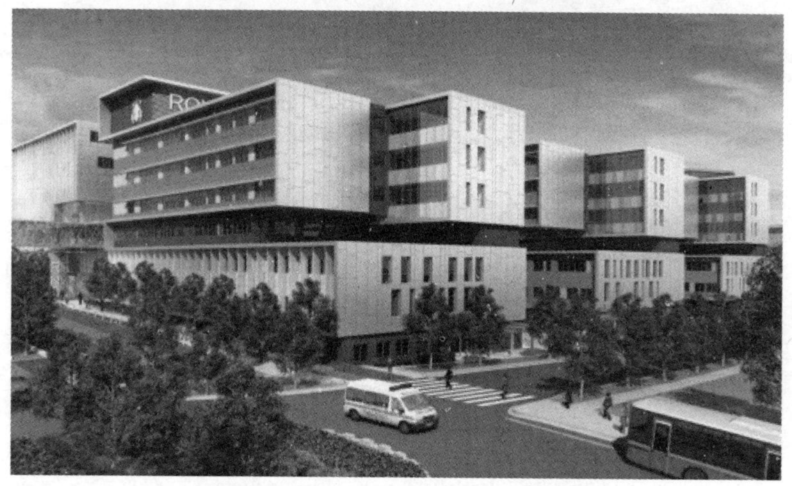

澳大利亚新皇家北岸医院急救大楼效果图

一、引言

本报告由新南威尔士州卫生基础设施部负责撰写，材料来自《私人融资

① Royal North Shore Hospitaland Community Health Services: Public Private Partnership, Health Infrastructure, NSW HEALTH, http: //www.health.nsw.gov.au 资料获得 Elsie Choy（作者，新南威尔士州卫生基础设施部）授权翻译出版使用，翻译有取舍。

项目政府工作指南》和总理备忘录（200701 期）公开披露的标书和合同。本报告较为完整地提供了皇家北方海岸医院和社区卫生服务项目截止到 2008 年 10 月的财务结算数据。

本报告参考了政府招投标信息网上公开的项目合同，合同经过审计部门审计，并未披露商业敏感信息，包括融资结构、成本构成、利润、知识产权或其他重要信息。本报告不能作为法律依据。

1. 背景

该项目是皇家北岸医院（RNSH）的新建和扩建项目。包括：

（1）新急救医院设施建造。

（2）新社区卫生服务设施建造。

（3）道格拉斯大楼的整修。

（4）新多层停车场和零售设施的建造。

皇家北岸医院属于新南威尔士州公立医院。所有临床和临床支持服务，护理、治疗和康复都由北悉尼和中海岸区卫生服务委员会（NSCCAHS）管理。该 PPP 项目于 2006 年由新南威尔士州政府负责发起。

2. 项目简介

皇家北岸医院和社区卫生服务项目包括：

（1）私营部门负责完成设计、建造和调试新急救医院设施、社区卫生服务设施和多层停车场。

（2）负责翻新 53 号大楼，俗称道格拉斯大楼。

（3）新急救医院设施、社区卫生服务设施、多层停车场和 53 号大楼翻新的融资。

（4）负责过渡时期的动员和支持服务。

（5）项目在 2036 年 10 月（30 年期限）移交公共部门之前，私营部门负责这些设施的维护管理和配套的非临床服务。

作为回报，州卫生行政管理公司（HAC）[①] 基于每个月的绩效考核支付费用。

---

① 州卫生行政管理公司（HAC）与州卫生总干事、州卫生部三家共同构成州卫生管理公共部门。HAC 主要负责：急救服务，公立医院的非临床服务（餐饮、保洁等），批准协调公立医疗基础设施设备建造管理、州内病理学服务。

项目中的商业成分：包括：

（1）私营部门管理和运营停车服务，作为投资回报。

（2）医院零售部门的租金。

（3）辖区内的商业发展。

私营部门聘用公共部门 NSCCAHS 的员工完成这些服务，接受私营部门的劳动合同管理。

二、采购和招标方法

采购和招标按照州政府的指南和规定进行。

1. 意向书（EOI）

2006 年 10 月 16 日，州卫生部发布 RNSH 医院 PPP 招标公告。截至 2006 年 11 月 14 日，收到 5 家公司的意向书 EOI。

（1）“Plenary Health”，包括 Plenary 集团、德意志银行、Laing O'Rourke（私营国际工程公司）、霍尼韦尔（自动化国际巨头）、Medirest（医疗餐饮服务商）、PTW（中国水立方设计公司）、夜莺停车管理公司（国际物业管理公司）。

（2）Pinnacle Healthcare（提供急救后护理和康复服务的私人企业），包括 Babcock & Brown（国际投资咨询公司）、Bovis Lend Lease（建筑公司）、Spotless（澳大利亚后勤服务管理公司）、RiceDaubney（建筑设计公司），McConnel Smith and Johnson（建筑设计公司）和 Interpark（停车物业公司）。

（3）InfraCare（后文改为 InfraShore），包括 ABN AMRO（荷兰国有商业银行）、Thiess（土石方挖掘公司）、Thiess Services（设备维护管理公司）、ISS（物业服务公司）、Blighvollerneild（建筑设计公司）、Cox Richardson（建筑设计公司）和 Wilson Parking（停车物业公司）。

（4）Lanceley Partnership，包括 Leighton Contractors、Transfield Services、JacksonArchitecture、Metroparking 和 Westpac。

（5）H^3 Partnership，包括 Macquarie Bank、John Holland、United Group Services、S&K Car Park Management、Hassell、Silver Thomas Hanley 和 Delaware NorthCompanies。

EOI 评审小组包括 JohnArmstrong（新南威尔士州卫生基础设施项目总监）、Stephen Brady（新南威尔士州财政部）、Mary Bonner（悉尼北部和中部海岸地区卫生服务委员会）和 Jo Thorley（Burns Bridge 健康公司）。评估小组的协助工作则包括 6 个专业公司完成：普华永道（金融事项）、新南威尔士州财政公司（融资事项）、Clayton Utz 律师事务所（法律事项）、Sinclair Knight Merz 和 Milliken Berson Madden（技术事项）、BurnsBridge（设计和建造事项）。

项目执行委员会全程监督项目评估组的工作。项目执行委员会监督成员包括：David Gates（NSW 卫生部首席采购执行官）、Danny Graham（NSW 财政部门董事，私人项目科）、Stephen Christley（NSCCAHS 前任首席执行官）。Warwick Smith 作为项目独立的廉洁督查。

Plenary Health、Pinnacle Healthcare 和 Infra Shore 3 家公司入围提交下一步更详细的项目建议书。

2. 征求建议书（RDP）

2007 年 5 月 31 日，州卫生部发布公告，与 3 家财团签订免责声明。所有 3 个入围财团提交的提案的截止日期是 2007 年 11 月 16 日。

征求建议书评审小组由 John Armstrong（新南威尔士州卫生基础设施项目总监）担任主席，John Taylor（总协调办公室）、Tony Morgan（NSW 财政部）、Deb Stewart（NSCCAHS）、Jo Thorley（BurnsBridge）、Martin Locke（普华永道）、John Shirbin（Clayton Utz）和 Dougal Spork（Milliken Berson Madden）（建造、资产造价服务咨询公司）为小组成员。

评审小组的 4 个协助公司，包括技术设施设计、建造、支持服务、法律、商业和金融。分小组由 Clayton Utz（法律事务）、普华永道会计师事务所和新南威尔士州财政部公司（财务事项）、Tony Morgan（NSW 财政部）、MillikenBerson Madden（成本核算和服务事项）、BurnsBridge（技术事项）和 Marsh（保险事宜）组成。

该评审小组的活动由项目执行委员会负责全程监督，包括 David Gates（州卫生部的首席采购官）、DannyGraham（州财政部的主管，私营项目部）、Matthew Daly（NSCCAHS 首席执行官）和 Robert Rust（卫生基础设施部首席执行官）Warwick Smith 作为项目独立的廉洁督查。

征求建议书评审的结果是三个财团提交的报价都没有被接受。InfraShore 财团依据评审标准获得了最高分和最好的 VFM。

3. 预选谈判

2008 年 5 月，项目执行委员会批准了评审小组的建议结果。Plenary

Health 落选。InfraShore 和 Pinnacle Healthcare 被告知进入下一轮的预选谈判，与 InfraShore 谈判时，Pinnacle Healthcare 作为候选，依据是 RDP 评估计划的规定。特别谈判过程分成两个不同的阶段。最初，在澄清阶段，着重解决 InfraShore 标书中提出的主要问题。在州卫生部门满意的基础上进入新的阶段，主要解决与 InfraShore 还有不同看法的地方。在澄清阶段，如果有一个重点问题不能得到解决，州卫生部有权邀请 Pinnacle Healthcare 进入澄清阶段进行谈判。

2008 年 5 月，预算委员会内阁通过了预选程序。经过背书后，州卫生部开始与 InfraShore 谈判一些偏差和缺陷。

在预选澄清阶段，infrashore 被要求确认州卫生部根据对 infrashore 的方案评估后得出的建议。

2008 年 6 月，双方又相互回应了一些问题。最后州卫生部决定再延长 4 周时间来继续协商一些没有谈妥的事宜。

2008 年 9 月 26 日，州卫生部通知 InfraShore，它已被正式确认为首选支持者。

2008 年 10 月，评审小组建议 InfraShore 被选为首选支持者和 PPP 项目合作方。

4. 合同执行

在卫生部长 John Della Bosca 的提议下，财政部门同意 2008 年 10 月 22 日与 InfraShore 签订 PPP 合同。

公共当局担保的担保协议于 2008 年 10 月 23 日执行。2008 年 10 月 23 日项目开始执行，财务结算于 2008 年 10 月 28 日。

三、评审标准和权重

评审过程依据新南威尔士州政府的政府采购准则和指导文件。

1. EOI 和 RDP 评审标准

5 家 EOI 回应者都按照该标准进行评审。

附表 1　EOI 评审标准

序号	评审标准	权重（%）
1	**回应细节和诚实** 参与投标的财团，他们其中的每一个成员，不管是相关公司还是财团的参与者，甚至是未来其他财团成员，这些公司都必须遵守意向书	通过/不通过
2	**结构、财务及项目风险管理** 投标人的商业结构，财团及其参与者的财务和实力评估，投标人的项目风险承受能力和管理能力，对州卫生部门提出的基于绩效支付机制的理解和接受能力	15
3	**社会基础设施建设的经验和总体战略** （投标人及相关参与者）对社会基础设施 PPP 项目的熟悉程度（特别是医院 PPP 项目），对停车物业设施的建设和管理经验，以及为客户提供项目目标的结构和管理战略	15
4	**设计与施工** 投标人和参与者的经验程度，他们的关键人员在这种类型、规模项目的设计和施工方面的经验程度，他们对 RNSH 医院项目设计和建造细节要求的理解程度	25
5	**设施管理和移交** 投标人对这种类型、规模的设施的管理经验程度、对设施管理、维护和移交要求的相关采购和管理战略的理解程度	25
6	**项目融资** 投标人对这种类型、规模的设施的融资经验程度，还有对满足财务要求的，可以提供确定服务的适合战略的理解	15
7	**项目交付** 投标人和参与者对规定的时限内交付该项目的承诺水平	5

征求建议书都按照该标准进行评审。

附表 2　RDP 评审标准

序号	评审标准	权重（%）
1	**设计、施工和调试**	35
	议案（设计）与设施和支持服务的相关法律、法规和政策的符合程度	
	建造全项目周期内能保障提供高质量、高效果、高效率的医疗服务的设施	
	投标人议案能将 NSCCAHS 部门通过这些实施提供最好的临床和临床支持服务的能力最大化程度	
	应对项目期限内医疗服务变化需求的设计能力，还有在设计和建造上也要能体现出对未来成本变化控制的灵活性	
	文件中对设计、拆迁、建造、翻新、协调新建设施等重大事项关键时间的确定性	

续表

序号	评审标准	权重（%）
1	**设计、施工和调试**	35
	在施工阶段，最小化医疗服务供给中断，包括医疗设施建造的有效的分期计划、便利设施的功能展示，对医院交通通行的临时安全保障措施	
	设计上考虑环境可持续性和节能元素	
2	**服务交付**	35
	（投标人及相关参与者）对社会基础设施 PPP 项目的熟悉程度（特别是医院 PPP 项目），对停车物业设施的建设和管理经验，以及为客户提供项目目标的结构和管理战略	
	项目具体的风险识别和管理流程，包括耐用性，质量和完整性： ① 项目风险的完整、清晰识别 ② 稳健和可实现的风险最小化和管理方法 ③ 最大限度地利用管理计划，方案和手册减少和管理风险，但不限于质量保证手册草案，OHS&R（职业健康安全和康复）手册草案，灾难和应急程序手册草案和感染控制程序	
	动员服务与临时服务交付的确定性包括： ① 符合第 3 卷“支持服务规范”（包括 KPI 和适用的法律、法规和政府政策） ② 全面和适当的动员服务和临时服务提案说明 ③ 稳健、全面、有效的管理流程说明和新系统、政策、程序和工作实践的过渡安排	
	管理服务交付的确定性包括： ① 符合第 3 卷“支持服务规范”（包括 KPI 和适用的法律、法规和政府政策） ② 建立和维护与国家合作的确定性 ③ 稳健、全面、合理的管理服务提案说明	
	支持服务交付的确定性包括： ① 符合第 3 卷“支持服务规范”（包括 KPI 和适用的法律、法规和政府政策） ② 稳健、全面、合理的管理服务提案说明	
	劳动服务协议要求交付的确定性包括： ① 符合劳动服务协议，包括适用的法律、法规和政府政策 ② 稳健、全面、合理的劳动服务管理提案说明 ③ 有劳动服务协议的医务人员过渡管理的确定性	
3	**商业**	15
	符合项目文件中的条款	
	商业安排交付的确定性，包括提案中的法律，财务和技术方面的要求与财团参与者适当风险分配的一致性	
	投标人理解和接受项目招标书上附表 5 上的支付机制	

续表

序号	评审标准	权重（%）
4	**财政**	15
	通过考虑基于净现值的 PSC 和投标人的金融风险分担来考察是否实现“物有所值”（VFM）	
	项目公司的资金实力、参与者和分包商的风险承担能力，包括一系列的安全评估（母公司的信用担保或证明等）	
	资金的确定性，包括承诺的水平、资金构成的稳定性、债务、股票和其他形式资产持有人的同意	
	基本情况财务模型（BCFM）的稳定性和准确性，包括相关建筑成本估算、全生命周期维护成本、设施管理成本、服务成本、税收和融资成本	
5	**其他注意事项**	
	州卫生部在对提案进行评审时拥有的任何酌情处理标准	
	州卫生部的廉洁、安全调查披露出的任何事项	

附表 3　商业机会—评审标准

	商业机会—评审标准	权重（%）
A	**零售**	
	技术上 ① 零售业的发展技术提案交付的稳健性和确定性 ② 项目公司、州卫生部和利益相关者的零售业发展管理安排和对接的稳健性 ③ 零售业发展的协调性，未来能遵守校园内的相关规章制度，包括形象、身份、合适的服务	33.33
	商业上 ① 符合零售租赁主管条款和零售服务协定（包括任何零售租赁法案的相关要求），退出也遵循 ② 商业协议的确定性，包括在法律、财务和技术方面和财团参与者合理的分配风险的一致性	33.33
	财务上 ① 在零售业上，能支付给州卫生部的净现值和净租金现金流评估，还有投标人提案中财务和风险后果 ② 能支付给州卫生部的租金和财务风险后果，包括任何基础的和生成的最低租金的规定 ③ 主承租人和次承租人的资金财力，包括安全性手段的评估（银行担保、母公司担保） ④ 项目的净租金现金流的财务稳健性，包括潜在相关的装修、设施管理成本、服务成本和分租约的条款	33.33

续表

	商业机会—评审标准	权重（%）
B	**停车场**	
	技术上 投标人停车场技术上的稳健性、交付性、确定性，包括在建造和运营期间项目公司、卫生部门和利益相关者之间的管理、停车设备的相互对接	33.33
	商业上 ① 符合停车场管理协定的条款 ② 商业协议交付的确定性，包括在法律、财务和技术方面和财团参与者合理的分配风险的一致性	33.33
	财务上 ① 为了运行停车场和投标人提案中财务和风险后果给州卫生部的年度基础牌照费的净现值评估 ② 投标人提案中，提出的收益分享上线，财务和风险后果 ③ 运营停车场的公司财务实力、风险分担能力和分包商情况，还有安全性手段的评估（母公司担保、信用担保证明等） ④ 停车场财务模式的稳健性和安全性，包括未来相关的建造成本、采用、收入、运营和服务成本、税收和融资成本	33.33
C	**商业租约**	
	技术上 ① 商业租约的稳健性和交付可能性 ② 医院基础设施、州卫生部、PPP 合同方和利益相关者之间对接的稳健性 ③ 施工中最小化对医院基础设施的中断 ④ 施工中最小化对医院基础设施使用的中断	33.33
	商业上 ① 商业发展合同结构的可接受性，还要兼容 2 号楼高层的风险分担合同结构 ② 商业协议交付的确定性，包括在法律、财务和技术方面和财团参与者合理的分配风险的一致性	33.33
	财务上 ① 提案中对州卫生部的 2 号楼的财务和风险后果的现金流净现值评估 ② 财务实力、风险分担能力和分包商情况，包括安全性手段的评估（母公司担保、信用担保证明等） ③ 项目现金流的财务稳健性	33.33

在评估商业机会上，州卫生部考虑净现值和净现值的还原。对于零售、停车场和商业协议都有不同的特殊评审标准。每一个部分都包括技术上、商业上和财务上的三个内容。

针对这些标准进行评审的结果再与私营部门调整过的情况相比，最终通过“物有所值”评估。

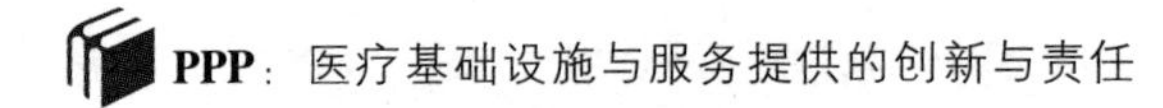

2. 成本效益分析和物有所值评估

私营部门对皇家北岸医院 PPP 项目的成本效益分析主要是通过物有所值评估来进行。依据净现值估算，净收益体现为通过 PPP 估计能节省 13.4 百万美元。物有所值的计算：

（1）与“公共部门比较值”（PSC）比较，即风险调整后的基准成本与一个最有效的政府传统供给下的假设的“参考项目”成本来相比。

（2）每一个详细提案的财务和风险后果分析。

表 4 提供了一个物有所值分析，包括一个 PSC 值和 InfraShore 合同。

附表 4　物有所值：公共部门和联合供给的比较

单位：百万美元

	“公共部门比较值”（PSC）（假设的，最有效的风险调整估计后的公共部门供给）			
	“PSC 最佳案例”（95%可能性，PSC 成本可能比这个更高）	“PSC 近似案例”（PSC 成本估计的平均值）	“PSC 最差案例”（95%可能性，PSC 成本可能比这个更低）	私营部门供给（参照合同）
针对州卫生部项目财务成本净现值估计（包括商业机会）（28 年以上）	1119.9	1129.0	1138.2	1115.6
通过私营部门供给能获得的成本节省估计	4.3	13.4	22.6	

四、项目参与者

公共部门一方：

（1）州卫生行政管理公司（HAC），1982 年健康管理法案中第九章规定成立的一个法人实体。HAC 负责各种项目管理，是南威尔士州卫生系统拥有合同签订权的公司实体。

（2）卫生部长，代表新南威尔士州（州）。

（3）卫生总干事，新南威尔士州医疗部门。

私营部门一方：

（1）兰银行（金融和财团负责人）；

（2）Thiess 公司（设计和施工）；
（3）Thiess 公司服务（硬件设施的管理和维护）；
（4）ISS 健康服务（软设施管理和非核心支持服务）；
（5）Wilson Parking（停车服务）；
（6）Zouki（零售）。

项目咨询顾问：

（1）新南威尔士州财政部公司（财务顾问）；
（2）普华永道（财务顾问）；
（3）Clayton Utz（法律顾问）；
（4）BurnsBridge Sweett（设计和施工）；
（5）Milliken Berson Madden（技术支持服务顾问）；
（6）Marsh（保险事宜顾问）；
（7）Procure Consulting（廉洁审计师）；
（8）Sabar（停车场专家）；
（9）Arcadia（零售专家）；
（10）商务部（能源顾问）。

五、合同结构概要

1. 项目公司框架

1987 年公共部门法案（财务安排）规定了 HAC 可以参与融资协议活动。合同结构可参见附图 1。

2. 项目文件

主项目文件包括 HAC 和新南威尔士州卫生系统部门的文件：①项目契约；②PAFA 担保；[①] ③许可证和主许可协议；④三方金融契约；⑤项目安全；⑥独立的验证者契约；⑦施工方契约；⑧设施管理方契约；⑨劳动服务协议；⑩证券协议及付款路线契约；⑪停车场许可协议；⑫停车场金融三方协议；⑬停车场证券协议及停车场付款路线契约；⑭零售服务协议。

---

① Public Authorities Financial Arrangement Act 1987（PAFA），公共当局财政安排法（PAFA）（1987）。

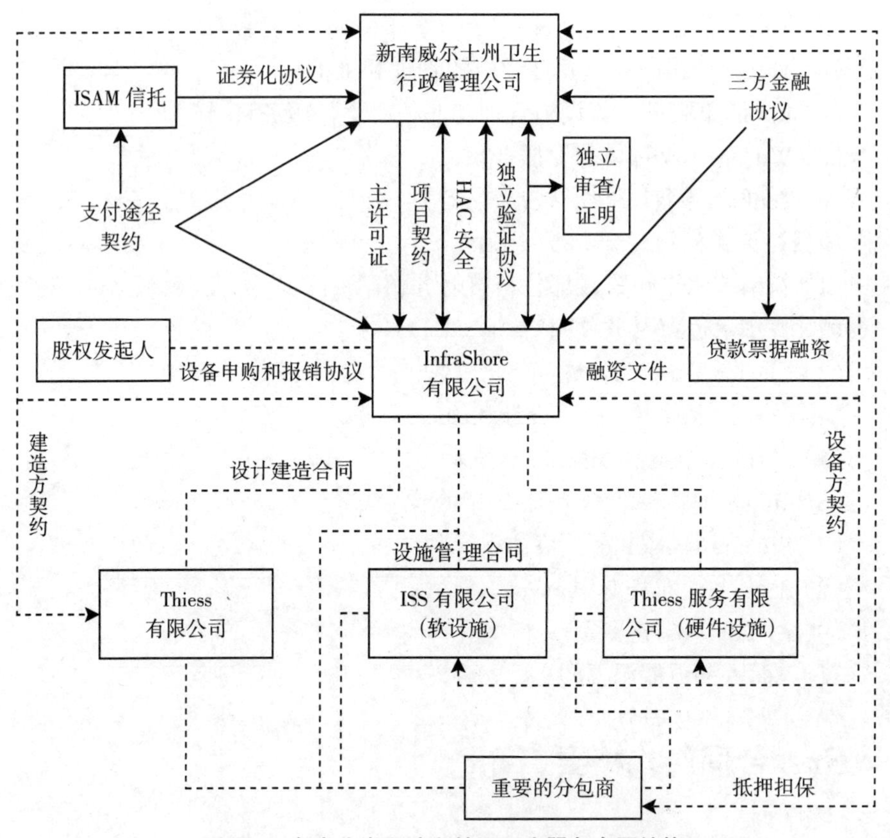

附图 1　皇家北岸医院和社区卫生服务合同结构

3. 期限

项目期限是 28 年，从项目契据日期起。合同的生效日期从 2008 年 10 月 23 日至 2036 年 10 月 22 日。后续时期依据双方谈判结果定。项目期限中没有规定延期的相关内容。其他合同的期限都回到这个期限上。

4. 风险分担

风险分担安排是按照政府指南进行的。

施工阶段：

InfraShore 承担的风险：

（1）施工现场风险（现有的地面条件和施工现场的污染）；

（2）在投标过程中投标人确认的现有建筑物污染；

（3）设施的设计、建造和调试风险（除开后续双方协商更改造成的）。

运营阶段：

InfraShore 承担的风险：

（1）设施没有达到执行规定水平造成的失败，这将导致扣除每月的服务费。

（2）提供的非核心服务不能影响临床服务。

（3）实际经营成本高于预期。

六、进度描述

项目主要时间进度：

附表 5　皇家北岸医院项目进度

阶段	医疗设施	目标完成时间
阶段 1	社区卫生服务设施	2011 年 3 月
阶段 2	急救医院设施	2012 年 12 月
阶段 3	达格拉斯大楼翻新	2013 年 10 月
阶段 4	新的停车场设施，2 号楼拆迁等	2014 年 7 月

七、付款及总净现值

项目契约规定了按月进行服务费用的支付，相关因素包括指定的服务标准性能，CPI 调整和工资价格走势以及与餐饮业和部分公用事业的调整。

据估计，超过 28 年该项目的财务成本的净现值新南威尔士州卫生部定为 1115.6 百万美元。

八、公共利益评估

在规划和定义阶段，皇家北岸医院和社区卫生服务项目的公共利益评估报告也在着手准备。公共利益指标主要包括有效性、对主要利益相关者的影响、问责制和透明度、公开和公平、消费者权益、安全和隐私。评估报告于 2008 年 10 月更新。结论是没有发现会影响 PPP 采购项目的问题。评估结果被列入预算批准程序。

医院升级改造项目还会导致一系列对州经济、社区和利益相关者的正面效益。主要成果包括设施的改进、更高效，更综合的医院和医疗服务、专门的研究及教育中心、相关的剩余土地释放出的商业，零售和住宅开发。

公共利益评估概述如附表 6 所示。

附表 6　公共利益评估结果概要

标准	结果
项目效果是否符合政府目标	项目规划和定义都是按照新南威尔士州卫生部和地区卫生服务的服务目标和要求着手准备。项目门户审查受资金投资的支持。该项目的采购工作一直遵守州卫生采购政策。采购过程按照政府工作指南（WWG）进行。适当的风险分配按照 WWG 指南安排
物有所值	项目公司的提案的项目净现值成本比公共部门比较值低
社区协商	① 新南威尔士州地区卫生服务委员会和皇家北岸医院升级改造项目团队自 2002 年以来项目各方面已进行了广泛的员工协商交流 ② 工会参与了劳动服务协议（LSA），在过去的 18 个月内也做了定期的咨询。劳动服务协议保护员工在 PPP 项目中的权益 ③ 具体的磋商包括议员、工作人员、北悉尼莫斯曼区港湾居民、威洛比议会、文化遗产办公室规划部，建立了许多委员会，将关键利益相关者持续放到项目中加以考虑，包括医疗执行部门，例如 NSCCAHS 高管、高级医学护理和医师协会
消费者权益	① 中标者须符合相关法定要求和政府政策，按要求根据澳大利亚的建筑规范和反残疾人歧视法，再加上由专业工作人员详细制定的响应时间保障患者、探视者、员工的人身安全和社会安全 ② 对消费者有特殊需要的环境设施将显著改善，包括改善街边停车位，交通循环和建筑物的质量 ③ 消费者权益将继续适用现有法律、政策和规定，也将受新南威尔士州卫生和区卫生服务现行行业政策、程序的保护
问责制和透明度	①有全面的廉洁计划和措施，确保采购过程的透明度 ②在规划的各阶段，项目报告中明确落实责任和问责制
公共访问	用户包括患者、访客、临床服务、临床支持服务、维修人员和其他社区成员，其中包括义工。通过各种手段，诸如坡道、适当控制的升降机、标牌、设计等解决这些用户的通行要求
健康和安全	① 这些设施的设计必须保障所有使用人的有效、合适、安全、体面，包括按照州卫生设施指南、澳大利亚 AS1428 标准和澳大利亚的建筑设计准则中的残疾人通道设施标准 ② 合同框架将提供补救和激励机制来解决存在的问题，如绩效损失、错误、终止和介入权利

续表

标准	结果
隐私	① 医院管理、卫生和福利服务，以及管理信息系统都由新南威尔士的卫生部门提供，限制从私人处和新南威尔士州卫生信息处获得私人保密的信息 ② 新南威尔士的卫生部及其承包商必须遵守隐私法和契约上关于信息披露的相关规定

九、关键术语和项目契约条件

（一）施工场所（略）

（二）工程进展（略）

（三）项目任务（略）

（四）设施，固定装置，配件及设备（略）

（五）服务提供（略）

（六）绩效评估

概况，支持服务规范包括关键绩效指标按照项目公司的业绩衡量。未能达到关键绩效指标可能会导致扣减的支付款项按照附表 5 进行，州卫生行政管理公司（HAC）拥有终止合同的权利（具体如下）。

服务失败是指根据相关规定不能提供服务。服务失败被归类为区域问题和质量故障。

故障点和扣除，项目公司提供服务的故障点发生后，HAC 有权做出对项目公司的支付进行扣减。

终止，最后，如果项目公司发生的失误已经超过了规定的阈值，HAC 有权终止权项目契约。

（七）支付（略）

（八）员工（略）

（九）再融资

在没有递交完整的再融资计划方案给项目总监并获得同意的情况下，项目公司不得进行任何再融资［除了再融资不会导致优先债券（the Senior Debt）超过最大债务状况］。

如果再融资是为了解决过去融资计划的实际潜在缺陷而发起的，项目总监不得无理拒绝或拖延同意提议再融资，项目总监还要确保受托人行使三方金融契约的权利，或使融资方放弃锁定现金或基金限制。任何额外的资金的增加根据附表21的规定不计入优先债务补偿的目的终止规定。

项目公司必须支付或转让给HAC任何再融资收益的50%。

（十）额外承诺（略）

（十一）干预事件（略）

（十二）变化（略）

（十三）对场地或设施造成的损失或损坏（略）

（十四）赔款（略）

（十五）保险（略）

（十六）项目违约和持续违约（略）

（十七）终止权

1. 项目公司未履行任务或责任

终止权：依据三方金融契约条款（见下文），当出现以下情况时HAC在20个工作日内可以终止项目契约：

（1）目标完成日期内没有完成目标，并证明该项目公司将无法实现在最后截止日期能完成目标；

（2）该项目公司放弃项目或已经显示出永久放弃该项目的意图；

（3）破产事件（任何指定列表中有关偿付能力的事件）在项目公司发生；

（4）施工单位、建筑承包商担保人、设备管理商或设备管理担保方发生破产事件，90天内都没有找到一家有信誉的公司代替其完成义务；

（5）违法事件的发生（项目公司或关键分包商违反任何法律规定，按照项目协议规定不再持有一方当事人应履行的义务）；

（6）项目公司违反有关限制转让合同的或发生控制变化的；

（7）项目公司在规定期限内发生了规定数量的支付扣减；

（8）违规持续发生；

（9）项目发生违约。

2. 自愿终止

HAC可以在任何时间选择没有任何原因的终止，但需要在120天前做出通知。

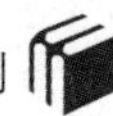

3. HAC 未履行任务或责任

项目公司可以在 120 天前通知终止项目契约的情况包括：

（1）项目公司或 ISAM 信托的重要项目资产或设备被国家征用；

（2）HAC 不能在 20 个工作日内按项目契约对理应获得的报酬进行付款（不考虑争议金额）；

（3）HAC 违反其义务导致项目公司无法履行义务或连续两个月不履行其义务的。

这些事件在 120 天的通知期限内无法纠正的。

4. 不可抗力（略）

5. 其他情况（略）

（十八）终止补偿（略）

（十九）进一步的权力（略）

（二十）终止期安排（略）

（二十一）争议解决（略）

（二十二）分配，所有权/控制权变动（略）

（二十三）记录和审计（略）

十、关键术语和停车场许可证条件协议（略）

十一、零售服务业租赁主管协议（略）

十二、PAFA 批准和担保（略）

参考备注：

新南威尔士州是澳大利亚的一个州，首府在悉尼，是澳大利亚人口最多的州。1984 年，澳大利亚通过了《全民医疗保障法》，建立了 Medicare 制度，实现了全民医疗保障。联邦政府主要负责 Medicare、医疗管理与人才培训、药品补贴与合理利用、社会救济服务、人群健康服务（如计划免疫、HIV 危害降低项目等）、应急反应体系、国境卫生检疫、信息系统建设和科学研究等，一般不举办医疗机构。州（领地）政府直接负责卫生保健管理，对辖区内的私立医疗机构进行监管，保障卫生服务的质量与安全。政府对公立医院实行宏观和间接管理，不直接干预医院的人员招聘、院长聘任、财务预决算、业务运行和内部分配。典型模式是成立医院董事会。董事会成员通过公开报名选拔后，由州（领地）的卫生部部长任命。董事会作为政府代理人，对医院实行监督管理，其职能包括聘任医院院长（或 CEO），审查批准医院的年度工作计划、财务预决算，审批大型设备的购置、更新和基建项目计划，评价医院的运行状况和院长的工作业绩，沟通医院与社会各界的联系，争取和接受社会各界对医院的捐赠等。相对于州（领地）政府，地方政府的卫生职责很少，主要承担了部分公共卫生服务，不涉及任何临床事务。

资料来源：财政部国际财经合作司《澳大利亚医疗卫生体制情况介绍》http：//www.mof.gov.cn/mofhome/guojisi/pindaoliebiao/cjgj/201307/t20130725_969 267.html

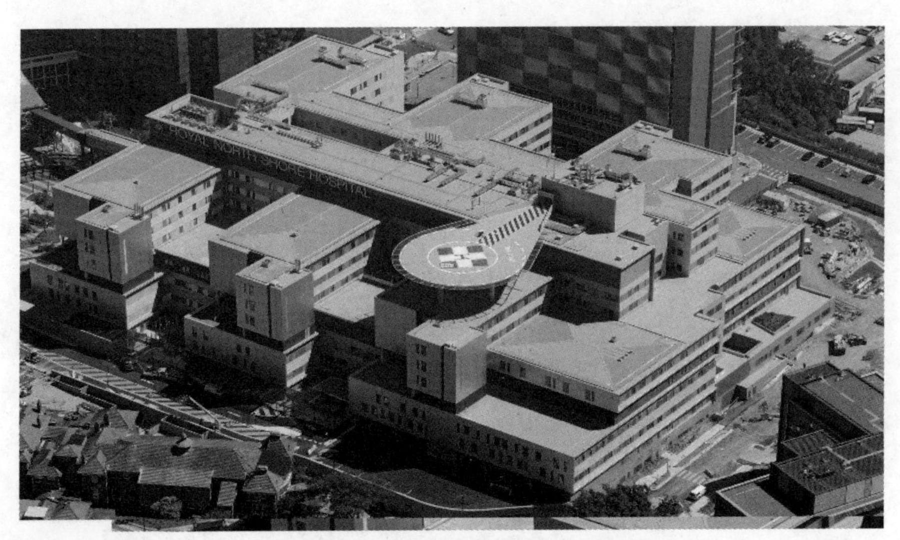

澳大利亚皇家北岸医院急救大楼实景图

附件二

财政部公布的第一、第二、第三批 PPP 医疗卫生示范项目简介

省份	项目名称	年限	总投资（万元）	类型	发起时间	回报机制	项目概况
河北	承德市宽城县中医院迁址新建一期	15	12000	TOT	2015	可行性缺口补助	编制床位 280 张，用地总面积 2.7 万平方米，总建筑面积 3.6 万平方米，投资来源为财政资本金 3000 万元，拟引入社会资本 9000 万元，项目收益主要是运营收费
山西	太原市妇幼保健院迁建工程	30	123100	BOT	2014	可行性缺口补助	非经营性项目，由政府划拨土地。项目总投资估算为 15.3 亿元，其中包含建筑工程、设备购置等 12.3 亿元和医疗设备购置费 3 亿元。股权结构是政府方占 30%，社会资本占 70%，政府方以太原市妇幼保健院建设用地土地使用权以及太原市妇幼保健院品牌价值及管理能力作价出资入股，社会资本方以货币形式出资入股，共同成立项目公司。项目公司具体负责项目的建设、投融资、参与医院管理和运营、移交等具体工作，统筹考虑本项目生命全周期的运营。项目公司收益拟采用“可行性缺口补助+管理服务收入+增值医疗服务收入”的回报机制

续表

省份	项目名称	年限	总投资（万元）	类型	发起时间	回报机制	项目概况
内蒙古	包头市包医国际医院	30	100000	BOO	2015	使用者付费	计划净占地面积 224 亩，容积率为 1.5，规划建设面积超过 20 万平方米，其中一期建筑面积为 10 万平方米，床位编制为 1000 张，总投资 10 亿元。包头新都市投资运营管理有限公司代表包头市政府于 2016 年 5 月与江苏环亚医用科技集团股份有限公司及包头医学院第一附属医院在包头市正式签订了《包医国际医院 PPP 投资合作协议书》
河南	濮阳市濮阳县人民医院新院区建设	25	70000	BOT	2015	可行性缺口补助	规划占地面积 142.3 亩，总建筑面积 13 万平方米，注册资本拟为 21000 万元，社会资本方出资 16800 万元，持股比例为 80%，政府方出资 4200 万元，持股比例为 20%。拟融资部分共 49000 万元，占总投资的 70%，政府发起，期限 25 年
	濮阳市肿瘤医院	30	50000	BOT	2015	使用者付费	项目为新建，医院规划总占地面积 200 亩，按照三级肿瘤专科医院进行总体规划设计。项目一期按照二级肿瘤专科医院起步建设，占地 50 亩，开设床位 300 张，在市第五人民医院院内原有土地进行建设，拟建设肿瘤业务综合楼一幢，基建、设备及配套建设到位。项目二期在市五院南侧新征地 150 亩进行建设，规划建设肿瘤医药研发中心、急救中心、康复训练中心、肿瘤筛查中心、教培中心以及高端疗养服务中心等，配套污水处理、消毒供应室、职工宿舍、职工食堂、地下停车场以及专家公寓。计划开工时间：2015 年。计划完工时间：2017 年。投资匡算：一期工程总投资 2 亿元，二期工程总投资 3 亿元
	灵宝市第一人民医院建设	30	66000	BOT	2015	使用者付费	灵宝市第一人民医院建设项目属于整体搬迁建设项目，项目规划占地 118255 平方米（约 178 亩），总体规划建筑面积 253064 平方米，拟开设床位 1300 张。第一期工程基础建设及配套设施预算投入 6.6 亿元，建设周期四年。灵宝市人民政府授权的灵宝市第一人民医院建设 PPP 项目政府方出资代表，灵宝市卫计委（原灵宝市卫生局）代表政府与社会资本共同出资组建 PPP 项目公司。项目公司注册资本金共 13200 万元，其中灵宝市卫生局出资 3960 万元，占 30%的股权；社会资本筹资 9240 万元，占 70%的股权

续表

省份	项目名称	年限	总投资(万元)	类型	发起时间	回报机制	项目概况
河南	洛阳平乐正骨医院	30	48800	BOO	2015	使用者付费	规划用地面积约 150 亩，预计总投资额约为 4.88 亿元。其中：建筑占地面积约 20069 平方米，总建筑面积约 114200 平方米，医院总床位数为 1000 张。孟津县城投以土地作价约 1.2 亿元参股项目公司，社会资本方出资 1.8 亿元，其余 1.88 亿元项目资本金为银行贷款。孟津县城投予社会资本方持股比例分别为 40%和 60%
	洛阳仁大医院	30	70000	其他	2015	使用者付费	项目 2011 年 6 月由伊川县人民政府与伊川县嘉润置业有限公司（以下简称“嘉润置业”）合资建设，其中伊川县人民政府以县中医院、县第二人民医院土地、医疗品牌、医疗市场、设备、技术等有形和无形资产依托入股，股权比例 34%；伊川县嘉润置业有限公司以现金形式入股，股权比例 66%。项目总投资 10 亿元，分两期建设，第一期三级综合医院建设，计划投资 7 亿元，已于 2012 年 4 月破土动工，截至目前住院楼、门诊楼、专家公寓楼、锅炉房主体已封顶，室内外装修及大型设备采购工作。已完成项目总投资 37000 万元，还需投资 33000 万元。第二期养老机构建设，正在征地规划中。洛阳仁大医院建成后，将是一家临床专业和科室设置齐全的集医疗、预防、教学、科研、康复、保健、养生、养老为一体的民营性质的综合性医院

续表

省份	项目名称	年限	总投资（万元）	类型	发起时间	回报机制	项目概况
河南	荥阳市人民医院整体建设	12	73678	其他	2015	政府付费	该项目由荥阳市卫生和计划生育委员会作为实施机构，采用 BLOT（建设—租赁—运营—移交）模式成立项目公司。规划总用地面积为 54552.15 平方米，总建筑面积为 175496.10 平方米，床位数 1200 张（其中一期 800 张，二期 400 张），停车位 1724 个，项目分两期建设：一期建设内容包括门诊、急诊楼、门诊医技楼、医技楼、1# 病房楼（含综合病房楼）、感染楼、液氧站、综合站房、污水处理站等，建筑面积合计为 149975.80 平方米，目前计划建设期为 2.5 年；二期建设内容主要为 2# 病房楼，建筑面积为 25520.30 平方米，目前计划建设期为 1.5 年。本项目总投资计入勘察设计、征地拆迁及工程建设费用，合计约为 73677.61 万元。项目公司股权结构。采取政府方控股占比 20%，社会资本方占比 80%的方式
	周口市中医院东区医院建设	30	87762	BOT	2015	使用者付费	项目设置床位 2500 张，其中：中医床位 1500 张，康复床位 500 张，养护床位 500 张。项目建设用地面积 200812 平方米，总建筑面积 270913.5 平方米，项目建成运营后，可提供中医、康复、养老三大医养服务。周期为 25 年（建设期 3 年，运营期 22 年），初步拟定，政府持有 51%的股份，剩余部分由公开招标选出的社会资本方进行投资
湖北	宜昌市妇幼保健院（市儿童医院）新院区建设	50	50000	BOO	2015	可行性缺口补助	社会资本以 5 亿元现金进行增资并控股（社会资本持股 66.67%，宜昌市政府持股 33.33%），宜昌市政府目前部资产 1.2 亿元预估，政府土地配套 1.3 亿元，投入完成后医院部资产 7.5 亿元。社会资本自新院区投入使用起按 5%营业收入提取管理费，作为投资回报。市财政以 2014 年经费为基数，以政府购买服务方式继续给予投入

续表

省份	项目名称	年限	总投资（万元）	类型	发起时间	回报机制	项目概况
湖南	邵阳市第二人民医院异地扩建	30	85000	其他	2015	使用者付费	项目总占地面积 380 亩，含新医院、老年康复中心、老年公寓和生活中心。其中新医院占地面积 155 亩，建筑面积不低于 110000 平方米，不少于 1000 张床位，按三级甲等综合医院标准建设；老年康复中心占地 54 亩，建筑面积不低于 40000 平方米，500~600 张床位；其余为老年公寓和生活中心。地下车库建筑面积为 30000 平方米。项目全部建成后，邵阳市第二人民医院将成为邵阳市乃至湖南省范围内集医疗、科研、康复、预防、保健为一体的地市级综合医院，软硬性条件居省内三甲医院一流
广西	贺州市八步区人民医院	30	59160	BOT	2015	使用者付费	项目是 2011 年下达的在建项目，总用地面积为 30 亩，建设规模为 16000 平方米，现有土建及相关配套设施建设资金 4160 万元，现有资金构成包含中央预算内投资 2200 万元，自治区配套 440 万元，区本级配套 1520 万元，因为八步区人民医院是 2011 年成立的机构，上述资金仅够八步区人民医院征地、土建及相关配套设施的建设，建筑面积是按照 200 张病床设计建设的，其中未包含八步区人民医院综合楼、行政配套楼及系统保障楼二次装修和内部设备的建设资金。拟引入社会资本 5.5 亿元，采用 BOT 运营模式

续表

省份	项目名称	年限	总投资（万元）	类型	发起时间	回报机制	项目概况
海南	乐东黎族自治县中医院工程建设	10	40700	BOT	2015	可行性缺口补助	本项目是乐东县规划的中医药、危重急症救治、疗养中心，填补九所镇、利国镇地区没有二级甲等医院的空白，优化乐东县医疗资源布局，形成县人民医院、县中医院、县第二人民医院三足鼎立的格局，实现二级以上医院全覆盖，健全覆盖城乡居民的基本卫生保健服务体系，强化了农村紧急医疗救援和突发公共卫生事件医疗救治体系，极大地提高了公共卫生和基本医疗的供给。总投资约 40700 万元。项目用地 161.13 亩，其中，规划用地 100 亩，预留用地 61.13 亩。普通床 420 张，重症监护病床 24 张，疗养病床 150 张。总建筑面积 73950 平方米，主要建筑包括：门诊楼，急救楼，病房楼，后勤服务区，感染病房，疗养楼，周转宿舍、专家楼等。政府通过竞争性磋商的方式选择社会资本，并共同成立项目公司。项目公司负责组织实施项目社会资本采购范围内的项目建设与运营管理。项目竣工验收后即进入政府购买服务阶段，通过政府购买服务弥补商业运营无法覆盖投资建设本金及投资人收益的缺口。特许经营期届满且甲方完成支付该项目投资建设本金及投资收益后，项目公司将履行义务所形成的一切财产无偿交给甲方
贵州	铜仁市德江县人民医院（一期）	20	57200	BOT	2015	政府付费	建设 1200 张床位的综合医院。建设内容：门诊、急诊、医技、体检、住院病房、行政后勤、保障系统及院内生活、科研教学、培训接待及医院配套建设等医院功能用房单体建筑及配套工程。规划建筑面积为 191638 平方米。建设工程规划用地面积 186502 平方米。总投资 57200 万元

续表

省份	项目名称	年限	总投资（万元）	类型	发起时间	回报机制	项目概况
云南	泸西县中医医院整体迁、扩建	30	34439	BOT	2015	可行性缺口补助	项目用地面积 22370.65 平方米（33.56 亩），总建筑面积为 53607.38 平方米，其中地上建筑面积为 43177.48 平方米，地下建筑面积为 10429.9 平方米。主要建设内容为门诊楼、医技楼、住院楼、急救中心及配套用房等。总投资为 28826.75 万元，其中建筑安装投资 19946.80 万元；医疗器械、设备购置投 4565.89 万元、其他费用 7484.15 万元（含建设用地费 4530.6 万元）；预备费 1645.86 万元；建设期贷款利息 1059.22 万元。由社会资本通过项目公司承担新建项目设计、融资、建造、运营、维护和医疗养老服务责任，合同期满后项目资产及相关权利等无偿移交给政府
	弥勒市中医医院迁建	30	43360	BOT	2013	可行性缺口补助	占地面积 40.47 亩（26980 平方米），项目总建筑面积 58513.88 平方米，规模 400 张病床。400 床规模下的总建筑面积为 58513.88 平方米，其中地上建筑面积为 48626.67 平方米，地下建筑面积为 9887.21 平方米。已批复的迁建部分工程 150 张床规模下的建筑面积 13242.60 平方米，则扩充部分工程建筑面积为 45271.28 平方米，其中地下室建筑面积为 9887.21 平方米。迁建部分工程为门急诊楼。本项目总投资 43360.52 万元，社会资本方的资本金注入、债权融资安排、弥勒市政府资本金注入，构成弥勒市中医医院整体迁、扩建项目资金来源。社会资本方持股比率为 85%，弥勒市政府持股比率为 15%，注册资本金比不低于总投资 30%。项目的初始资金由债权资金和权益资金组成。债务资金为银行贷款 3 亿元，权益资金为社会资本方和弥勒市政府共同出资 13360.52 万元（弥勒市政府出资 2000 万元，社会资本方出资 11360.52 万元）

续表

省份	项目名称	年限	总投资(万元)	类型	发起时间	回报机制	项目概况
云南	玉溪市儿童医院建设	50	63274	BOO	2014	使用者付费	拟新建的玉溪市儿童医院为集疾病诊断、治疗、科研、教学、保健、康复为一体的三级综合性儿童医院。项目位于玉溪市红塔区李棋街道办事处，规划用地面积 34127.5 平方米（约 51.17 亩）；按三级儿童医院标准设置病床 750 床（其中非营利性 500 床、经营性 250 床），建筑面积约 11 万平方米，估算总投资 63274.15 万元，总工期为 2~3 年。根据玉溪市政府与华润医疗集团有限公司签订的《玉溪市儿童医院合资合作框架协议》，由玉溪市国有资产经营有限责任公司代表市政府出资与华润医疗集团有限公司或其控股的下属公司（以下简称“华润医疗公司”）开展联合办院合资合作，组成共同合资成立的医院管理公司（华润医疗公司占股 60%、玉溪市国资公司占股 40%），代表双方作为投资主体共同开展新建儿童医院的建设和经营工作
河北	河北省唐山市曹妃甸区工人医院	20	27000	其他	2016	可行性缺口补助	医院占地面积 50000 平方米，建设用地符合规划。项目总投资 5.3 亿元，其中工程投资 3.8 亿元，设备投资 1.5 亿元。医院设置床位 305 张，核定人员编制 420 名，设置预防保健科、全科医疗科、内科、外科、妇产科、儿科等二十余个科室。目前，已完成项目主体建设，完成 2.6 亿元投资，未完工程主要为内部装修、采暖、电力、市政供水管网、污水处理、道路硬化及绿化等配套设施建设以及医疗设备购置等，资金缺口 2.7 亿元左右。本项目拟采用 IOT 与 BOT 方式模式运作（未完成工程部分采用 IOT 模式，设备等投资部分采用 BOT 模式）项目的合作期限设定为 20 年，回报方式为可行性缺口补助方式，项目建成后，由项目公司进行经营、管理医院，医院仍为非营利性医疗机构
	承德市滦平县医院新院区建设 PPP 项目	22	48393	BOT	2016	可行性缺口补助	新院区项目预计总投资为 48393 万元，项目选址位于滦平县城东瓜园村，京承公路南侧，医院总用地面积约为 93334 平方米，建筑面积 116226 平方米，其中地上面积 103118 平方米、地下建筑面积 13108 平方米

续表

省份	项目名称	年限	总投资（万元）	类型	发起时间	回报机制	项目概况
内蒙古	通辽市科尔沁区第四人民医院 PPP（医养结合）项目	30	71300	BOT	2015	使用者付费	医养结合项目；类型为新建；总用地面积 77904 平方米（117 亩），总建筑面积 86132 平方米，医院业务用房（急诊部、门诊部、住院部、医技科室、保障系统、行政管理和院内生活用房七类类别用房）55900 平方米，地下建筑面积 14300 平方米。项目容积率为 1.35，绿化率 35%，设置停车位 675 个（其中地下停车位 362 个）；总投资 71300 万元
	通辽市霍林郭勒市河东新区中蒙医院工程项目	16	19601	TOT	2015	政府付费	项目类型：存量类型，项目总投资：1.96 亿元。项目占地面积 42035 平方米，建筑面积 39360.38 平方米，设计规模为病床 361 张，日门诊量 2000 人次，日急诊量 200 人次。医院按二级甲等综合医院规划建设，包括门诊部、急诊部、手术部、住院部、后勤部及感染科等多种功能。项目包括主楼一栋和四栋单体建筑——后勤动力楼、感染科、高压氧舱及氧气站。配套设施包括给排水、供配电、消防、环境卫生清理等
	扎赉特旗康复中心建设项目	10	5000	BOT	2016	使用者付费	项目拟建扎赉特旗康复中心综合楼 1 栋，建筑面积 10000 平方米，设置床位数 110 张。总投资 5000 万元，资金来源为：项目公司资本金 1000 万元；融资资金 4000 万元
福建	福建省三明市宁化县医院新建项目	20	80000	BOT	2015	可行性缺口补助	建设总投资约为 80000 万元，800 张床位。福建省宁化县卫生和计划生育局为实施机构，以中医院为政府方出资代表同社会资本方共同组建项目公司（福建省福能宁化健康投资有限公司）负责项目的建设运营。项目建设期 3 年，建设内容为门急诊、医技、病房、行政、科研、感染、康复以及后勤用房，总建筑面积约 124956 平方米。由项目公司负责资产运营维护，合作期共 20 年，其中运营期 17 年，接受实施机构的绩效考核，期满后项目将无偿移交给宁化县卫生与计划生育局，该项目已进入执行阶段

续表

省份	项目名称	年限	总投资（万元）	类型	发起时间	回报机制	项目概况
山东	山东省菏泽市妇女儿童医院项目	17	61460	BOT	2016	可行性缺口补助	菏泽市妇女儿童医院项目位于开发区境内。项目总投资规划面积120亩，占地面积约38000平方米，总建筑面积80000平方米，其中地上建筑面积62200平方米，地下建筑面积17800平方米。项目设置床位800张。项目采用“政府与社会资本合作模式”（PPP模式）实施，通过招投标方式，引入社会资本，项目总投资61460.41万元，拟自筹21460.41万元，贷款40000万元
	青岛市市立医院东院二期工程PPP项目	10	92881	BOT	2015	政府付费	该项目由青岛市卫计委为本项目的实施机构，青岛市卫计委授权市立医院负责项目准备、项目投资人采购等工作，并代表政府与SPV项目公司签订PPP协议，履行约定的权利义务、实施项目监管；由项目公司负责完成本项目的建设、融资、运营维护、期末移交等工作。该项目的财力来源为市财力按照20%投入资本金，其余80%通过PPP模式融资解决
湖北	宜昌夷陵妇女儿童医院建设（PPP）项目	15	42079	BOT	2013	可行性缺口补助	新建项目，项目全生命周期初步测算为15年（建设期3年，经营期12年）。项目总投资42079.4万元，其中：建设投资38800万元（土建工程及初装修工程26000万元，设备12800万元），建设期贷款利息2079.4万元，流动资金1200万元。项目公司资本金（股权）为总投资的36.3%，即为15279.4万元，贷款融资25800万元。股权结构：政府方股权比例35%，计5347.8万元（夷陵区妇幼保健院代出，现有设备资产现折价3199万元），社会资本方比例65%，计9931.6万元。项目采购方式：根据本项目的采购需求特点，依法选择竞争性磋商作为采购方式
广东	广东河源市中医院二期内科大楼		8990	ROT		可行性缺口补助	（缺）

续表

省份	项目名称	年限	总投资(万元)	类型	发起时间	回报机制	项目概况
海南	海南省乐东县第二人民医院建设工程 PPP 项目	12	65196	BOT	2015	可行性缺口补助	本项目主要建设门诊、病房、医技科室、行政管理等功能用房的建筑安装（含弱点、医用气体）工程。室外配套绿化、停车场、污水处理站、给排水、照明工程。总建筑面积 63160 平方米，其中：地上建筑面积 52681.2 平方米，地下建筑面积 10478.8 平方米。本工程具体实施方式为 ROT 模式，拟合作期限 12 年。项目投运后 10 年内，政府将按照项目协议约定向项目公司支付相应的可用性服务费，县第二人民医院按项目协议约定向项目公司支付后勤服务费用。本项目采用竞争性磋商的方式选择项目合作伙伴。成交供应商和乐东县项目建设管理公司在海南省乐东县合资组建项目公司，按照 70：30 比例签署合资合同和章程，并注入资本金。项目实施机构与项目公司签订《PPP 项目合同》，项目公司在服务期内负责投资、建设及运营维护本项目的项目设施
四川	四川省巴中市恩阳医养园建设项目	20	100000	BOT	2015	可行性缺口补助	本项目类型为新建，占地面积约为 223.8 亩。地块东面临 H-13-1 地块，南面临 40 米宽规划五路，西面临 60 米宽恩阳大道，北面临 30 米宽规划十四路，总用地面积约 180458.00 平方米，建设用地面积 149229.2 平方米，其中一期建（构）物基底面积约 1.4 万平方米，一期建筑总面积 119640.33 平方米。二期建筑面积 68974.06 平方米（包括科研教学楼，住院部、康复中心、救灾指挥中心，规划住院部，治疗中心等）。本项目建设投资长期规划为 10 亿元，一期建设资金 5 亿元，政府以土地作价 1 亿元占股份 20%，社会资本出资 3 亿元，自行融资 1 亿元，占股份 80%

续表

省份	项目名称	年限	总投资（万元）	类型	发起时间	回报机制	项目概况
云南	云南省第一人民医院新昆华医院一期综合医院PPP项目	31	235043	BOT	2016	使用者付费	云南省第一人民医院新昆华医院建于昆明安宁市太平镇太平新区，项目总占地面积493.67亩，总建筑面积为381898.50平方米，病床规模3300床，总投资概算23.69亿元，主要由综合医院、老年康复治疗中心和培训基地组成。项目总投资依据医院现在经审核后的概算调整申报金额235043.11万元（其中：建安工程费132732.31万元；工程建设其他费14138.82万元；运营筹备费11583.00万元；基本预备费1762.28万元；医疗设备购置费37030.61万元；铺底流动资金10720.27万元；建设期利息27075.82万元进行测算。本项目由政府发起，与社会资本方签署PPP项目合同协议，并共同组建项目公司（SPV）。资本金比例设定为项目总投资的20%。项目公司资本金为47008.63万元，其中：政府出资13057.95万元，持股比例为27.78%；社会资本方出资33950.68万元，持股比例为72.22%。本项目拟采用BOT（建设—运营—移交）模式
陕西	陕西西安户县中医医院整体搬迁暨门诊综合楼建设项目	13	37027	BOT	2015	可行性缺口补助	规划总床位规模为1100张（住院部700张，养老和康复病床400张）。 ① 新建门诊急诊综合楼1栋，建筑面积14000平方米，地上5层，框架结构 ② 新建医技楼1栋，建筑面积11380平方米，地上5层，框架结构 ③ 新建住院部1栋，建筑面积22000平方米，地上15层，框架剪力墙结构 ④ 新建制剂楼1栋，建筑面积4872平方米，地上4层，框架结构 ⑤ 新建后勤楼1栋，建筑面积5448平方米，地上4层，框架结构 ⑥ 新建养老中心4栋，每栋建筑面积5000平方米，地上4层，框架结构 ⑦ 室外道路、广场、绿化、管网等工程
宁夏	宁夏永宁县人民医院迁建	10	50000	BOT	2016	政府付费	项目位于永宁县县城，西至宁丰街，北至胜利路，规划占地100亩，规划建设面积58235平方米，包括门诊楼、医技楼、住院楼、传染楼及辅助用房和医疗设备，设置总床位数612张

续表

省份	项目名称	年限	总投资(万元)	类型	发起时间	回报机制	项目概况
宁夏	宁夏吴忠市利通区回医药研究创业基地 PPP 项目	20	29200	BOT	2016	可行性缺口补助	本项目位于吴忠市利通区东塔寺乡，由回医回药研创中心和园区道路两个子项目组成，项目总投资 29200 万元。回医回药研创中心建筑面积 35000 平方米，用地面积 112 亩；园区道路项目包括南北向一条主干道和东西向四条干道，总长 5780 米。主要建设内容包括医疗、研发、生产和保健等建设用房，给排水，强弱电，消防监控，电力系统，网络系统，园区道路等。项目建成后形成国内最大的集生产、研发、医疗、保健为一体的回医药研创中心平台。本项目以产业集群的发展方式为回医药产业化进程、创新、转型提供集约化的平台，符合国家产业发展政策，与自治区、吴忠市、利通区的发展规划紧密衔接。本项目采用 BOT“建设—运营—移交”的 PPP 模式。项目合作期 20 年，其中：建设期 2 年，运营期 18 年。项目注册资本金 9000 万元，占总投资的 30%，由社会资本和政府指定的机构（利通区融通城乡建设投资有限公司）共同出资，其中社会资本出资 7500 万元，占注册资本金的 83.3%，融通公司出资 1500 万元，占注册资本的 16.7%，其余 20000 万元由社会资本方解决

续表

省份	项目名称	年限	总投资（万元）	类型	发起时间	回报机制	项目概况
青海	海东市儿童诊疗中心PPP项目	30	10100	BOT	2015	使用者付费	项目位于海东市平安区古城南路北侧，总用地面积16835.36平方米，总建筑面积14700.62平方米。主要建设门诊、急诊、发热门诊、住院病房、中心药房、X光室、CT室等医技科、检验科室、配药室、治疗换药室、医护办公室、值班室、护士站、手术室、康复训练室、库房、地下车库、储藏室、设备机房、中心供氧和吸引系统、医用电梯、配电、消防、垃圾暂存站及综合布线系统、无障碍系统、紧急呼叫系统等附属配套设施和室外总图工程。该项目是2013年国家发改委下达的市级医院能力建设项目，发改委下达项目总投资为2950万元，其中中央专项投资2360万元，地方配套590万元，下达建筑面积9200平方米。根据市统一安排，在高铁新区整体规划时，工业园区管委会在高铁新区市民广场南侧规划用地面积25亩（约16835.36平方米），用于建设儿童诊疗中心用地。适当扩大项目规模：调整后的建筑面积达到14700.62平方米，设计床位数200张，达到二级甲等医院规模，项目总投资达10100万元。本项目政府方出资代表出资2360万，社会资本方以现金5000万元注入项目公司，确定项目公司的初始股权比例3：7
安徽	安徽省淮南智慧城市民生领域建设PPP项目（智慧医疗）	10	12619	BOT	2015	政府付费	由智慧城市云平台（云计算操作系统OS）及云计算数据中心（1万台机架）、智慧教育、智慧医疗打捆实施。淮南智慧城市民生领域建设PPP项目（智慧医疗），简称“智慧医疗项目”。采用政府和社会资本合作模式（以下简称“PPP模式”）运作智慧医疗项目，项目总投资为12619万元，建设及运营期按照10年计算。本项目由淮南市产业发展投资有限公司代表淮南市政府与社会资本共同成立项目公司，股权结构为：淮南市产业发展投资有限公司占30%，社会资本占70%。资产形式为现金，注册资金为3000万元。项目覆盖淮南市卫计委和主要的医疗、卫生系统机构
合计			2256328				

资料来源：财政部PPP中心综合信息平台公开资料整理。所有项目均由政府发起。

缩略语

缩略语	英文全称	中文全称
AIDS	Acquired Immune Deficiency Syndrome	艾滋病
BOO	Build-Own-Operate	建设—拥有—运营
BOT	Build-Operate-Transfer	建设—运营—移交
BOOT	Build-Own-Operate-Transfer	建设—拥有—运营—移交
BT	Built-Transfer	建设—移交
CPPPC	China Public Private Partnership Center	中国政府与社会资本合作中心
CSF	Critical Success Factor	关键成功因素
DBFO	Design-Build-Finance-Operate	设计—建设—融资—运营
EOI	Express Of Interest	意向书
ESCAP	United Nations Economic and Social Commission for Asia and the Pacific	联合国亚太经济与社会理事会
FBL	Finance-Build-Lease	融资—建设—租赁
FBLO	Finance-Build-Lease-Operate	融资—建设—租赁—运营
FDBL	Finance-Design-Build-Lease	融资—设计—建设—租赁
FDBLO	Finance-Design-Build-Lease-Operate	融资—设计—建设—租赁—运营
GDP	Gross Domestic Product	国内生产总值
GP	General Practitioner	全科医生
GTZ	German Technical Cooperation	德国技术合作公司
IISD	International Institute for Sustainable Development	国际可持续发展研究所
IMF	International Monetary Fund	国际货币基金组织
NGO	Non-Governmental Organizations	非政府组织

续表

缩略语	英文全称	中文全称
NHS	National Health Service	国家医疗卫生服务体系
NSW	New South Wales	南威尔士州
OECD	Organization for Economic Co-operation and Development	经济合作与发展组织
OPEC	Organization of Petroleum Exporting Countries	石油输出国组织
PATH	Performance Assessment Tool for Quality Improvement in Hospital	医院绩效评估体系
PFI	Private Finance Initiative	私人融资倡议
PMI	Private Medical Insurance	私人医疗保险
PPA	Power Purchase Agreement	购电协议
PPIs	Public Private Initiatives	公私倡议
PPP	Public Private Partnership	政府与社会资本合作模式
PSC	Public Sector Comparator	公共部门参照值
RDP	Request for Detailed Proposals	投标细则议案
RFQ	Request for Quotation	报价单
RFP	Request for Proposals	征求意见书
SHAs	Strategic Health Authorities	卫生政策管理局
SOE	State-owned Enterprises	国有企业
SPV	Special Purpose Vehicle	特殊目的公司
WHO	World Health Organization	世界卫生组织

参考文献

[英] A.C.L.戴维斯:《社会责任:合同治理的公法探析》,杨明译,中国人民大学出版社 2015 年版。

[英] 安东尼·奥格斯:《规制:法律形式与经济学理论》,骆梅英译,中国人民大学出版社 2008 年版。

安中仁:《法国供水业的特许经营方式》,《水利建设与管理》1999 年第 12 期。

[美] 奥斯本、盖布勒:《改革政府——企业家精神如何改革着公共部门》,周敦仁等译,上海译文出版社 1996 年版。

北京大学中国经济研究中心医疗卫生改革课题组:《宿迁医改没有解决"看病贵"问题》,《中国医药导报》2006 年第 22 期。

[美] 布坎南:《自由、市场和国家》,吴良健等译,北京经济学院出版社 1988 年版。

财政部政府和社会资本合作中心:《国外 PPP 案例选编》,中国商务出版社 2014 年版。

蔡江南:《医疗卫生体制改革的国际经验:世界二十国(地区)医疗卫生体制改革概览》,上海科学技术出版社 2016 年版。

曹原:《"公私合营"探索路》,《中国医院院长》2015 年第 4 期。

曹亚娜、王洁、耿寅:《我国公立医院应用公私伙伴关系模式办医现状的探讨》,《中国医院管理》2015 年第 12 期。

陈军:《PPP 理论基础研究》,《延边大学学报》2009 年第 8 期。

陈建平:《英国医院私人筹资计划解析》,《中国卫生资源》2002 年第 5 期。

陈龙、张瑞宏、王凯、冯蕾:《欧洲公立医院公私伙伴关系改革研究》,《云南行政学院学报》2014 年第 3 期。

陈龙、冯蕾、张瑞宏等:《医疗服务公私伙伴关系个案分析及对中国的启示:基于巴西、南非和印度的分析》,《中国卫生政策研究》2014 年第 12 期。

陈永松、梁若桎：《从托管到 PPP 的医改实践》，《现代医院》2013 年第 5 期。
陈文玲、易利华：《2011 年中国医药卫生体制改革报告》，中国协和医科大学出版社 2011 年版。
陈玉和、姜秀娟等：《风险评估》，中国标准出版社 2009 年版。
陈振明：《政府再造——西方“新公共管理运动”述评》，中国人民大学出版社 2003 年版。
程哲：《县级非营利性医院的 PPP 项目融资应用研究》，清华大学硕士学位论文，2011 年。
陈竺：《打好县级公立医院改革攻坚战》，《中国医院院长》2012 年第 14 期。
崔运武：《公共组织绩效评估》，中央广播电视大学出版社 2011 年版。
[英] 达霖·格里姆赛、[澳] 莫文·K. 刘易斯：《公私合作伙伴关系：基础设施供给和项目融资的全球革命》，济邦咨询公司译，中国人民大学出版社 2008 年版。
戴悦、孙虹、周丽：《医疗服务供给的公私合作伙伴关系模式探讨》，《中南大学学报》（医学版）2015 年第 2 期。
陶倩：《新乡医改现在时》，《当代医学》2005 年第 10 期。
邓勇、袁学亮：《公立医院特许经营的政策困境及破解对策分析》，《中国医院管理》2015 年第 11 期。
邓勇、袁学亮：《公立医院改革的“ROT”模式解读及其适用探析》，《中国医院》2016 年第 5 期。
杜乐勋等：《医院资本运营》，中国人民大学出版社 2007 年版。
杜颖：《湖南省医疗卫生机构公私合作机制的构建研究》，《中国医院》2014 年第 6 期。
勒夫贝尔：《创新卫生伙伴关系——多元化的外交》，郭岩译，北京大学医学出版社 2014 年版。
[美] E. S. 萨瓦斯：《民营化与公私部门的伙伴关系》，周志忍等译，中国人民大学出版社 2002 年版。
付凤环：《专科医院公私合作伙伴关系的实证分析》，《中华医院管理杂志》2008 年第 4 期。
付强、张誉铮、宋文舸：《公私合营模式下医疗机构服务外包的发展和规范》，《中国医院管理》2015 年第 11 期。
阚为、孙虹：《公私医院合作办医与政府作用机制研究》，《湖南社会科学》

2015年第6期。
[美] 全球治理委员会：《我们的全球伙伴关系》，牛津大学出版社1995年版。
葛延风、贡森等：《中国医改：问题·根源·出路》，中国发展出版社2007年版。
[日] 谷口汎邦：《医疗设施》，中国建筑工业出版社2004年版。
顾昕：《“补供方”还是“养供方”》，《中国医院院长》2008年第1期。
顾昕：《新医改三周年（四）中国医疗服务的“伪市场化”》，《中国医院院长》2012年第3期。
郭永瑾：《公私合作模式在我国公立医院投资建设领域中应用的探讨》，《中华医院管理杂志》2005年第21期。
国家科技部软科学项目《国有医院产权制度改革研究》课题组：《中国医院产权制度改革操作技巧》，中国协和医科大学出版社2004年版。
乔玉玲编译：《英国的医疗制度一窥》，《中国卫生产业》2007年第4期。
韩凤：《它山之石——世界各国医疗保障制度考察报告》，中国劳动社会保障出版社2007年版。
韩树杰：《借鉴PPP模式进行公立医院改革》，《〈中国卫生〉人才》2011年第8期。
韩琮林：《门头沟医改启示录》，《北京商报》2013年3月11日。
何寿奎：《公共项目公私伙伴关系合作机理与监管政策研究》，重庆大学博士学位论文，2009年。
胡薇：《公立医院改革的三大核心争议：谁来办、谁出钱、谁监管》，《行政管理改革》2011年第6期。
胡振、刘华、刘佳力：《英国PFI项目的政府管制体系研究》，《建筑经济》2006年第10期。
黄柳：《PPP：践行已明趋势所向》，《中国医院院长》2014年第23期。
黄二丹、赵翊雯：《公私合作的私营部门回报方式及其在医疗行业应用的分析》，《卫生经济研究》2010年第10期。
黄二丹：《规范公私合作很紧迫》，《中国卫生》2015年第8期。
邝鸿：《〈西方国家商业概论〉讲座》，《财贸经济》1983年第6期。
贾丽莎：《公立医院引入社会资本的政府角色研究——以山西省为例》，《经济问题》2015年第5期。
贾文清、张威：《公立医院试行IOT模式的实践》，《医院院长论坛》2013年第2期。

蒋露：《澳大利亚医疗保障制度解析》，武汉科技大学硕士学位论文，2009 年。
江卫平：《医院改制工作过程中应注意的相关问题》，《中国新技术新产品》2012 年第 3 期。
江耀睦、徐文辉、林朝仙、柯维旭、廖新波：《PPP 模式在医院运行机制改革中的实践》，《中华医院管理杂志》2012 年第 3 期。
金虹：《"新乡—华源" 牵手 五家医院捆绑改制》，《医院管理论坛》2004 年第 8 期。
金诺律师事务所：《政府与社会资本合作（PPP）全流程指引》，法律出版社 2015 年版。
康静宁：《PPP 模式在我国医疗卫生领域的应用研究——兼论 PPP 模式在政府公共管理转型中的作用》，《海峡科学》2013 年第 10 期。
李建梅、罗永兴：《医保监管与支付制度改革联动——基于上海市的实践》，《中国医疗保险》2012 年第 10 期。
李军考斯：《第三路径：见证门头沟区医院改革》，中央广播电视大学出版社 2012 年版。
李金龙、郭凌燕：《非营利性医院 PPP 项目运作模式研究》，《经营管理者》2015 年第 31 期。
李琼：《印度医疗保障体系公平性分析》，《经济评论》2009 年第 4 期。
李玲、江宇等：《中国公立医院改革——问题、对策和出路》，社会科学文献出版社 2012 年版。
李兰翠：《新医改中医疗保险管理与实践》，天津科学技术出版社 2016 年版。
李明哲：《评英国 PFI 改革的新成果 PF2》，《技术经济》2013 年第 32期。
李婷婷、顾雪非、向国春：《论慈善救助在医疗保障体系中的作用》，《卫生经济研究》2014 年第 9 期。
李文中：《我国健康保障制度的公平与效率研究》，首都经济贸易大学博士学位论文，2011 年。
林光汶、郭岩等：《中国卫生政策》，北京大学医学出版社 2010 年版。
林士惠：《我国医疗服务市场化指数构建及其应用研究》，中国医学科学院硕士学位论文，北京协和医学院，2011 年。
梁鸿、朱莹、赵德余：《我国现行基本医疗服务界定的弊端及其重新界定的方法与政策》，《中国卫生经济》2005 年第 12 期。
梁小民：《医改之乱源于伪市场化改革》，《中国卫生产业》2006 年第 10 期。

廖少纲、熊小刚：《政府采购》，对外经济贸易大学出版社 2016 年版。
刘琴、王宏、李蕾等：《公立和私立医疗机构合作提供医疗卫生服务策略的描述性系统评价》，《中国循证医学杂志》2009 年第 5 期。
刘荣、赵光洲：《对体育地产开发的战略思考——以依托第七届残运会的昆明新亚洲体育城项目为例》，《昆明理工大学学报》（社会科学版）2007 年第 4 期。
刘尚希：《公共风险视角下的公共财政》，经济科学出版社 2010 年版。
刘尚希、王朝才：《以共治理念推进 PPP 立法》，中国财政经济出版社 2016 年版。
刘燕：《公共选择、政府规制与 PPP：文献综述》，《浙江社会科学》2010 年第 6 期。
刘宇文：《PPP 项目再融资最优资本结构研究》，清华大学博士学位论文，2011 年。
罗力：《中国公立医院改革——关注运行机制和制度环境》，复旦大学出版社 2010 年版。
雒敏、聂志萍：《公立医院引入 PPP 融资模式的探讨》，《中华医院管理杂志》2010 年第 8 期。
［英］迈克·费恩塔克：《规制中的公共利益》，戴昕译，中国人民大学出版社 2014 年版。
毛庆祥、潘高：《PPP 模式在国外医药卫生领域应用概述》，《合作经济与科技》2012 年第 9 期。
毛庆祥、潘高：《我国医药卫生领域公私合作伙伴关系项目简析》，《合作经济与科技》2012 年第 9 期。
［美］欧文·E. 休斯：《公共管理导论》，中国人民大学出版社 2007 年版。
欧亚 PPP 联络网：《欧亚基础设施建设公私合作（PPP）案例分析》，王守清等译，辽宁科学技术出版社 2010 年版。
蒲明书、罗学富：《PPP 项目财务评价实战指南》，中信出版集团 2016 年版。
［法］让·雅克·拉丰、让·梯若尔：《政府采购与规制中的激励理论》，石磊等译，上海人民出版社 2004 年版。
石建伟、马莎、耿劲松：《国外医院公私合营模式经验及对我国的启示》，《医学与哲学》2015 年第 10 期。
石国亮、张超等：《国外公共服务理论与实践》，中国言实出版社 2011 年版。

［美］舍曼·富兰德等：《卫生经济学》，中国人民大学出版社 2011 年版。

宋波、徐飞：《公私合作制（PPP）研究——基于基础设施项目建设运营过程》，上海交通大学出版社 2011 年版。

［英］Sean Boyle：《转型中的卫生体制：英国（英格兰，2011）》，闫旭译，北京大学医学出版社 2015 年版。

世界卫生组织：《第十二个工作总规划：不仅为疾病之消除》，2013 年。

世界银行：《PPP 财政承诺管理》，财政部 PPP 中心编译，中国商务出版社 2014 年版。

王丙毅：《政府医疗管制模式重构研究》，人民出版社 2008 年版。

王定云、王世雄：《西方国家新公共管理理论综述与实务分析》，上海三联书店 2008 年版。

王蔷、许英方：《诺敏河水电开发采用 BOT 投资方式的可行性初探》，《东北水利水电》1996 年第 12 期。

王国平：《医疗服务公私合作发展政策导向与制度改进研究》，《中国医院管理》2008 年第 8 期。

王浦劬等：《政府向社会组织购买公共服务研究——中国与全球经验分析》，北京大学出版社 2010 年版。

王守清、柯永健：《特许经营项目融资》，清华大学出版社 2008 年版。

王绍光：《中国公共卫生的危机与转机》，中信出版社 2003 年版。

王辰宇：《医疗 PPP 模式开启：风险尚存》，《中国医院院长》2015 年第 14 期。

汪健、杨善林：《加拿大医疗卫生体制现况及其对我国医疗卫生改革的启示》，《安徽预防医学杂志》2008 年第 5 期。

［美］威廉·考克汉姆：《医学社会学》，高永平译，中国人民大学出版社 2012 年版。

吴淳、田瑀：《英国医院公私合营发展现状及启示》，《中国市场》2014 年第 3 期。

吴茜：《公立医院 PPP 模式应用：两个案例对比》，《地方财政研究》2015 年第 8 期。

吴畏：《善治的三维定位》，《华中科技大学学报》（社会科学版），2015 年第 2 期。

魏成龙等：《政府规制创新》，经济管理出版社 2016 年版。

熊鹰、谢振斌、江山:《新乡市公立医院管办分开改革模式的实践与探索》,《中国医院管理》2009 年第 3 期。

许云霄:《公共选择理论》,北京大学出版社 2006 年版。

徐林山、程晓明等:《城市社区公共卫生服务项目分类研究》,《中华医院管理杂志》2005 年第 2 期。

薛伟:《华润昆明儿童医院:可复制的公立医院股份制样本?》,《健康界》,2014 年 11 月 4 日。

[美] 亚当·斯密:《国富论——国民财富的性质和起因的研究》,谢祖钧等译,中南大学出版社 2003 年版。

杨秋波、侯晓文:《PPP 模式风险分担框架的改进研究》,《项目管理技术》2008 年第 8 期。

杨晓慧:《全国首家云医院启动运营》,《中国医院院长》2015 年第 6 期。

杨卫东、敖永杰、韩光耀:《PPP 项目全流程操作手册》,中国建筑工业出版社 2016 年版。

姚颉靖、彭辉:《公私合作伙伴关系在药物研发领域的应用考察》,《重庆科技学院学报》2009 年第 2 期。

袁长海、王守勇等:《我国县级医院绩效与财政补偿策略——基于 4 省 131 个医院的调查》,《中国卫生政策研究》2013 年第 1 期。

袁竞峰、邓小鹏:《PPP 模式立法规则及其在我国的应用研究》,《建筑经济》2007 年第 3 期。

袁竞峰、王帆:《基础设施 PPP 项目的 VFM 评估方法研究及应用》,《现代管理科学》2012 年第 1 期。

[加] 耶斯考比:《公共部门与私营企业合作模式:政策与融资原则》,杨欣欣译,中国社会科学出版社 2012 年版。

俞可平:《治理与善治》,社会科学文献出版社 2000 年版。

俞可平:《全球治理引论》,《马克思主义与现实》2002 年第 1 期。

俞可平:《论国家治理现代化》,社会科学文献出版社 2014 年版。

余晖、秦虹:《公私合作制的中国实验》,世纪出版集团上海人民出版社 2005 年版。

张喜民:《发展中的特许权经营》,《中国中小企业》1996 年第 7 期。

张奎力:《印度农村医疗卫生体制》,《社会主义研究》2008 年第 2 期。

张康之:《公共行政学》,经济科学出版社 2002 年版。

张建忠、乐云：《医院建设项目管理——政府公共工程管理改革与创新》，同济大学出版社 2015 年版。
张璐琴：《公立医院改革与医疗行业 PPP 的发展》，《宏观经济管理》2015 年第 11 期。
张鹏：《医疗卫生产品供给及其制度安排研究》，南开大学博士学位论文，2009 年。
张颂奇：《新乡公立医院股份制重启》，《中国医院院长》2013 年第 13 期。
张万宽：《公私伙伴关系治理》，社会科学文献出版社 2011 年版。
张煜：《英国医疗卫生考察体会及启发》，《中国卫生资源》2007 年第9 期。
张学发：《商业特许经营管理办法》，《市场观察》1998 年第 2 期。
张余、鞠美庭、孟伟庆：《公私合作模式在我国城市医疗服务业中应用的探讨》，《中国卫生经济》2007 年第 5 期。
张智慧：《新乡医改过程论》，《当代医学》2005 年第 12 期。
赵宁、范晶：《公私合作制下公立医院改革 IOT 模式引论》，《中华医院管理杂志》2014 年第 6 期。
赵莹莹：《转院率降了门诊量增了》，《北京晚报》，2014 年 1 月 18 日。
赵云：《医疗保险付费方式改革研究——以制度分析为视角》，科学出版社 2015 年版。
臧星辰：《医疗改革市场化中的政府职责——以宿迁市医改为例》，《重庆科技学院学报》（社会科学版） 2012 年第 1 期。
朱建生：《金华广福医院改制后的变化及其可持续发展的思考》，《中国医院》2003 年第 10 期。
朱景：《对公立医院开展特需医疗服务的思考》，《卫生经济研究》2011 年第 7 期。
朱凤岐等：《中国反贫困研究》，中国计划出版社 1996 年版。
朱佩慧、李卫平：《公立医院公私合作改革的选择》，《卫生经济研究》2003 年第 12 期。
朱亚洲、童玫：《PPP 助力医养融合——如东县中医院医养融合 PPP 项目经验》，《中国投资》2016 年第 2 期。
周成武、严素勤、陈建平、周俐平、李荣华、马进：《公私合作伙伴关系在卫生领域的应用》，《中国卫生经济》2006 年第 5 期。
周成武、严素勤：《我国医疗体制改革导入公私合作伙伴关系的初步探讨》，

《中国卫生经济》2007 年第 6 期。

周东华、孙熹、吕本艳等:《公共卫生服务提供的公私合作模式综述》,《中国卫生政策研究》2013 年第 7 期。

周庆逸、殷菁、徐会利:《西班牙、希腊两国卫生体制考察报告》,《中国卫生经济》2009 年第 3 期。

周子君:《PPP: 医疗服务引入社会资本的新模式》,《医院管理论坛》2015 年第 1 期。

左玉玲、陶红兵、熊光练等:《基本医疗服务范围界定方法探讨》,《中国卫生经济》2014 年第 8 期。

丛晶等:《欧洲公立医院私有化的模式及启示》,《中国卫生资源》2006 年第 9 期。

A Guidebook on Public-Private Partnership in Infrastructure, ESCAP, 2011, p.4.

Akintoye, A., Beck, M. and Hardcastle, C., Public-private Partnerships: Managing Risks and Opportunities, Blackwell Science: Oxford, Malden, MA, 2003.

Al-Rodhan, Nayef R.F. and Gérard Stoudmann. Definitions of Globalization: A Comprehensive Overview and a Proposed Definition, GCSP, 2006.

Barrie Dowdeswell, Michael Heasman. Public Private Partnerships in Health A Comparative Study. University of Durham, 2004.

Benjamin Perez, PPP For Sustainable Development, New York: United Nations Institute for Training and Research (UNITAR), 2002.

Bloomfield P. "The Challenging Business of Long-Term Public-Private Partnerships: Reflection on Local Experience." Public Administrative Review, Vol.66, No.3, 2006, pp.400-411.

Bing Li, Akintoyea, P. J. Edwards Corresponding author & C. Hardcastle, "Critical Success Factors for PPP/PFI Projects in the UK Construction Industry", *Construction Management and Economics*, Vol.23, No.5, 2005.

Bovaird T, "Public-private Partnerships: from Contested Concepts to Prevalent Practice", International Review of Administrative Science, Vol.70, No. 2, 2004, pp.199-215.

British Columbia Medical Association. Public-Private Partnerships (P3s) in Health Care, Policy Statement, 11, 2010.

C. Adams, "Contracting for Surgery: The Vancouver Coastal Approach", *Hospital Quarterly*. Vol.6, No.4, 2003, pp.78-79.

Claudia Goldin, "Why Did the West Extend the Franchise? Democracy, Inequality, and Growth in Historical Perspective", The Quarterly Journal of Economics, Vol.115, No.4, 2000.

David Laird, George Langill, "A Public/Private Partnership: The Royal Ottawa Hospital Experience", *Healthcare Quarterly*, Vol.8, No.4, 2005.

Dodgson R, Lee K., Drager N., Global health governance: A conceptual review. London: London School of Hygiene & Tropical Medicine, 2002.

Elvira Uyarra, Kieron Flanagan, "Understanding the innovation impacts of public procurement", *European Planning Studies*, 2009, 4.

Eric Stemmer. Contractual Structures and Risk Allocation and Mitigation in the Context of Public Private Partnerships in the Health Sector, Finance Economics & Urban Department, Finance & Guarantees Group, 2008.

Esther Cheung, Albert P.C. Chan, et al. "A Comparative Study of Critical Success Factors for Public Private Partnerships (PPP) between Mainland China and the Hong Kong Special Administrative Region", *Facility Management Development*, Vol.30, No.13, 2012, pp.647-666.

Gayle Allard and Amy H Y Cheng, Public-Private Partnerships in the Spanish Health Care Sector, EPPPL, 2009.

Gerard M, La Forgia and April Harding, "Public-Private Partnerships and Public Hospital Performance In São Paulo", Brazil, Health. *Affairs*, Vol. 28, No.4, 2009.

Goldstein, D. E. Alliances: Strategies for Building Integrated Delivery Systems. Aspen: Gaithersburg, 1995.

Guidebook on Promoting Good Governance in Public-Private Partnerships, United Nations, 2008, p.40.

Guidelines for Successful Public Private Partnerships, Directorate General Regional Policy, European Commission, March, 2003.

Hardcastle, C., Edwards, P.J., Akintoye, A., & Li, B., "Critical success factors for PPP/PFI projects in the UK construction industry: a factor analysis approach", *Construction Management and Economics*, Vol.23, No.

5, 2005.

Irina A.Nikolic, Harald Maikisch, Public-Private Partnerships and Collaboration in the Health Sector: An Overview with Case Studies from Recent European, The World Bank, 2006, 10, pp.1-27.

James Barlow, Jens Roehrich, Steve Wright, "Europe Sees Mixed Results From Public-Private Partnerships For Building And Managing Health Care Facilities And Services", Health Affairs, Vol.32, No.1, 2013, pp.146-154.

James G. Combs, Steven C. Michael, "Franchising: A Review and Avenues to Greater Theoretical Diversity", *Journal of Management*, Vol.30, No.6, 2004, pp.907-931.

Jeffrey Barnes, Abt Associates, Designing Public -Private Partnerships in Health, USAID, 2011, 7, p.2.

Kent Buse, G.Walt, " Global Public -private Partnerships: Part I -a new Development in Health?" Bulletin of the World Health Organization Print version, Bull World Health Organ, Vol.78, No.4, 2000.

Liebe M, Pollock A. The Experience of the Private Finance Initiative in the UK's National Health Service. Edinburgh: University of Edinburgh, Centre for International Public Health Policy, 2009, 8.

Market Update Review of the European PPP Market First half of 2012. European PPP Expertise Centre Market Update H1, 2012.

Martin McKee, Nigel Edwards, Rifat Atun, " Public-private partnerships for hospitals", *Bulletin of the World Health Organization*, Vol.84, No.11, 2006, pp.891-895.

Michel Kerf, R. David Gray, Concessions for Infrastructure A Guide to Their Design and Award, World Bank Technical Paper No. 399, 1998.

Nurses Employment, "Port Macquarie Hospital Back in Public Hands", *Lamp*, Vol. 62, No. 1, 2005, p.16.

National PPP Guidelines Overview, 2008, Infrastructure Australia. www.infrastructureaustralia.gov.au.

Nayantara Som. A Whole New World: Online Webpage of the Express Healthcare Management. Indian Express Newspapers (Mumbai) Limited. Retrieved, 2007.

PPPs financed by the European Investment Bank from 1990 to 2015, European PPP Expertise Centre, 2016, p.4.

Providing skilled birth attendants and emergency obstetric care to the poor through partnership with private sector obstetricians in Gujarat, India, Amarjit Singh, Bull World Health Organ, 2009.

Public-Private Partnerships: In Pursuit of Risk Sharing and Value for Money, Paris: OECD, 2008.

Public-Private Investment Partnerships for Health: An Atlas of Innovation, The Global Health Group University of California, San Francisco, 2010, p.8.

Rosenau, J.N. Governance in the twenty-first century. Global Governmance, 2004, 1, pp.13-43.

Royal North Shore Hospital and Community Health Services Public Private Partnership, Summary of contracts, Health Infrastructure, NSW Health, 2008.

Partnerships for Prosperity-A New Framework for the PFI. HM Treasury. 1997: 11.

Roy Widdus, Public-private Partnerships for Health Require Thoughtful Evaluation, Bulletin of the World Health Organization, 2003, p.4.

Samuel Colverson & Oshani Perera, Harnessing the Power of Public-Private Partnerships: The Role of Hybrid Financing Strategies in Sustainable Development. Summit Consulting Group & IISD, 2012, p.12.

Sheppard, R, "Canadians More Open to Private Health Care", *Maclean's Magazine*, 12, 2004.

State Guarantees in PPPsA Guide to Better Evaluation, Design, Implementation and Management, EPEC, 2011, p.7.

The National Council For PPP, USA. For the Good of the People: Using PPP to meet America's essential needs, 2002.

Thomas Krumm, Karsten Mause. PFI-Who and Why? English Local Governments'Use of thePrivate-FinanceInitiative, 62nd Political Studies Association Annual Conference 4, 2012.

Van Schaik M. Impact Credit Crisis on Healthcare Banking: Blessing in Disguise? London: Imperial College Business School, 2009 (4), p.28.